ニューロフィードバック

―シンフォニー イン ザ ブレイン―

著

ジム・ロビンス

監訳

竹内　伸

訳

竹内泰之

星　和　書　店

Seiwa Shoten Publishers

2-5 Kamitakaido 1-Chome
Suginamiku Tokyo 168-0074, Japan

A Symphony in the Brain

by

Jim Robbins

Translated from English

by

Shin Takeuchi, M.D.

and

Yasuyuki Takeuchi

謝辞

私は脳についてあまり知識がないし、まして、バイオフィードバックについてはさらに知識がなかったので、本書を書くにあたって、それらについてまがりなりにも知識を得るために、多くの方々に質問をし、辛抱強く答えていただかなければならなかった。ＥＥＧスペクトラムのスーおよびシーグフライドのオスマー夫妻と、デニス・キャンベルには特にお世話になった。本書を書きはじめるずっと前に、懇切丁寧に私の質問に答え、私の好奇心を満足させてくれたのである。バリー・スターマン、ジョエル・ルーバー、マイケル・タンセイ、マーガレット・アイエーズ、レス・フェーミの諸氏にも、ジャーナリストが決まりきって訊く間の抜けた質問に、忍耐強く答えていただいた。個人的なことをいろいろ話してくれたレイ・フラハーティー、リサ・ラーセン、ジェイク・フラハーティーにも感謝しなければならない。次の方々にも、感謝している。

私に脳波トレーニングを体験させてくれ、昼食を御馳走してくれたバーナデッテ・ピダースン。パーソナリティや脳波トレーニングのプロトコルに関する難解な話をわかりやすく説明してくれたロブ・コール。特に多大な時間を割いて様々な話を聞かせ、示唆を与え、また、科学的プロセスの複雑さを理解させてくれたクリス・キャロル。本書の成立に不可欠なコンピュータ操作をしてくれたアントン・ミューラー。仕事の面倒をみてくれたリサ・バンコフ。良き友として、会計処理に有能な腕を揮ってくれた公認会計士のウォーグン・サーキシャン。いろいろ協力してくれたモルガン・アントレキン。適切な時に気分転換に誘ってくれたアンドリュー・ミラー。草稿に眼を通して適切な助言をしてくれたリチャード・クリザン。右脳的な協力をしてくれたD・D・ダウデン。草稿を読んでくれたジーン・ジュスト、フェイス・コンロイ、デイビッド・スペンサー、フロレンス・ウィリアムズ。写真を撮ってくれたトニー・ジュウェット。それに、私の両親のジムとベティ。そして、いつものように、調査や執筆のために長時間仕事をしたり旅行に出るのを許容してくれたシェルとマットとアニーカ。みんなの脳波が、しばしば、同期性アルファであることを祈って……。

はじめに

適切に指示する方法さえわかれば、私たちの身体はその指示に従うということが、これまで知られていなかった。

——エルマー・グリーン

脳波を増幅し、脳の強化を促す新種のバイオフィードバックがあると聞いた時、私は、それが一九六〇年代、七〇年代に起こって衰退したバイオフィードバックと同じものなのだろうか、と思った。バイオフィードバックを試してみたことはなかったのだが、漠然と、ビートルズと超越瞑想法が流行した七〇年代と関連づけて考えていた。バイオフィードバックという言葉は、新時代の香りを漂わせていた。「脳波」という言葉が加わると、それはいっそう途方もないものに思われた。それが面白そうなものだということは聞いていた。また、私はいつも、人間の心こそ最後の大秘境だと思っている。私は慢性疲労症候群に冒されており、従来の医療法にはうんざりしていたので、ある雑誌に新しいバイオフィードバックについての話を売り込んで、『Megabrain』という本の著者であるマイケル・ハッチンスンが週末のシンポジウムで行う「ニューロフィードバック」など、脳の働きを強化するための様々なテクニックを試してみるためにサンタ・フェに行った。

最初のセッションで、私自身、ニューロフィードバックを体験した。三十分間のトレーニングが終わった直後、私の心は疲れ果て、思考は混乱していた。しかし、それから一時間ぐらい経つと、私はクリーン・ウインドシールド効果と言われているものを体験した。世界が、くっきりと、透き通ったように見え、静かな、活気に満ちた感覚が体内を満たして、それが数時間続いたのである。そんな感じになったのは数年ぶりのことだった。それで私は、もう少し調べてみようという気になったのだった。この新しいバイオフィードバックは従来のものとは非常に異なったテクニックで、注意欠陥障害(ADD)、頭蓋内損傷、うつ病など、さまざまな問題を治療できるという話だった。私は研究文献を調べた結果、このテクニックが、一九六〇年代と一九七〇年代に行われた、てんかんについてのしっかりした実験研究に基づいたものであることを知った。

しかし、ニューロフィードバックについて言われていることは素晴らしすぎて、とても事実とは思えなかった。本当にそんなに素晴らしいものなら、どうしてこれまで私の耳に入らなかったのだろうか? どうして医療システムで大々的に採用されるようになっていないのだろうか? しかしながら、私はレポーターの一人として、冷笑的な批判の言葉を聞く機会に恵まれているので、私たちを取り巻いている多くのシステム——科学、医療、政府、それにジャーナリズムまで——が、一般に完全だと信じられていても、完全とはほど遠いものだということを知っている。多くのことが、落ちこぼれ、見過ごされ、無視されてきているのだ。ニューロフィードバックのようなものが見過ごされてしまっていると考えても、見当違いとは言えないだろう。こういう見過ごしの中にこそ書くに値することが埋もれていると、私は経験上知っていたので、それについてもっと調べてみる決心をしたのだった。

私が出会ったのは、脳波バイオフィードバックに熱狂的に取り組んでいる、少数のサブカルチュアの人たちだった。この脳波バイオフィードバックとは、人間の脳から微弱な電気的情報を取り出し、それを増幅して当人にも見せ、脳の活動を活発化させて身体と心をうまく働かせるようにその情報を活用させるという、単純な科学的測定である。バイオフィードバックの分野で働いている人たちの多くは、バイオフィードバックが非常に効果的な療法であり、やがては世界を変えるだろうと信じて、自分たちが行っていることに情熱を傾けていた。この分野の人たちに多く会えば会うほど、私は、彼らの知性と献身ぶりに感嘆するようになっていった。多くの人が何年間も——二十年、三十年にわたっている人もいた——それに従事しており、驚くべき成果をあげている人もいた。臨床的にニューロフィードバックを行っている人たちの集会では、どこでも、記憶を回復した人たち、多動や自閉症やてんかんがずっと良くなった子どもたち、持病となっていた偏頭痛がなくなった人たちの話が数多く聞かれる。ニューロフィードバックの効果は微妙なものではないのだ。非常にはっきりとしている。他の療法とは、他の種類のバイオフィードバックとさえ比べ物にならない。その点が悩みの一つであった。比較検討する対象がないのである。

けれども、ニューロフィードバックは奇跡でも万能薬でもない。科学なのである。しかし、この科学はまだ若く、あまり知られていないので、また、病気に関する従来の分類や考え方を覆すものなので、さらに、既存の関連学問の枠からはみ出したような部分で機能を発揮するので、荒唐無稽なもののように思えるかもしれない。けれども、これは、健全な科学原則に基づいて機能しているのである。ただしその原則は、科学の基礎を築いた勢力からよく調べる前に見捨てられたものであった。ある意味では、鍼灸治療と似ていると言っていいかもしれない。西洋の医学理論では説明できなかったので、西洋社会では、鍼灸術は長い間無視されてきた。しかし、とてもよく効くので、今では西洋医学も渋々ながらそれを認めるようになり、生物学的な解明を探るようになってきた。そして、多くの保険会社が、鍼灸治療への支払いを認めるようになっているのである。

そういうわけで、私は脳波バイオフィードバックについての話を書き記すことにした。これはジャーナリストにとっては、一つの夢である。論議の的になるような人物と発見の物語に満ちた、たいていの人が奇跡だと思ってしまうような事を成し遂げる新しいテクニックについての、劇的で多面的な、とりとめのない物語。それが二十年以上も皆の鼻先に転がっていながら、注目を浴びずにいたのだ。しかも、それがまだ独自の歩みを始めたばかりなのだから、興奮を禁じえない。「誰かからグランド・ピアノを貰って、鍵盤をいくつか叩くことをやっと覚えたばかりのような気持ちです」と、この分野の先駆者の一人スー・オスマーは語っている。臨床家たちが言っていることが、すべて事実だと証明されるか否かは、私にはわからない。しかし、ニューロフィードバックが多くの人々の人生を変えてきたし、今後も変え続けるだろうと思うだけの証拠は充分にある。ニューロフィードバックは、多くの人たちが生涯それを抱えていかなければならないと思っている深刻な疾患を、薬を使わず、副作用もなしに治療することができるのである。

ニューロフィードバックが問われているのは、もはや効果があるかどうかではない。現在問われているのは、ある種の人たちにとって、なぜそれほどの効果があるのか、もっと効果をあげさせるためにはどうすればいいのか、ということなのである。ニューロフィードバックには深遠な働きが関係している。心を創り出し身体を操る脳の多面的な働きを交響楽団を指揮することにたとえるなら、選曲・音量・テンポなどはすべて定められており、それを受け入れるしかないと私たちは思い込み、ほとんど疑念を抱くこともない。しかし、それは事実ではなくなるかもしれないのである。

もくじ

第1章 シンフォニー

1

八歳のジェイクは、暗い部屋のなか、静かに椅子に座り、世界の他の部分は消え失せてしまったかのように一心にコンピュータ画面を見つめている。その画面では、明るいブルーの背景の中で、黄色のパックマンが次々とドットを呑み込んでいた。聞こえてくる音は、ソフトで落ち着いた電子音だけだった。ジェイクは、操作レバーやキーボードでパックマンを操作しているのではない。小指の爪ほどの大きさの金メッキした金属片がジェイクの頭皮に電導ペーストで固定され、そこから一本の細い導線が延びているだけであった。そのセンサーがジェイクの脳波——すなわちＥＥＧ——を拾い上げ、ジェイクがリラックスし深く呼吸して注意を集中すると脳波が変化して、それがパックマンのスピードを変化させているのだった。

それはジェイクにとって、単なる遊びではなかった。ジェイクは危険な状態で生まれた。予定日より三ヵ月以上早い一九九〇年七月に、体重四五〇グラムほどでこの世に出てきたのである。生後三日めに開胸手術を受け、人生最初の二ヵ月間を乳児用のＩＣＵで過ごさなければならなかった。生命はとりとめたが、脳が重大な損傷を受けていた。最も重い症状は、四歳の時のある夜、しゃべれないほどよだれを垂らしながら両親の部屋に入った時に現れた。大発作に襲われ、意識を失って床に倒れたのだ。その後も発作はたびたび起こった。たいていは夜、眠っている時だった。抗てんかん薬の投与によって発作は緩和されたが、止めることはできなかった。両親のレイとリサは、しばしば緊急治療室に駆け込んで、痩せ細った息子に発作を抑えるためのバリウムを注射してもらわなければならなかったので、いつもそのために必要な物を鞄に詰めて用意していた。注射針が息子に刺されるのを見ると、両親の心は不安でいっぱいになった。ジェイクは一日中、軽い放心状態、すなわち小発作に襲われることもあった。その時、ジェイクの心はどこかへ行ってしまって、聞くことも話すこともできなくなってしまうのである。ジェイクは言語障害および運動機能が衰える脳性麻痺と診断された。私が彼に会った七歳の時にも、ジェイクは靴の紐を結んだり、ジッパーを閉めたり、ボタンを留めたりすることができなかった。ジェイクの学習障害はおびただしく、注意欠陥障害（ＡＤＤ）と多動も含まれていた。言語障害があり、いつも歯ぎしりしていた。安眠できず、一晩に十回から十一回、目を覚ました。こうした数々の問題があったにもかかわらず、ジェイクの中には明るい少年が潜んでおり、時にはちょっと風変わりな、素晴らしいユーモアのセンスを示した。

五歳の時、ジェイクは二種類の強力な抗てんかん薬を服用し始めた。デパコートとテグレトールである。どちらも鎮静剤で、発作を抑えるが、大きな、厄介な副作用がある。活気がなくなり、疲れているように見えることが多いのだ。「ジェイクは個性をなくしているような気がしました」と、リサは言う。「いつも現実から隔離されていたのです」。

私はジェイクが生まれた時から、その一家を知っていた。異常な誕生のために、ジェイクは、私の住むモンタナ州ヘレナの町の有名人になっていたのだ。ある保険会社は赤ん坊のジェイクの笑顔の写真を掲げ、その下に「ジェイクのような赤ちゃんは、つねにマネージド・ケア・モンタナで特別扱いされます」と大書し、約三十五万ドルになる病院への支払いのほとんどが保険で支払われたことを述べていた。脳の機能を強化する別のテクニックに関する取材でサンタ・フェに行った時、私はニューロフィードバックに関して、それがてんかんに最初に使われ、最も効果をあげたということを聞いていた。（ニューロフィードバックは、ほかのバイオフィードバックと同じ原理で作用するが、脳に関する情報を提供しているので、頭に「ニューロ」とつけるようになった）。そこで私は、クリスマス・パーティーの時、薬物に代わる他の療法を探し求めていたジェイクの両親に、その話をしたのである。彼らはインターネットでその療法のことを調べ、一週間以上にわたる予約をして、最も近いワイオミング州ジャクソンのニューロフィードバック治療所まで、五百キロ、車を走らせた。一週間の休暇をとって、モーテルのプールで泳いだり、グランド・テタンにハイキングしたり、野性動物保護地でへラジカを見物したりする傍ら、その治療所で一日二回、一時間ずつ、コンピュータ式の脳波バイオフィードバックによる「脳波トレーニング」セッションを受けさせたのである。

ジェイクの脳には、電気的活動が正常の範囲に安定していない場所が何ヵ所もあった。研究によると、脳の電気的信号は変えられるものであり、その変え方を教えることができる。すべてのニューロフィードバックは、患者の脳波を特定のヘルツ範囲に導き、それを持続させるように手助けするのである。他のことは、すべて脳が行う。ジェイクが遊んでいるパックマンのコンピュータは、ジェイクの脳波が到達し難いヘルツに達している時間が長くなるほどパックマンがドットをたくさん呑み込み、快い電子音がするようにセットされている。脳波がそのヘルツに達しなくなれば、パックマンはドットを呑み込むのをやめ、画面は暗くなってしまうのである。ジェイクは脳波や自分のEEGについて何も知らない。ただ、パックマンがドットを呑み込んで電子音が鳴れば自分の勝ちだと思って、パックマンがドットを呑み込み続けるように脳波を調整することを学んでいるのだ。簡単なことだった。ジェイクはわずか一セッションでできるようになった。ジェイクの脳波が達し難いヘルツになっている時間が多ければ多いほど、脳はそのヘルツで機能することを覚えていく。それによって、脳が安定していくのである。

ジェイクが変化し始めるのに、それほど長くはかからなかった。「二セッションで、歯ぎしりしなくなりました」と、ジャクソンから帰って来るとすぐ、リサが話してくれた。「すぐ安眠できるようになりました」。セッションを続けるにつれて、ジェイクは落ち着きが増し、注意を集中できるようになった。「帰りの車の中では、だいぶ長い間、ジェイクと会話し続けることができたんです。すこしの間でも双方からの会話ができるなんて、初めてのことだったんですよ。指先もずっと良く動くようになって、自分でジッパーやボタンをはめようとしたんです。そんなこと、したこともなかったのに……」と、リサは続けた。友人や親戚の人たちも、自然に、ジェイクが落ち着きを増し注意を集中できるようになっているようなのに気がついた。その後、両親はもう一週間、ジェイクに同じ治療を受けさせた。また劇的な進歩があったことに皆が気がついた。ジェイクをかかりつけの小児神経科医に診てもらうと、彼はその治療を受けることを承認していたにもかかわらず、最初は効果を疑っていた。そしてジェイクを一人だけにして、二十分間診察した。診察し終わった後、リサとレイに、例の治療は本当に効果があったと言った。「ジェイクはずっと集中できるようになったようでした」と、その神経科医ドン・ワイトは、後に私に話してくれた。「トレーニングの前にはできなかったことを、意識的にできるようになっていました。行動に、質的にも量的にも進歩が見られました。間違いようのない現実でしたよ」。

ジェイクの両親は、ニューロサイバネティクスというカリフォルニアのバイオフィードバック器機製作会社から十万ドルのニューロフィードバック装置を買い、それを、地域の人たちが誰でも利用できるようにした。ワイト医師はこのテクニックの訓練を受け、自分の診療活動に取り入れた。ジェイクは、この地域のニューロフィードバック技士バーナデッテ・ピダースンから定期的にセッションを受け、さらに進歩を重ねていった。そして一九九九年には、公立学校の個別教育プログラムで三年生の学力を認定されたのである。「驚くほど進歩したんですよ」と、母親は言う。「二年生になった時には、ほとんど読むことができなかったのに、一年間トレーニングを続けたら、四年生のレベルの読書力になったんです。ある先生は、ジェイクの進歩ぶりを爆発的だと言いましたけど、私もそう思っているんです」。

もしもジェイクが二十年早く生まれていたら、一生、問題を抱えたまま過ごさなければならなかっただろう。しかし、この五年ほどの間に、この新しい療法——ニューロフィードバック、ニューロセラピー、脳波バイオフィードバックなどと様々な呼び方がされている——が劇的に変化して、ジェイクなど何万人もの人々に光明をもたらすようになった。それはてんかんや学習障害だけでなく、従来の療法が効果をあげなかった様々な問題への対処に使われている。コカイン・アルコールなどの嗜癖、植物状態、重度あるいは軽度の頭部損傷、自閉症、胎児性アルコール障害、月経時および月経前症候群、慢性痛、多発性硬化症やパーキンソン病の種々の症状、卒中、心的外傷後ストレス障害（PTSD）、重度の多動、トゥレット症候群、うつ病、脳性麻痺などである。

ここで、大きな疑問がいくつも浮上してくる。ニューロフィードバックとは何なのか？　いつどこで始められたのだろうか？　脳波とは何なのか？　どうして一つのもので、こんなに多くの様々な病状を治療できるのだろうか？　これほど効果があり、奇跡とも思えるようなことを成し遂げているものが、どうして広く使われていないのだろうか？　これらの疑問に答えるためには、まず一・五キロほどの重さの器官、脳のことを理解しなければならない。

人間の意識の源泉を解明しようとする試みの歴史は、数千年前に始まっている。慎重に穴を空けた古代人の頭蓋骨が、世界各地で何千も見つかっているのである。呪術や祈祷として開頭術を行ったり頭蓋骨に穴を開けたりすれば、ある種の身体的問題――おそらくてんかん――から救えると信じていた原始的な種族がいたと、人類学者は考えている。フランスのある古代遺跡からは一二〇の頭蓋骨が見つかったが、そのうちの四十には人工的な穴が開けられていた。その穴には、小指の爪ぐらいの大きさから頭蓋骨の半分近い大きさのものまであるが、周辺に新しい骨が育っているものもあるので、その「手術」の後も生き続けた人がいたことは明らかである。ペルーのクスコの近くで発見された多数の保存状態の良い三千年前のミイラを人類学者が調べたところ、そのうちの四十パーセントは頭蓋骨に穴が開けられていた。それを調べた神経学者のスタンリー・フィンガーは、生存率は六十五パーセントぐらいだっただろうと推測している。この穴が儀式のために開けられたのか、事実上の「医学的」手術だったのかはわからないが、これらのミイラは、人間の頭とその人の行動を結びつける考えの最も古い記録だと言ってよいであろう。

エジプトのパピルスに描かれた絵は、頭を強打すると視力や動作の整合性が失われることがあると、三千年前のエジプト人が知っていたことを示している。そのパピルスによると、頭の左側への強打は身体の右側、頭の右側への強打は身体の左側が影響を受けることになっているが、これは事実であることが証明された。しかしながら、エジプト人は、人間の魂は心臓に宿っていると考えていた（実際、人類の歴史の大半の期間、「心臓中心」的な考え方が支配的だったのである)。エジプト人は、人が死ぬと、丹念な葬儀を執行する人たちが故人の遺体からすべての臓器を取り出して儀式用の特製の壺に保管したが、例外として、脳だけは鼻から引っ張りだして捨ててしまっていたのである。アステカ人も心臓が感覚や感情を司る特別な器官だと信じていたが、脳は記憶や知識に重要な役割を果たしているとも信じていたのである。

紀元前四六〇年~三七四年に著作を残しているヒポクラテスは、脳が人間の知性の源泉だという考えを、最初に説得力をもって提唱した人物と言えるだろう。アルクマイオンとアナクサゴラスという二人の師に教えられたことを基に、ヒポクラテスは、てんかんは脳内の障害の結果だという先見の明のある考えを抱くようになった。次のように、この灰色の物質が、他にも様々なことの源泉だと確信するようになったのである。

喜びも楽しさも、笑いも戯れも、嘆きも悲しみも、落胆も悲憤も、他ならない脳によってもたらされるということを、すべての人が知るべきである。

また、脳によって、特別な方法で、我々は知恵と知識を獲得し、何が不正で何が公正か、何が悪で何が善か、何が甘美で何が不快なことかを、見聞きし知るのである。…また、この器官によって、我々は狂気や精神錯乱に陥り、不安や恐怖に襲われる。…これらはすべて、脳が健全でない時にもたらされるのである。かくのごとく、私の考えでは、人間の中で脳が最大の力を奮っている。そして、脳が健全な状態の時だけ、風がもたらしてくれるものさえ我々に伝えてくれるのである。

しかしながら、ヒポクラテスの考えは奇説とされた。時代に先立ちすぎていて、真剣には受け取られなかったのである。数十年後に現れたアリストテレスは、心臓を中心とした人間観の主要な支持者だった。主として、鶏が首を切られた後も走り回るのを見たことがあったためであった。またアリストテレスは、人が死んだ直後にその人の心臓と脳に触れてみたこともあった。そして、心臓は暖かく、脳は冷たくて湿っぽかったので、脳は一種の冷却装置で、「情熱と精神」、それに心臓から発せられる「熱と沸き立ち」を冷やすのだと推測した。アリストテレスは非常に崇敬され、影響力が大きかったので、この説が何世紀もの間、問題なく支配的になったのであった。

紀元二世紀のローマの剣闘士や皇帝たちの主治医であったガレノスは、脳に関する初期の考え方の進展に大きな役割を果たした。「体液」には四種類、つまり、胆汁、黒胆汁、粘液、血液があり、それが心臓で組み合わされて精神のような物質を作ると考えたのである。この混合液が非常に細い管の網の目――それを「rete mirabile」すなわち、不思議な網組織と呼んでいた――を通って脳に達し、そこから身体じゅうの神経に配分されて行動を創り出すというのである。病気は、この液体の不均衡から生じる。たとえば、黒胆汁が多すぎれば憂うつになり、血液が多すぎれば怒りっぽくなるという。ガレノスの説によれば、脳の最も重要な部分は、その脳室である。脳の中央部にある三つの中空構造の部分で、ここに、生命活動をもたらす神秘的な物質が入っている。そして、前脳室、中脳室、後脳室に入っている液体は、それぞれ、知性、知識と心、記憶を創り出している（脳室は実際に存在し、そこには脊髄液が貯蔵されている）。灰色の物質を含む脳の他の部分は、あまり重要とは考えられていなかった。全権力を握っていたローマカトリック教会が真実だと認めたので、ガレノスのこの「脳室局在論」は、それから千五百年間、幅をきかせていたが、それには、四世紀から十四世紀まで人体の研究が教会から禁じられていたことが大きな原因となっている。人間の遺体を解剖すると拷問刑あるいは死刑ということになっていたので、神経科学は事実上暗礁にのりあげたのである。

その後、一三四七年にペストがヨーロッパを席捲して、人口の三分の一を死亡させた。それによって教会の医療理論はまったく適切でないことが明らかになり、その結果、人間に関する教会の独占権も、世界における教会の地位も打ち砕かれた。そして、まもなくルネッサンスが花開き、人間の状態についての新しい考えが噴出する。十六世紀までに、研究者たちは死体を解剖するようになったのであった。

解剖学者のベサリウスは、脳室局在論を最初に疑問視した一人だった。脳室は動物のものも人間のものも似ているのに、動物は考えることができないということから、ベサリウスは、脳室が思考の源泉ではあり得ないと推論したのである。そして、動物と人間の違いは脳の大きさと発達の度合いだと考え、思考の真の源泉は、脳室の外側にあるのだろうと思うようになった。十七世紀になると、イギリスの医師トーマス・ウィリスが脳の解剖学的構造を徹底的に調べた著作を著し、その中で、脳室ではなく、脳それ自体が記憶と意志を司っていると述べている。この著作は新しい考え方の導火線となり、やがて研究者たちに脳室局在論を放棄させることになった。

しかし、脳室局在論は、ウィリスの発見の後も、何年も信じられ続けた。十七世紀のフランスの大哲学者デカルトは、人間の行動の研究に最も強い影響を与えた先人の一人であり、今でも脳と身体についての考え方に、さらには我々が知っている事実にまで、強い影響を及ぼしている。デカルトは、心と身体は別々のものだと考える二元論を主張した。考える能力は造物主からの贈り物であり、人間存在の最高の様相であるのに対し、身体は別物であり心に従属するものであって、生物学的機械にすぎないと言うのである。この考えは教会の教義に取り入れられ、デカルトは、以後三百年に及ぶ還元主義と、いまだに西洋の考え方では支配的な近代科学的方法論の基礎を築いた。自然は、部分の総体でしかなくなってしまった。死によって魂がなくなった人間の身体と脳は自由に切り離せるものとなり、単なる構成要素に零落してしまったのである。

デカルトの考えは、それだけではなかった。もしも心と身体が別物なら、この二つは人間の中でどのような相互作用をしているのだろうか？　デカルトに言わせると、まず、不随意運動は反射的なものであって、自動的な反応である。随意運動は、別種のものである。当時の信念として、身体は獣的なものであって、人間の精神のような神聖で優雅なものには相応しくない乗物だと考えられていた。そうなると、神聖な精神が身体の中に宿りそれを操りながら、どうして汚染されずにいられるのだろうか？　それに、どこに宿っているのだろうか？　この汚染の謎に対して、精神は身体の中の一ヵ所

――脳の前部にある小さな松果体（松の実に似ているので、こう名付けられた）――に宿って、そこから網の目のように張り巡らされた管や体液に指令を発しているのだと、デカルトは巧妙に答えた。そこにいれば、神聖な心は、身体による汚染からほとんど完全に護られ、死に際しては、人間「機械」を後に残して、そこから漂い出るだけだというのである。デカルトが松果体を選んだのは、それが脳の中央に位置し、五感に近く、当時はまだ身体を動かす基である動物的な精神が液体化したものだと考えられていた脊髄液に囲まれているからであった。デカルトのこの解釈は、特定の役割を脳の特定の部位に割り当てる最初の試みであった。

漠然とした全体を部分に分解するのに役立った最初の道具は、顕微鏡だった。新しく発明された顕微鏡の下で脳組織の切片を調べるために、織物工業のために開発された化学染料が使われた。最初はうまくいかなかった。顕微鏡の発明者アントン・バン・レイベンフックはイヌとネコの精液の細胞を見て、超小型のイヌとネコが見えたと言い、それを「アニマルクルス」名付けたりしたのだ。他の研究者たちもそれを確認したのだから、それは明らかに共同妄想であった。後に技術が進歩して、そんな考えを追い散らしてしまった。

顕微鏡は、脳に関する考え方を次の段階――局在の研究――に進めることになる。脳組織の断面を観察した研究者たちは、脳の部分によって細胞の形や数が異なっているのに気がつき、その構造、つまり「細胞構造」の違いが機能の違いを示しているのではないかという疑問を抱いたのである。その考えに基づいて、機能の局在の研究が始められた。そうした先駆的研究の中で、十九世紀末、フランツ・ヨセフ・ガルとヨハン・シュプールハイムが、すべての行動は脳の特定の部位に結びついており、脳こそが心の源泉であるという仮説をたてた。時代にはるかに先駆けた正しい考え方であったが、彼らは想像の翼を拡げすぎた。人の人格と精神的特性は大脳皮質の特定の部分に依存しているという仮説が、変な方向に発展していったのだ。怠け者は脳の「勤勉さと責任感」を支配する部位の働きが弱く、数字に強い人は脳の計算を支配している部位がよく発達している、という具合である。そればかりか、さらには「科学的な」骨相学というものに発展させて、その結果、科学的な信頼性を失ってしまったのであった。脳の様々な部分の発達の差が頭骨の形に現れるので、「頭骨視診」と呼ばれるもの——頭の形を、どこの隆起が何を意味するかを判断するための図表と見比べること——によって、その人の人格を判断できるのだと、骨相学者たちは唱えた。当時の上流社会でこれが大流行し、みんな頭の形を見てもらって性格を判断してもらったのであった。

ガルとシュプールハイムは骨相学の点では間違っていたが、機能と大脳皮質上の部位が結びついていると考えた点においては正しかった。彼らの研究は、脳の物理的特性が人間存在にどのようにかかわっているかを考える原点となったのである。

局在の研究は、一八六一年、フランスの高名な医師ポール・ブローカの研究によって、科学的な裏付けを得られるようになった。ブローカは、耳はよく聞こえるようだがどんな質問にも「タン」としか答えられない脳卒中患者を扱った。そして、その患者の死後、脳を取り出してみて、背部前頭皮質と呼ばれる器官の左側のこめかみに近い部分に大きな損傷があることに気がついたのである。ブローカは興味を惹かれて、卒中の後遺症で同じような言語障害――失語と呼ばれる障害――がある別の八人の患者についても調べてみた。七人に同じような損傷があった。そこでブローカは、左脳のこの小さな区域――現在はブローカ中枢と呼ばれている――が話すことを可能にしているのだという仮説を立てた。この研究は医学界を揺り動かし、灰色の複雑な脳組織の中で機能を探る研究が開始されたのである。

まもなく、カール・ウェルニッケというドイツの神経学者が、脳のブローカ中枢より後方に言語機能に関連した別の部位があることを発見した。ウェルニッケは、脳のネットワークによって言語がどのように組み立てられるかというモデルも提唱した。このモデルは現在も支持され、脳の複雑な機能を理解する手掛かりとなっている。人が話そうとすることは、まずウェルニッケ領の中の電気的パターンの形で現れ、それがブローカ領に運ばれて、そこで発声化のプログラムが形成される。このプログラムが運動皮質に伝えられて、それが口・唇・舌・喉頭の筋肉を動かして言葉を創り出すのである。

ウェルニッケの発見より数年前の一八四八年、バーモントの鉄道工事現場でフィニアス・ゲイジという名の二十五歳の工夫頭が持っていた鉄の棒がダイナマイトを爆発させ、局在の研究を新しい段階に発展させることになった。ゲイジが岩に開けた穴にダイナマイトを詰めていた時、鉄の棒が岩にぶつかって散らした火花がダイナマイトに引火して爆発を起こし、三フィート半の長さの鉄の棒がミサイルのように飛んで、ゲイジの左の頬から前頭葉に突き刺さったのである。鉄の棒はさらに飛び続けて、百フィートほど先で地上に落ちた。傷を負って大量に出血したにもかかわらず、ゲイジは数分後に起き上がった。目まいはしたが、意識はしっかりしていた。傷が癒えた後、ゲイジは肉体的には健康を取り戻したが、人格の方に問題が残った。その事故の前には礼儀正しく頭のよい穏やかな若者だった――上司に言わせると「非常にてきぱきした有能な男」だった――のに、絶えず口汚い悪態をつく、仕事もろくにしない男になってしまったのだ。やがては見せ物小屋で、その傷と傷を負わせた鉄の棒を見せびらかすようになった。ゲイジのこの体験は、前頭葉の脳細胞という具体物が、なんらかの形で具体的ではない人間の人格を司っているという、まったく新しい概念を生み出すことになった。「人間の心はどの程度脳内の組織と血液に依存しているのか」という大命題に、回答の片鱗が与えられたのである。「非常に依存しているのは間違いない」と…。

同じ頃、後に人間の脳に対する別種の考え方に役立つことになる発展が見られた。人体組織の電気的性質に関心がよせられたのだ。人間の神経に対する刺激がとにかく電気的な性質を持っているという考えは、一七九一年、イタリアの学者ルイジ・ガルバーニが、それについての論文を発表したことによって始まっている。手回しの発電機で弱い電流をカエルの脚に流すと、その電流が脚の筋肉を収縮させることに気がついて、ガルバーニは、すべての生物器官に、生命現象の原理として、内在電気が存在するにちがいないという考えを提唱したのであった。彼の研究は決定的なものではなかったが、そこから重要な研究課題が始まったと言える。一八五〇年代にドイツのエミール・ドュ・レイモンドという生理学者が、やはりカエルの脚で神経刺激を測定したことによって、電気的神経刺激が決定的に確認された。

一八七〇年代、八〇年代になると、リチャード・ケイトンというイギリスの医師が、脳が電気を発生させているということを、反射検流計という道具を使って初めて発見した。この検流計は導線とコイルでできていて、微弱な電気が検出されるとそのコイルが振動するようになっていたのである。ケイトンはそのコイルに小さな鏡を取り付け、明るい酸水素燈から細い光線をその鏡に投げかけて、反射した光が暗い部屋の壁に描かれた八フィートの目盛りに当たるようにした。電気信号が強いほど、その光が目盛りの上の方を照らすことになる。そして、その装置から延びた電極を、ウサギとサルの剥き出しにされた脳に接続した。動物が動いたり、食べ物を噛んだり、光でその目を照らしたりすると、それに従って、電流が楔形に検出された。思考も電流を発生させることにケイトンは気がついた。サルに電極を付けた時、サルが口をうごめかすのに伴った電流が観測されたのだ。「サルにレーズンを見せるだけで、与えなくとも、かすかな負の電流変化があった」と、ケイトンは書いている。ほとんど偶然の結果として、頭骨の上からでも弱い電流を検出できることにも気がついた。後に脳波と呼ばれるようになる脳の電気的信号は、この時はじめて観測されたのである。

脳内の電気的信号を測定する方法を考えつくより前に、研究者たちの努力によって脳内に電気を送り込む方法がわかり、それが、脳機能の分布研究に不可欠なテクニックとなった。陸軍病院で働いていた二人のドイツ人医師、G・グスタフ・フリッシュとエドュアルト・ヒッツシクが、戦闘で頭骨の一部を吹き飛ばされた患者の脳に電気的刺激を与えることができることに気がついたのである。露出した脳を覆う当て布にガルバリー電池で微量の電流を流した結果、ヒッツシクは、脳後部の後頭葉に与えられた刺激が患者の目を不随意に動かすことに気がついた。その後、二人は生きたイヌで、脳のどの部分が随意運動に対応するかを、実験によって調べた。刺激することは、脳の理解を拡げるために不可欠な手段となり、急速に巧妙な方法が発達していった。チャールス・ビーバーとビクトル・ホーズリーという二人のイギリス人が、オランウータンを使って研究した。まず、脳を二ミリ幅で格子状に分割し、それぞれに番号をふっていった。そして、オランウータンの脳の各部位を順に刺激して、機能の詳細な分布図を作り上げたのである。たとえば、九五、九六、一二一、一二七の部位は、オランウータンの上唇の右側を持ち上げる働きをすることがわかった。脳の各部位を電気で刺激する研究は脳の複雑な様相を描き出すことに成功し、それが今日でも、神経科学に不可欠なものとなっているのである。

一八八〇年代に、カミロ・ゴルジというイタリアの解剖学者が新しい染色法を創案し、神経細胞を顕微鏡で調べるのがずっと容易になった。それまでは神経細胞を殺さずに顕微鏡で観察することができなかったのだから、画期的な進歩だと言っていいだろう。この新しい染色法を用いて、サンチャゴ・ラモン・イ・カハルというスペインの解剖学者が、神経科学の端緒を開いた。脳細胞と神経細胞を発見したのである。それまで、人間の脳は一つの塊のように考えられていた。ラモン・イ・カハルは、神経細胞がどのようにして、隣接した細胞本体あるいはその樹状突起に軸索と呼ばれる一種のケーブルを伸ばし、刺激を伝えるかという原理も解説した。他にも、脳細胞に関する重要な発見をいくつかしているが、その中に、神経細胞が変形するという事実も含まれている。人が対象物を調べたり、道具の扱い方を覚えたりするにつれて、その技術に関連している神経回路に沿った神経細胞群の他の細胞群との結びつきが増えていくのである。一九〇六年に、ラモン・イ・カハルは、ノーベル賞をゴルジと共同受賞した。

ハンス・ベルガーは、ドイツ陸軍にいた十九歳のある日、乗っていた馬が泥に脚を滑らせて倒れたために、馬に牽かれて近づいてくる大砲の前に投げ出された。ベルガーは、命がなくなるものと観念した。しかし、震えている間に大砲は通りすぎ、あやういところで無事だった。兵舎に戻ると、父親から電報が来ていた。彼が重症を負ったという夢を妹が見たので、無事かどうか問い合わせてきたのだ。「これは、生命が危機に瀕した時の自発的テレパシーの一例であり、死を予感した時、私が自分の思考を送り、特に仲の良かった妹がそれを受け取ったのである」と、大きな口髭を生やした角張った顎のベルガーは、一九四〇年の死の直前に書き残している。この体験が転機となって、ベルガーは大学に戻ると、専攻を天文学から医学に変更した。そして、やがて精神科医になり、この予感の生理学的説明の可能性を探り続けた。

研究を続けるうちに、ベルガーはケイトンの研究を知り、それを発展させた。精神科医としての仕事が終わった後、人付き合いが嫌いで頑固なベルガーは、毎日数分の違いもなく研究室に引きこもり、数時間にわたって、密かに、原始的な生体組織検流計を使っての研究を行ったのだった。医学的理由で頭蓋の一部を切り取った患者にも実験してみた。その方が、明瞭な信号を検出しやすかったからだ。脳には常に電気的な動きがあったが、その電圧は、心臓から測定できるものの十分の一ぐらいで百万分の五十ボルトぐらいしかなかったので、測定は困難だった。ケイトンと同じように、ベルガーも、探知した電気的信号に従って光線が揺れ動くようにしたが、その光線を、壁にではなく、動いていく感光紙の上に当てるようにすると、そこに波のような脳波のグラフが描きだされた。そして一九二四年には、十五歳になる息子のクラウスの完全な頭蓋の上から電気的信号を記録することに成功した。鉛・亜鉛・白金など、さまざまな導線を使って、クラウスの頭から七十三のＥＥＧ（脳波図）記録をとった。これは、公表された最初の人間の脳波図である。しかし、ベルガーは測定の正確さに自信がなかったので、五年後の一九二九年に、やっと『人間の脳波図について』という論文として発表したのであった。最初に記録したのは十ヘルツのものだったので、これは、当初ベルガー・リズムと呼ばれた。

ベルガーの発見はドイツでちょっとした評判になり、カールツァイス財団が技術援助をすることになって、それまでベルガーが使っていた粗末な装置に替わる最新式の装置が与えられた。ベルガーは街に出て、頭蓋の中でどのような電気的活動が行われているかを調べるために、あらゆる種類の人に協力を依頼して測定した。十四歳の自分の娘でも測定し、一九六÷七の計算をさせてみると、ＥＥＧは、その知的作業が開始された時と終わった時を、はっきりと示した。乳幼児で試してしてみると、少なくとも二ヵ月になるまでは脳波が見られなかった。これは、生まれたての脳が不完全な証拠だと、ベルガーは語っている。死にかけている人を測定することも提案されたが、ベルガーは不道徳だと言って拒否した。しかし、死にかけているイヌで、脳波が平らになるまで観察した。精神病・統合失調症患者を測定してみたときは、脳波が正常なのでがっかりした。ベルガーが測定できたかぎりでは、異常な電気的活動は見られなかったのである。

以後、脳についてさまざまな研究が行われてきたが、この電気的活動がどのような機能を表しているのか、正確なところは誰にもわかっていない。ある学者は、脳波の測定は、壁越しに工場の音を聞いているみたいなものだと言っている。わかっているのは、人間の脳は、通常一〜四十ヘルツぐらいの範囲内で活動しているということである。（ヘルツは、一秒当たりのサイクル数。ヘルツが高くなるほど、脳波は速くなる）。ヘルツ数は、その特性を示すカテゴリーに分けられている。一〜四ヘルツはデルタ波と呼ばれ、睡眠中やある種の昏睡の時に起こる。シータ波は四〜八ヘルツで、催眠状態と呼ばれる、深いリラックスと睡眠との間に起こる一種の意識朦朧とした状態である。最初に発見された十ヘルツは、ベルガーがアルファ波と呼ぶようになった、リラックスした覚醒状態の八〜十二ヘルツに含まれる。十三〜三十ヘルツぐらいまでを、ベルガーはベータ波と名付けた。これは通常の意識覚醒時のヘルツ数である。ギリシア文字を使うのはEEGの初期のころからの習慣で、ギリシア語のアルファベットは適用範囲が広すぎて特定の意味を持たないからこの呼称には根拠がないという学者も多い。けれども、この呼称が使われ続けているのである。

ベルガーの業績はほとんど無視されていたが、一九三四年にイギリスの二人の高名な生理学者エドガー・アドリアンとB・H・C・マシューズが、ベルガーのEEGを追実験で確認したと発表した。それからわずか六年後、ベルガーは悲劇的に生涯を終える。一九三八年、ベルガーが往診している時にナチスの高官から電話がかかってきて、ユダヤ人のスタッフを解雇しろと命令した。ベルガーが拒否すると、今度は「引退」を命令された。そして一九四〇年、ベルガーは失意のうちに自殺したのである。

脳研究のもう一つの分野、長らく忘れ去られていた脳への電気刺激、すなわちＥＳＢの研究は、一九三〇年代に平穏に進められた。少量の電流を直接脳内に送り込むと、身体の「主操作パネル」の操作における脳波振動数の役割がわかる。最近の脳に関する著作で脳波振動数の役割を詳述したものは数少ないが、それは、現代の神経科学の関心がほとんど完全に細胞レベルに向けられていて、もっぱら脳内の化学物質の流れを変える薬品に向けられているからである。

一九三四年、エール大学の二人の生物学者Ｅ・レオン・チャフィとリチャード・Ｕ・ライトが、脳内の異なった区域に電極を埋め込んだ数匹のサルを大きな三つの電磁コイルで囲まれた檻に入れて行った実験に関する論文を発表した。スイッチを入れるとそのコイルに電流が流れて、サルの悩内に埋め込まれた電極に作用し、脳の特定の部位を刺激する。あるサルは運動皮質の腕を支配する部位に電極が埋め込まれており、スイッチが入れられると、その刺激がサルに大きく腕を振らせた。運動皮質の別の部位に電極を埋め込まれたサルは「噛んだり、舌を揺り動かしたりする動作」をした。

スイスの生理学者ウォルター・ルドルフ・ヘスは、ＥＳＢによる脳の機能分布研究に重要な役割を果たした人物である。ヘスは何匹ものネコに麻酔をかけて、不随意（自律）神経系と随意神経系の双方を調整する脳の区域である間脳の奥深くに電極を埋め込み、そこに少量の電流を通すとネコがどのような反応を示すかを研究した。ある部位では、「前にはおとなしかったネコでも、気が荒くなった」と、ヘスは書いている。「誰かが近づくと唸るようになり、餌に狙いすまして飛びかかるようになった。それと同時に瞳孔が大きくなり、毛を逆立てて、まるで犬に追い詰められた時のネコみたいになった」。別な部位に電流を流すと、ネコは排尿し、眠り込んだ。また、ヘスは、ネコの脳の極めて限られた一部を電気で破壊し、どの機能に影響が出るかを観察した。その後、それらのネコを安楽死させて、脳を薄くスライスし、顕微鏡で、脳のどの部分が壊されたのかを精密に調べたのである。ヘスの研究は脳に関する考え方に貴重な収穫をもたらし、多くの機能は脳の一ヵ所ではなく、一瞬の電気的刺激で交信している脳内のいくつかの部位の通信網によって支配されているというウェルニッケの考えを発展させることになった。また、ヘスは、脳の中央部の奥深くにある視床下部という小さな区域（間脳の一部）が特別に重要な部分であり、脳下垂体——身体に不可欠な化学物質の生産と循環を支配している内分泌系——と連携して、体温、食欲などの基本的な調整機能を支配していることも発見したのである。

バイオフィードバックの発展という面から特に興味深い脳の機能分布研究のもう一人の先駆者は、神経外科医のワイルダー・ペンフィールドである。ペンフィールドはプリンストン、オックスフォード、ジョンズ・ホプキンス医大で学んだ後、一九二八年にカナダのモントリオール神経学研究所の主任となった。特に、重症のてんかんの原因となっている脳損傷や損傷した組織の除去手術を専門にしていた。脳の重要な部分を傷つけずにそのような手術を行うためには、脳の詳細な機能分布図が必要であり、それを得る唯一の方法は意識のある患者を研究することだったのである。そのためにペンフィールドは、横向きに寝ている患者の頭部を覆う小さなテントを作った。頭の一部をノボカインで麻酔し、鋸で頭骨に開けた小さな揚げ蓋のついた窓を開けると、脳の外層である脳皮質の表面が露出するようになっていた。

ペンフィールドの業績の一つに、耳の端から頭頂を通ってもう一方の耳の端まで、五センチ幅の部分の機能分布を調べ、それを感覚・運動ホムンクルスと名付けたことがある。ホムンクルスというのは「小さい人」という意味のラテン語で、感覚と運動を支配する人体の部分がすべてそこに表される、つまり、小型の人体が象徴されることから、そう名付けられたのである。台に横たえられた患者のホムンクルスを、ペンフィールドが微弱な電流で刺激して、その反応を詳細に記録する。たとえば、ある患者の言語を支配する部位に電極を挿入すると、その患者は、電極がそこにある間母音の叫び声を発し続けた。電極を離すと、叫び声は止まる。同じ場所にまた電極を入れると、また叫び始める。声を出さないように言われても、患者は声を止めることができなかった。何百人もの患者で実験して、皮質上の何千もの部分の機能が記録された。ペンフィールドは画家に、ホムンクルスを、身体の各部がその部分を支配する皮質の部位の大きさに比例した小さな人間の姿に描かせた。人間は言葉を話すので、その小さな人間の唇や舌・喉頭は非常に大きかった。手も、不釣り合いに大きかった。

自分が発見しつつあることに陶然となって、ペンフィールドは電極による探索を続けた。たとえば、皮質の聴覚を支配する部分を刺激すると聞こえる音についての患者の報告は様々だった。「ドアベルが鳴るような音」だと言う者もいれば、「鳥が飛んでいるような、かすめるような音」「ドーンと響くような音」と言う者もいる。皮質の記憶を貯蔵している部分に電流を流すと、ある女性は聞き慣れた音楽が聞こえると言い、ある女性は衣服に雪を積もらせた人たちが手術室に入って来るのが見えたと言った。死んだ息子が大声で話しているのをはっきりと聞いたという女性もいた。いずれも、単なる記憶というよりも、ありありとした夢を見ているようだということだった。

一九五〇年代に、ジェイムズ・J・オールズというESB研究者が実験用のネズミの脳に電極を埋め込むテストをしている時に、間違って脳の快感中枢にそれを埋め込んでしまった。好奇心を起こして、オールズは、そのネズミをスキナー・ボックス——動物実験用に特別に作られた、内部にレバーがついた容器——に入れた。ネズミがそのレバーを押すことを覚えれば餌が出てくるという、オペラント条件づけ用の装置である。だが、オールズは、餌という報酬を与えなかった。そのネズミが脳への電気刺激を求めてレバーを押すようになるかどうか、調べてみたかったのだ。まず、オールズが電極を感覚運動区域に埋めると、ネズミはレバーを、一時間当たり十〜二十五回押した。これは、偶然に押す回数とたいした隔たりはない。次に、電極の位置を中脳の、セックスを含めた快感を支配する部位の近くや、消化と排泄に関連した部位に移すと、レバーを押す回数が急激に増えた。そして、電極を「快感中枢」の真ん中に移すと、なんと、ネズミは、レバーを、一時間当たり五千回も押したのである。空腹にさせたネズミでさえ、大好きな食べ物の入ったボウルを無視して快感中枢への電気刺激を求めたのであった。ノルウェーの研究者カール・W・セム・ヤコブセンとアーネ・トルキルドセンは、オールズがネズミで行ったこの研究を、オスロのガウスター精神病院で、人間に試してみた。電極を脳の快感中枢に埋め込み、スイッチボタンをその患者に渡したのだ。すると、何人かの患者は、痙攣を起こすまでボタンを押しつづけたのであった。

ＥＳＢ研究者の中で、最も言動が派手で、夢想家と言ってもいいような人物だったのは、一九五〇年代六〇年代にエール大学でさまざまな動物実験を行った、ホセ・デルガド博士というスペイン人の心理学者である。ある実験では、人によく懐くことで選ばれたネコの扁桃核――恐怖心を支配する脳内の小さな塊――に電極を挿入した。電流を流すと、そのネコは人間から離れ、怯えて、唸り、唾を吐いた。電流を切ると、また人によく懐くようになった。特定の方法で刺激されたサルはひどく攻撃的になり、テリトリー意識が強くなった。飼い主に噛みつくことで有名なサルの尾状核に電極を挿入し、スイッチを入れると、そのサルはおとなしくなり、デルガドはサルの口に指を入れることができた。スイッチを切るとサルはまた怒りっぽくなり、誰も傍に寄せつけなかった。デルガドの最も有名な実験として、動物の脳内に埋め込んだ非常に小さな受信機に無線で電流を送る、彼が「スティモシーバー」と呼んでいた装置を使ったものがある。ある時、デルガドはスペインの闘牛場に、スティモシーバーと赤いケープを持って現れた。牛が突撃してくると、デルガドはスイッチを入れた。すると、脳内に電極を埋め込まれていた獰猛な牛は急に立ち止まり、それから足早に去っていったのだった。

デルガドは適切に配置された電極の力を深く信じており、著書『Physical Control of the Mind: Toward a Psychocivilized Society』に、うつ状態・苦痛・不安・攻撃性をなくし、快感・意思・知性を刺激するための電気装置を皆が身につけているユートピア的な文明社会を思い描いている。時代が、そのような電気を用いた変革を求めている、というのである。「急速な技術の進歩に対し、人間の行動に関する理解と管理技術の進歩が限られていることが、危機をもたらしている」と、デルガドは書いている。デルガドは、彼の考える理想社会を電気統制制（electroligarchy）と呼んでいた。

デルガドは、脳の機能障害に対処するのに使えるペースメーカー――それからあまり遠くない未来に発明された――も予見していた。一九五〇年代と六〇年代に、ニューオーリンズのチューレイン大学で統合失調症の治療に当たっていたロバート・G・ヒースとウォルター・A・ミクルは、自分たちの患者の症状を緩和する方法を必死で探し求めていた。彼らは、五十二人の患者に電極を埋め込んだ。ペンフィールドは大脳皮質にだけだったが、彼らは、感情調整の中枢となっている脳の奥の方の部分――皮質下部――にも埋め込んだ。脳のその部分を刺激すると、患者たちは幸せな気分になると言い、病気の症状が緩和した。執拗な痛みは姿を消し、患者たちは以前よりも早口に話すようになった。扁桃核を刺激すると、怒りや恐怖の感情をもたらした。視床下部を刺激すると不安や不快感が起こり、患者たちは動悸の亢進を訴えた。

ヒースは、脳の後部にある小脳に電極を埋め込んで腹部に埋め込んだマッチ箱大の電池から電気を供給すれば、重症の精神障害を抑制できることに気がついた。この処置を最初に受けたのは、時々制御できない凶暴な怒りに駆られるのでベッドに縛りつけておかなければならなかった若い男の患者だった。その患者の頭骨に小さな穴が穿たれ、脳内に小さな電極が挿入されて、快感中枢――隔膜部と扁桃核の一部に位置する——怒りの中枢となっている場所——扁桃核の別の部位と、視床と被蓋——を抑制するようにした。その装置は、十分当たり五分間、微弱なパルス電流を送るようになっていて、うまく作動した。患者はベッドから解放され、まもなく家に帰ることを許された。しばらくは何事も起こらなかった。ところがある日、その男は暴れまわって、近所の人を負傷させ、両親を殺そうとしたので、あやうく警官に射殺されそうになった。そして、病院に連れ戻された。Ｘ線で検査したところ、電池とペースメーカーを繋ぐ導線が腐食して、切れていた。ヒースがその導線を取り替えると、その若者はおとなしくなり、再び家に帰ることができるようになったのである。

ヒースが使ったのとよく似たパルス電流発生装置は、現在、最新技術としてパーキンソン病の治療に使われている。ミネアポリスにあるメドトロニクスという会社が、脳に電流を送ってこの退行性神経障害に基づく手足の震えを非常に緩和させる神経スティミュレイターを製造しているのである。サイバロニクスという会社はてんかん性発作に対処する同じようなペースメーカーを作り、現在十五の病院で、重症うつ病にも効果があるか否かのテストが行われている。どんな薬を使っても効果のなかった重症うつ病患者三十人のうち十五人が、首の迷走神経を刺激する懐中時計ぐらいの大きさのペースメーカーを使って脳の感覚区域を刺激したところ、ずっと気分が良くなったという実験結果も出ている。このスティミュレイターは肥満患者の減量や、卒中や頭蓋内損傷の症状緩和、記憶力の増進にも試験的に使われている。

神経科学には、ニューロフィードバックに直接結びつく研究分野がもう一つある。ＥＳＢとは違って、「神経可塑性（neuroplasticity）」という概念——脳は固定的なものではなく、適切な刺激を与えさえすれば劇的に変化させることができ、それが永続するという考え——は、やっと最近、科学的な事実として一般的に受け入れられるようになった。これは、脳に関する考え方を大きく変えるものであった。長年、脳の構造は、成人すれば固定して生涯変わらないものと仮定され、それに何の疑問も抱かれなかったのである。怪我や病気によって脳の能力が損なわれることはあるが、脳の能力を強化する方法はないものとされていた。「成長が完了すれば、軸索の成長・再生の源泉は失われてしまう。成人の脳では、神経回路は固定されて、変わらない。枯死することはあっても、再生することはない」と、ノーベル賞受賞者のサンチャゴ・ラモン・イ・カハルは書いている。

しかし、ラモン・イ・カハルは間違っていたことが判明した。脳は大きく変わる能力を持っていることを示す研究が、どんどん増えてきている。非常に興味深い研究が、ミネソタ州マンケイトのノートルダム女子修道院で行われた。一般の割合に比べてずっと多くの修道女たちが、八十歳、九十歳になっても老衰やアルツハイマー病にならないのは何故なのか、科学者たちが不思議に思ったのである。ケンタッキー州ルイスビルにあるサンダース・ブラウン加齢研究所のデビッド・スノーデン博士は、修道女たちに、科学のために献体してくれるよう依頼した。頭脳を使っている——カレッジなどで教育を受け、パズルなども含めた知的作業を行っている——修道女たちの方が、手作業に従事している人たちより、老衰や退行性の脳障害になりにくいように思えたからである。彼女たちの死後、脳を取り出し、それぞれの組織標本を電子顕微鏡で調べたところ、脳にははっきりとした違いがあることがわかった。知的活動に従事していた修道女たちの方が、細胞間の結びつきがしっかりとしていたのである。生涯にわたって様々な脳の使い方をすれば、新しい神経細胞の回路、より多くのシナプスの結合、ずっと多くの大脳皮質が形成される、つまり、大きな良い脳になるということも考えられると、スノーデンは語っている。

一九七〇年代に、実験用白ネズミで研究していたカナダのある研究者が、一腹のネズミの子の半数を家に持ち帰り、半数を研究室に残しておいたところ、家に持ちかえったネズミたちの方が学習能力がずっと優れていることに気がついた。マーク・ローゼンツバイクと大学院生のブルーノ・ウィルは、カリフォルニア大学バークレー校で、研究者の家にいたことが何らかの形でネズミの脳の成長を促す刺激になったのではないかという考えを検証するための実験を計画した。そして、同じようなネズミを三群に分けて、異なった環境下においた。標準的な環境として、水と餌のある普通の大きさの籠に、三〜四匹を一緒に入れた。貧困な環境として、一匹だけを小さな粗末な籠に入れ、薄暗いところに置いた。三番目の群れの十二匹には、ネズミの本来の生育環境に近い、餌や水や、登ったりその下に隠れたりできる物があり、しかもその一部が新たに加えられたり、取り去られたりする複雑な住環境が与えられた。三ヵ月そこで暮らしたネズミは取り出されて、学習能力がテストされた。すると、複雑な環境で育ったネズミは、粗末な環境で育ったネズミよりもずっと学習能力があり、迷路を通り抜けることを覚えるのがずっと早いことがわかった。脳を取り出して調べると、修道女たちの場合と同じような生理学的な差があることもわかった。粗末な環境で育ったネズミに比べると、複雑な環境で育ったネズミの大脳皮質は厚く、神経活動を補助する役割を持つグリア細胞の数がずっと多く、それぞれの神経細胞は多様に分枝して他の細胞群との結びつきがずっと多くなっていたのである。

ブルーノ・ウィルは、後にもフランスのストラスブルグにあるルイ・パスツール大学で、人工的に脳を傷つけた——視覚皮質を吸引して傷つけた——ネズミたちを三種の異なった環境に置く、同じ実験を行った。その結果は「環境療法」の効果を実証するものとなった。標準的な環境、粗末な環境に置かれたものに比べて、複雑な環境に置かれた脳を傷つけられたネズミたちは、ずっと良く視力を回復したのである。ウィルは、実験をさらに一段階進めた。こんどは、正常なネズミの脳の、記憶の形成と貯蔵に重要な役割を果たしている部分、海馬に傷をつけた。その部位にかなりの傷を負わせたにもかかわらず、一ヵ月間ブランコ・玩具などで自由に遊ばせたネズミたちのほとんどは、記憶力を増強させ続けた。同様の傷を負わせて別の環境に置かれたネズミたちの記憶力は、ほんの少ししか、あるいはまったく回復しなかった。

非常に緻密に計画された最近の研究は、固定的な脳という考え方に終止符を打ちそうな気配である。一九九八年十一月、『Nature Medicine』誌に、スウェーデン人とアメリカ人のチームによって行われた研究の結果が発表されたのだ。スウェーデンのある病院で、末期ガンの患者五人に、ブロモデオキシウリジンという蛍光性の染料が注射された。（一般にBrdUと呼ばれているこの物質は、人間のDNAの構築化学物質である。分裂し始めている新しい細胞にだけ使われて既存の細胞には使われないので、腫瘍の増大の様子を調べるためにガン患者に使われることもある）。それらの患者が死亡するたびに、チームの一員であるピーター・エリクソンが病院に駆けつけた。病理学者が脳を取り出して、側頭葉の奥深くにある海馬を分離すると、エリクソンはそれに、神経細胞だけに付着する赤い染色マーカーを注射した。そして、海馬の切片を顕微鏡で見ると、海馬の組織の中の脳細胞が、赤と緑の蛍光を発していた。注射したばかりの赤い染料で染まった部位は、その細胞が神経細胞であることを意味していた。緑は、その細胞がBrdUを注射した後患者が生命を終えるまでに作られた細胞であることを意味していた。未分化の細胞は分裂し続け、その患者が死に至るまで、新しい、完全に機能する神経細胞も作り続けたのである。

人間の脳を支配するシステムは、この世で最も複雑でコンパクトなものであり、脳については最近二十年の間に人類の全歴史を通じてよりも多くのことがわかったにもかかわらず、科学はまだ、各部品がどう組み合わさって人間の意識を創り出しているのかを理解するには程遠い状態だと言っていい。我々の存在は、一つの謎なのである。「もしも脳が我々に理解できるほど単純であったなら、我々はもっと単純で、脳を理解しようなんて思わないだろう」と言う者もいる。しかし、多くのことがわかっている。脳は重さが一・五キロほどで、その九十パーセントほどを食塩水が占め、熟したアボカドほどの密度である。脳には、はっきりした四つの区域がある。最上層は皮質で、そこには、特に皮質の前部には、理性、計画力、書く能力、読む能力など、多数の認知機能が位置している。皮質は我々を人間たらしめているものであり、粗野な本能を緩和することによって、我々を他の動物から区別せしめている。展開するとハンカチぐらいの大きさになり、厚さは〇・八〜六ミリである。見かけは木の皮のようで、コルテックス（皮質）という名は、樹皮を意味するラテン語である。皮質のすぐ下には、痛み・セックスを含む快感・食欲・闘争・逃走を支配する部分である哺乳類脳、すなわち辺縁系がある。その下には、睡眠や食欲を調整する間脳がある。一番下の層は、原初的な調整機構の爬虫類脳である。この部分は、呼吸・血圧・運動・体温などの機能に関わっている。

脳は、驚異的な情報処理装置である。脳内の情報の「ビット」数に匹敵するコンピュータを作ったらテキサス州ぐらいの大きさになるだろうが、それが、片手で持てる大きさなのだ。外界からの情報は五感を通じて脳内に入り、非常に複雑な電気的・化学的エネルギーに変換される。脳の四つの部分は、皮質の表面を覆う無数の区域と同様、常に互いに「話し合って」いる。脳は小さな電気的装置である神経細胞や脳細胞の無数の集まりによって、それを達成しているのにちがいない。神経細胞は、超小型の電池のようなものである。その膜組織が電気科学的に電荷を作りだし、それを放出することを何回も繰り返して、「活動電位」と呼ばれる電圧のうねりとなり、他の神経細胞に繋がる端末となっている軸索に伝播される。細胞群は調和した活動を開始して思考と行動を創り出し、情報は脳内のネットワークを駆けめぐる。（ＥＥＧセンサーは、十万ぐらいの神経細胞の活動を読み取る）。この電気化学的スープの中で情報――思考――がどのようにして記号化されるのかは、謎に包まれている。人間の脳にはクモのように長い脚を延ばした神経細胞や細胞が一千億もあり、その一つ一つが他の細胞と何百から何十万という結びつきを作り上げているので、結びつきの数は全部で十兆にも達するだろうと考えられているのだ。これらの結びつきは、脳がうまく機能するための核心となっている。乳児期から成人するまでの脳の発達は、生態学的変化に似ている。乳幼児の脳は、一面の草原みたいなものなのだ。子どもが外界と接触して刺激されるにつれて、その草原に一層多くの草が芽生え、ぽつぽつと小さな灌木や樹木が育っていく。そして、樹々は生い茂って枝々が重なり合い、ついには濃密にからみあって、生命に満ち溢れた神経細胞の天蓋のようなものが形成されるのである。脳の場合、その生命活動は、情報を含んだ電気的な動きや化学物質となって現れる。樹々の間の結びつきが濃密になり、天蓋の密度が増すほど、それは、情報の流れの肥沃な土壌となるのである。

非常に大雑把に説明すれば、脳の働きは次のようになる。誰かが通りの向こうから、あなたに声をかけたとする。あなたの脳の聴覚野がその人が言ったことを聞き、その意味を理解する。脳の後部にある視覚皮質が始動して、見知った人であるか否かを見分ける。記憶が掻き回され、今見たり聞いたりしていることが過去の知識と照合される。そして、対応するために、思考が働き、言語野が始動し始め、運動皮質に命令して、唇と喉頭を動かし、手を振るように伝えさせる。相手が怖い人や、あなたに金を借りている人、あなたが好きな人だったりしたら、脳内の下層が司る感情も働くことだろう。これらの機能は、それぞれ神経細胞の集まりによって支配されている。その神経細胞の集まりは、細胞群の間を時速百五十〜三百キロで走り抜け、正確にスイッチが入ったり切れたりする電荷を創り出すのである。脳は、それらすべての刺激を、同時に、あるいは平行して、あるいは連続的に変化していくものとして、行う。脳内には小さな光源がぎっしりと詰まっていて、人が何かをすれば、それらの光源の群がそれぞれ異なった速度・異なった明るさで点滅すると考えればいいだろう。「脳内では非常に多くの電気的過程が進行しており、そのそれぞれが一定の領域を持っていて、あるものは明らかに独自に、あるものは相互に関連して作動していることがわかっている」と、脳の電気的領域研究の先駆者の一人であるイギリスのW・グレイ・ウォルターは語っている。「我々は基本的に交響曲を演奏しているのだが、厳格な交響楽団というよりはジャズ・バンドみたいに、奏者の一人一人が、指揮に従ったり、ちょっとずれたり、即興演奏に耽ったりしているのである」。

我々が覚醒して周囲の外界と関わっている時、意識の複雑なシンフォニーが絶えず奏でられている。ジェイクの場合、そのシンフォニーは演奏されていたが、混乱していた。指揮者はその役割を果たしておらず、オーケストラの演奏速度がゆっくりしすぎていた。ニューロフィードバックは、考え方によれば、その指揮者に元気を出させ、適切な速度に改めさせたのである。指揮者が立ち直れば、奏者たちもきちんとする。問題が自閉症、てんかん、心的外傷後ストレス障害、あるいは他の病であろうとも、ニューロフィードバックで指揮者を立ち直らせて適切な演奏にさせるということが回答になる。この考えは、まだ医療体制に受け入れられていないが、受け入れられる時がきっと来るであろう。

第2章

特殊なリズム

トムは風変わりな若者で、その家庭教師という役割がカリフォルニア大学ロサンゼルス校の心理学専攻の大学生バリー・スターマンに回ってきた。テストをすると十一年生ぐらいの学力で極めて頭が良いという結果が出るのに、学校では、トムは八年生程度の成績しか修めていなかった。妙なこわばった歩き方をし、顔は青白く、めったに感情を表に出さなかった。話す言葉は「やあ」とか「そう」とか、一単語ばかりだった。学習センターの心理職員は、トムを統合失調症の傾向があると診断し、スターマンのトムに関する評価は間違っているのではないかと言った。この家庭教師の体験が、やがてはスターマンに、脳の力に関する我々の考えを変えさせる数々の発見をさせることになったのであろう。

その頃スターマンは生物学のクラスで、人体の脳下垂体・甲状腺などの内分泌腺と、身体と感情に果たすその役割を調べる内分泌学を学んでいる真っ最中だった。「私は中間試験のための勉強をしていて、その中には甲状腺の機能のことも含まれており、頭の中はそのことで一杯でした」と、スターマンは言う。「だから、授業が終わって、あの子に会った時、『なんたることだ！　この子は甲状腺機能低下症の見本みたいなものじゃないか』と思ったのです」。スターマンは、トムの基礎代謝率テストをするように両親に勧めた。甲状腺薬が処方されて数日後、待ち合わせの場に現れたトムはスターマンに微笑みかけて「ハイ！　バリー。今日は何をするんだい？」と言ったのだった。

スターマンは戸惑った。それから四十年以上後にこのエピソードを話してくれた時も、スターマンはまだこの十代の少年の変化に畏敬の念を抱いていた。「顔色が良くなってました。動作のこわばりもなく、普通の少年のように私に話しかけてきたのです。これが決定的な瞬間でした。その時、私は、人間について研究するつもりなら生理学を学ばなければならないことがわかったのです」。心理学だけでは充分ではない、とスターマンは思った。脳と人体の生理機能は、なんらかの形で思考や感情と絡み合っているからだ。当時はまだ心と身体を別々のものとして考えるデカルト学派の考えがしっかりと根づいていたので、これは時代に先駆けた考え方だった。心理学で学士号を取得した後、スターマンは博士号を目指してＵＣＬＡで神経学と心理学を学び、睡眠を研究した学位論文を書いた。（その後、学位取得後の研究の一環として、一九六四年、エール大学で心理学を教えた）。博士号を取得した後、カリフォルニア州セプルベーダにある退役軍人管理局病院で研究者の職に就き、赤レンガの二階建ての研究所でネコやサルの睡眠の研究をしているうちに、いくつかの思いがけない偶然の出来事が、スターマンに脳に特定の振動数の脳波を作りだすことを教えることの力を発見させることになる。

現在六十歳代になったモーリス・バリー・スターマンは、鋭いユーモアのセンスを持ち、愛煙家らしい太く低い声で話す愛想のいい男である。業績は目ざましく、同僚たちから敬意を払われている。UCLAの神経生物学と精神医学の名誉教授で、医学部と歯学部で生理学を教えると共に、同大学の有名な大脳研究所の中枢神経系の抑制と神経科学概論のゼミナールでも教えている。また、解剖学教室の代表として、UCLA大学評議会のメンバーにもなっている。スターマンが書いた、あるいは共著した科学論文は、二百ほどにのぼっている。

スターマンは、頑固で真面目で、彼が科学の基準に達しないと思った事柄に基づいた発言や言明を大目に見ることはない研究者だという評判だった。研究方法が粗雑で科学に基づかない言明をすると非難されることの多かったこの分野で、スターマンの研究は抜きんでていた。スターマンは、自分の意見を述べることに臆しなかった。傲慢だと言う者も、知的な暴君のようだと言う者もいる。学術的な大会で、研究者が発表している最中に立ち上がり、大声で、研究方法や結果への疑問をぶつけることもあった。

研究を行うのにスターマンが最も大切にしているのは、「人間の脳の指紋」とも言える脳波、すなわちEEGである。数十年にわたって脳波を扱ってきた経験が、スターマンを、脳と心の電気的信号に関する熟練した専門家にしていた。「脳波を見れば、その人が注意を集中しているかどうか、注意を集中しているなら、私に対してか、前夜の行為に対してか、わかります。その人がちょっとした障害をもっているかどうかも、脳波でわかるんです。緊張しすぎてリラックスできないなんてことも、脳波にリズミカルな動きがほとんどない、つまりアルファ波がほとんどないということで、わかります。すべてが（電気的振動数の）形態分布に依存しているのです」と、スターマンは言う。

一九六三年、スターマンは脳波を使って、イヌを使った研究で古典的条件づけの原理を発見したロシアの生理学者イワン・ペトロビッチ・パブロフの研究の跡を辿っていた。聖職者の息子として生まれたパブロフは、中枢神経系、心血管系などについて広範な研究を行い、特に消化器系の研究では一九〇四年にノーベル賞を受賞している。その後のある時、パブロフは、消化の研究のためにかなりの量の唾液が必要になり、それを得るために、イヌの口の中に肉粉を注入して唾液の流出を刺激した。まもなくパブロフは、唾液を出させるために肉粉を入れる必要がないことに気がついた。その部屋に入ってくる足音を聞きつけると、肉粉を期待して、イヌの口の中には唾液が溢れ始めたからである。

パブロフは反射を研究し始めた。そして、それを二種類に分類した。無条件反射は動物や人間が生まれながらに持っているもので、生命維持に不可欠のものである。睡眠や摂食行動が、これに当たる。条件反射は、学習された反応である。こちらは、使えば強化され、使わなければ消えていく。こうした行動の波は、周囲の世界の変化に対応するために生体が必要としたものである。パブロフは、イヌの条件反射を研究するために、レニングラードに、外部からの刺激をいっさい遮断した特別の研究所を建てた。その中に、二つに分かれた部屋を作った。その部屋の一方には、仰向けにして革紐で固定されたイヌだけが置かれ、もう一方には実験者が座る。イヌの内分泌腺から引かれたチューブによって、実験者は座ったまま分泌液を見ることができるようになっていた。そして、研究者がイヌに様々な知覚刺激を与え、その結果を計測する。食べ物を載せた盆が紐で吊るされ、イヌの目の前で振られた。イヌの目に閃光が浴びせられた。ベルが鳴らされた。匂いが噴出された。メトロノームがさまざまな速度で動かされた。こうして、パブロフは何百もの実験を行ったのである。最も有名なのは、ベルの音を、肉粉を与えるのと組にしたことである。しばらくすると、イヌは、肉粉を与えなくてもベルの音だけで唾液を分泌するようになった。条件反応である。別な実験では、イヌの後脚に電極を取り付けて、「否定的な刺激」つまり痛みに対する反応を調べた。ブザーの音の後に、イヌに電気ショックを与える。ベルの音と肉粉の場合と同じように、イヌはブザーの音と電気ショックを結びつけ、ブザーの音だけで苦痛の生理的兆候を示すようになった。信号を混合して与えたら動物はどうするだろうかと、パブロフは思った。唾液の分泌を促す肯定的刺激を与え、少し後に電気ショックと結びついた否定的刺激を与えるのである。

最初は別個に反応し、唾液を分泌した後に苦痛反応を示した。しかし、この二つの相異なる信号の間隔をどんどん近づけていくと、イヌはまごついて、まったく思いもよらなかった反応を示した。ストレスに耐えられなくなり、単に、実験から完全に逃げ出して眠り込んでしまったのだ。パブロフはこの反応を内的抑制と呼んだ。つまり、イヌは、ストレスから抜け出すために、意図的にそのシステムを閉鎖することができたのである。

一九一一年、E・L・ソーンダイクによって、別種の条件づけが発表された。ソーンダイクは、中からの操作で扉を開けられるようになっている箱にネコを閉じ込めた。ネコは、一度その開け方を理解すると、次回からはずっと早く開けられるようになった。その後、ハーバード大学の心理学者B・F・スキナーが、スキナー・ボックスを考案して、この条件づけの概念を発展させた。スキナーは、中にレバーのついた箱に、ネズミを入れた。ネズミは、偶然そのレバーを押すこともある。レバーを押すたびに餌玉が出るようにしてやると、ネズミがレバーを押す回数は増えていく。レバーを押すたびに嫌な刺激が与えられるようにすると、レバーを押す回数は減っていく。積極的な関与が加わっているので、これはオペラント条件づけと呼ばれた。

ここから、生体がいかに外界の出来事に反応するかを研究する行動主義心理学が始まった。感情や感覚といった主観的な内的状態を無視して、心の研究に計測と客観性を持ち込もうとする手法である。外界の中で人間がどう行動するかを理解するうえで、行動主義は多大な貢献をしている。条件づけは、人間行動の基本的な要因である。単純な例を挙げれば、あるパン屋があなたの好みのドーナツを作っていれば、あなたは毎朝、出勤途中に遠回りしてもその店に寄るだろうと、スターマンは言う。もしも、急いでその店に行こうとしているあなたを警官がスピード違反で捕まえれば、それは、嫌な刺激がもっとゆっくり車を走らせるようにあなたを条件づけすることを期待した行為ということになる。学習や育児の理論の大半は、行動主義に基づいている。「遺伝資質にオペラント条件づけを加えて考えれば、二十歳になるまでにどういう人間になるか、たいてい説明できますよ」と、スターマンは言っている。

行動主義の応用は、アメリカでは、第二次世界大戦の結果として始まった。医師が不足していたため、実験心理学者たちが、帰還兵たちの感情障害に対処するために動員されたのだ。研究室に戻ってから、行動主義心理学者たちは、自分たちの研究の実際的な応用に取り組み始めたのであった。

その一つに、任意反応の条件づけがあった。一九五〇年代末期から一九六〇年代の初期にかけて、行動主義は驚くべき研究成果をもたらした。エール大学の研究者ニール・E・ミラーが、オペラント条件づけによって、実験動物に、それまで、自律神経による機能は変えることができないと思われていたが、自律神経による機能を変えることを教えこめることを証明したのである。最初の実験は、あるイヌを注意深く観察することであった。そのイヌが自然によだれを垂らし始めるたびに、ミラーは一口分の水という報酬を与えた。やがてそのイヌは、水が欲しくなるたびによだれを垂らすということを覚えた。次にミラーは、対象をネズミに変えて、心拍数を変えられるかどうか調べてみることにした。心臓の周りの筋肉をどうにかして心拍数を遅くするという可能性を排除するために、南アメリカの原住民が獲物を麻痺させるために使っていた毒性の植物抽出液クラーレを適量注射した。それから、ネズミの脳の快感中枢に電極を差し込んで、そのネズミが心拍数を遅くしたり速くしたりするたびに——どちらを教え込むかに従って——少量の電流を流して報酬を与えた。すると、九十分以内に、ネズミに二十パーセント心拍数を遅くしたり速くしたりすることを教え込むことができたのである。

ミラー博士は、一九六九年に対象を人間に変えて、心拍数が異常に速い慢性頻脈の患者数人に、心拍数を遅くすることを教えることに成功した。患者の心拍数が一定数より下がるたびに、快い電子音の報酬を与えたのである。ミラーの研究を確認する研究が次々に行われたが、その中に、ハーバード医大で、研究者たちが一群の男性被験者に血圧を上げたり下げたりすることを教えたものもある。その時の報酬は『Playboy』誌の見開きグラビアを五秒間見せるというものだった。これらの発見が、人間は自分の脳波を変えられるのではないかという考えに結びついていく。

スターマンは睡眠の研究者として、当時この分野で大問題になっていた疑問に関心を持った。人間は自分で選んで睡眠に入ることができるのだろうか、という疑問である。そうではなくて、睡眠は、何らかの形で脳が選択の余地なく強要される自律的な環境遮断なのだろうか？　まごついたイヌが眠り込んだというパブロフの研究が、睡眠は選択できるものであることを示していた。スターマンはそれを信用した。そしてそれを証明するために、パブロフと同じような実験をしてみることにした。パブロフよりもずっと有利な点があった。ＥＥＧ装置である。これがあれば、脳の反応の様子が詳しくわかる。たとえば、夜の睡眠と「内的抑制」の脳波は同じなのだろうか？　それともまったく別種の睡眠なのだろうか？　これは、特定の目標や経済的な応用目的を持たない自然な好奇心に基づく、純粋に行動主義的な研究であった。

一九六五年秋、スターマンはその実験を開始した。研究室に三十四のネコが運び込まれ、檻に入れられ、餌を与えられなかった。ネコは動物収容所や実験用品の供給所から連れて来られたもので、こういう実験によく使われるのには、いくつかの理由がある。まず、数が多くて、毎年何万匹も安楽死させられているからである。次に、安価で手に入るということがある。しかし最も重要な理由は、ネコの場合――イヌとは違って――すべてが大体同じ大きさで脳の大きさも大体同じなので、同じ脳機能分布図がどの種のネコにも共用できるからである。そのため、どのネコにも同じ場所に電極を埋め込むことが、ずっと簡単にできるのだ。

実験の第一段階は、基本的な行動訓練だった。ネコを檻から出して、二フィート四方の、アルミニウム製の、防音した実験用の箱に入れる。そのネコがレバーを押すたびに、杓子がミルクとチキン・スープを混ぜたものをすくい（ミルクだけでは、ネコは喜んで舐めない）、それが、箱に開けた、ネコが頭を出せる大きさの穴の前に差し出されるので、スープを舐められるようになる。「陽気で健康なネコたちで、実験に参加するのを喜んでましたよ」と、スターマンは言う。「檻から出してやると、とっとと実験用の箱に走り込んで、『さあ、始めよう』と言うように鳴くんです」。一緒に実験していた研究員に、ポーランドから亡命してきたワンダ・ウィルウィッカという女性がいた。スターマンがネコを箱の中に入れて、ネコが報酬をもたらすレバーを押すことを思いつくのを待っていると、ウィルウィッカが、意味なく時間が無駄になると言った。「こう言ったんですよ。『ネコが思いつくのを待つ必要なんかないのよ』と、スターマンはその時のこと思い出して語る。「そして、ネコの前足をレバーにかけさせて、言ったんです。『ここよ、お馬鹿ちゃんね。これを押すの』」。ネコたちは、すぐに学習した。実験チームは、ネコの頭骨にステンレスのネジを埋め込んでＥＥＧ装置への導線を繋ぎ、脳の中央部に帯状に広がっている、ネコの動作とその感覚情報の処理を支配している感覚運動皮質の脳波の動きを読み取れるようにした。

レバーを押して報酬を得るという条件づけがネコたちに完全に行われると、新しい要因として、音を導入した。その音がしている時にネコがレバーを押しても、チキン・スープとミルクは与えられないようにしたのだ。レバーを押して報酬を得るのを、音が止まるまで待たなくてはならない。ネコは箱の中に座って何回かレバーを押し、報酬を得るだろう。そこへ、音が鳴り始めて、ネコは待たなければならなくなる。すると、ネコは内的抑制の状態、おそらくは「一時的な睡眠」に陥って、それが脳波に表れるだろうと、スターマンは予想していた。ところがネコは眠り込まなかった。特別な状態——微動だにしないが油断なく気を配っている状態——になって、音が止むのを待ったのだ。飼いネコが、無関心に眠り込んでるようなふりをしながら、飛び掛かれる距離まで小鳥が近づいてくるのを待っているのと同じ状態だった。この静止した状態に伴って、ＥＥＧは、「紡錘波」つまり、走り書きのようにＥＥＧの記録紙上に描かれる脳のリズミカルな電気的信号が、それまで見たこともないような形になったのである。「はっきりとしたリズムの変化でした」と、スターマンは言う。「仰天しましたよ。それまでそんな脳波リズムに出会ったことはなかったし、当時の文献には、そんな記録はなかったのです」。その後スターマンは、この振動数についての簡単な記述を見つけたが、組織だった研究は行われていなかった。スターマンは、この振動数を感覚運動リズム（sensorimotor rhythm）と名付けた。十二〜十五ヘルツのリズミカルな脳波である。一種のベータ波なのだが、脳の特別な部分である感覚運動皮質を覆っているので、特にSMRと呼ばれている。

スターマンは、当時の神経学上の発見と行動主義心理学の発見との間に深い繋がりがあるという仮説に基づいて、実験を一段階進めた。ネコがこの特別な脳波振動数をオペラント条件づけによって作りだしたのだとしたら、これまで意図的に変えることはできないと考えられていたものを、意図的に変化させたのだろうか？　ニール・ミラーの研究は、その可能性を示していた。スターマンと一緒に仕事をしていた技術者のシッド・ロスが、脳波の中から十二〜十五ヘルツを分離する電子フィルターを作り上げた。ネコを実験箱に入れるが、今度の条件づけの実験には光やレバーは使わない。ネコが十二〜十五ヘルツを〇・五秒間作りだせば、その脳波が、チキン・スープとミルクを杓子に入れる装置を始動させるようになっているのだ。一年近くかけて、スターマンと助手たちが十四のネコを一日に一時間、週に三〜四回訓練すると、ネコたちは意図的に十二〜十五ヘルツを作りだすことを学習した。（一群のネコには、SMRを抑制する訓練をした。この振動数の脳波がなくなると睡眠にどんな影響を及ぼすか調べるためだった）。こうした脳波トレーニングの効果を調べるために、スターマンは、それらのネコの睡眠中の脳波を調べた。睡眠中なら、かまってくれる人にネコが迎合する可能性がないからだ。睡眠中の脳波は、まったく変わっていた。睡眠が健康的になり、睡眠中に目を覚ます回数が著しく減っていることにも、スターマンは気がついた。

このオペラント条件づけ実験の最終段階は、「消去」と呼ばれる過程だった。ネコが完全に条件づけされて、その段階で突然報酬が全然与えられなくなったら、そのネコはまた報酬を得ようと、条件づけされた行動を繰り返すだろう。スターマンは、チキン・スープとミルクを与えるのを止めた。ＥＥＧは、ネコがいっそうＳＭＲを作りだしていることをはっきりと示した。「こんなふうに考えればいいんですよ。好みのドーナツを売っている店に、あなたは毎日買いに行く」と、スターマンは言う。「ところが、ある日、通勤の途中にその店に寄ったら、戸にカギがかかっていた。あなたは、戸を引っ張ってみたり、ノックしてみたりするでしょう。裏にまわって、そこの戸を引っ張ってみるかもしれない。とにかく、なんとか店の中に入ろうとするんです。それが『消去』ですよ」。

このネコに関する実験結果は、一九六七年、権威ある『Brain Research』誌に発表された。スターマンは、八匹のアカゲザルで、今度はチキン・スープではなくピーナッツを使って同様の実験を行い、同じ結果を得た。

スターマンの研究結果は興味深いものであったが、このＳＭＲの研究を現実の世界に応用できるなどと、スターマンはまったく考えていなかった。ただ、研究上の基本的な疑問に答え、十二〜十五ヘルツの脳波を分離し、それがネコやサルにあることを観察して、その動物たちにそれを作り出す訓練をした最初の人物として、漠然とではあるかもしれないが、かなりの興味を抱いただけである。それだけだったら、睡眠を研究しているほんの一握りの人たち以外、誰もＳＭＲについて知ることはなかったであろう。

しかしながら、もう一つの偶然が、スターマンの研究を多くの人に知らせることになる。一九六七年、ＳＭＲの研究をしていたころ、デイブ・フェアチャイルドという友人の研究者からスターマンに電話がかかってきた。薬品の研究家でアンフェタミンを合成したことで薬学史上に名を残すゴードン・アリーズが、ロケット燃料のモノメチルヒドラジンに関して軍と契約を結んだらしかった。当時、合衆国は宇宙競争でソビエトに追いつこうとしていたが、ロケット学者たちはある問題を抱えていた。モノメチルヒドラジンが、非常に毒性が強かったのだ。作業員が直接触れたり、その蒸気を吸ったりすると、吐き気をもよおし、激しいてんかん様の発作を起こし、やがて死んでいった。微量であっても幻覚を起こす、つまり、認知機能を混乱させる可能性があることも問題だった。マーキュリー計画で地球を回る軌道を飛んでいた宇宙飛行士たちが、南太平洋上を飛んでいたとき原住民が手を振っていたのが見えたと報告している。地表から何キロも離れていたのだから、もちろん、見えたはずがないのだ。なんらかの原因でモノメチルヒドラジンがコクピット内に入り込んでいたのだろうか？　国防省は、このロケット燃料の毒性の効果についての研究を、フェアチャイルドとアリーズに依頼した。ところが不幸なことに、アリーズは開発中のある化合物を自分でテストし、それが原因で死んでしまったのである。そこで、フェアチャイルドがその研究への協力を依頼してきて、スターマンは承諾したのであった。

この新しい研究に、スターマンは五十四のネコを使った。ネコたちは、今度は実験に参加するのを喜ばなかった。それぞれ、体重一キロあたり十ミリグラムのロケット燃料を注射された。今度も脳にEEG用の導線をつないで、反応を測定することにした。注射されて数分後に、すべてのネコは同じことをした。吐き、鳴き立て、よだれを垂らし、喘いだのだ。一時間後には、ほとんどのネコがてんかんのような大発作に陥った。ほとんどだが、すべてではない。実験に使ったネコの一部——十匹——が、他のネコと同じ症状を示したが、七匹は発作を起こすのがかなり遅く、他の三匹はまったく発作を起こさなかったのである。「途方に暮れましたよ」と、スターマンは言う。「何が起こっているのか、見当もつかなかったのです。その疑問を解明したことが、その後の十年間を決定づけました。睡眠の研究のことは、ぜんぶ忘れましたよ」。

科学の歩みの中で、重要な発見のかなり多くが偶然によってもたらされている。これもその一つだった。発作に耐性のあるネコたちは、前の研究にも使われた、つまり、感覚運動リズムを作りだすことを教えられたネコたちだということが判明したのである。SMRを作りだすことを教えたことが、そのネコたちの脳の感覚運動皮質の機能を強化したのだということを、スターマンは理解するようになる。人間が繰り返し重い物を持ち上げることによって腕の筋肉が鍛えられるのと同じことだった。医学用語で言えば、そのネコたちの「発作の閾値」が高くなった、あるいは脳が機能的に変化して、遅いシータ波が運動皮質に広がって発作の原因となるのに抵抗するようになった、ということになる。

この研究は、心と生理機能の間にはっきりした繋がりがあることを示していた。単にネコを特定の心的状態に導いたことが、脳内の神経細胞群を強化して、運動発作を防止したのである。それも、単に脳内に一つの変化が起こっただけではなかった。スターマンが研究に使ったネコやサルの全身に生理的変化が起こっていたのだ。「非常にはっきりした、測定できる変化でした」と、スターマンは言う。「脳内では神経細胞の発火パターンが変わり、運動の神経回路内の細胞の発火率が減少していました。

回路パターンも変化していました。さらに、体にも変化が見られたんです。呼吸が安定していました。心拍数が下がっていました。抗重力筋の緊張が減少していました。反射作用が減っていました」。

これらの動物実験は明らかに、SMRニューロフィードバックの効果が生理学的なものであって、批判者たちが言うようなプラシボ効果ではないことを示していると、スターマンは言う。プラシボというのは「進んで…する」という意味のラテン語である。医学界では、たとえば新薬実験に参加した患者に、当人には知らせずに、その新薬の代わりに砂糖の錠剤を与えても、その患者の容態が改善され続け、ときには劇的に軽快することもあるという、よく見られる現象を指している。なんらかの形で、彼らは自分を騙し、自分の力で良くなっていくのだ。プラシボ効果は劇的なこともあるが、一時的なものに過ぎない。通常、一回の研究で約三十パーセントの割合で起こるが、もっと高率で起こる可能性もないではない。「しかし、ネコやサルにプラシボ効果はありませんよ」と、スターマンは言う。

スターマンとしては、動物実験を続けるだけで満足していただろうという。しかし、助手のウィルウィッカが、この強力なテクニックを人間に使う道義的責任があると、強硬に言い張った。スターマンは、人間にも同じ特徴のあるリズムがあると確信してはいなかった。当時の装置では、人間の頭骨を通して脳波を正確に計測できるとは考えられていなかったし、かといって、人間の脳にステンレスのネジ釘を差し込むわけにもいかない。スターマンは、別の方法をとることにした。ある神経科医から、頭骨がガンになったためにその一部を除去した患者を数人、回してもらったのだ。直接採取することができた「彼らの脳波は見事でした」と、スターマンはまるで息の呑むような山からの眺望を思い出すみたいに、微笑みながら、その脳波図がくっきりとしていたことを語った。「そして、そこにSMRがあったのです」。人間にもSMRが存在することが確認されたのだ。

その後、もう一つ思いがけないことが絡んできた。SMRを作りだすことを教える最初の人間の被験者を、スターマンは、自分の研究室内で探さなければならなかった。白羽の矢が立ったのは、一緒に仕事をしているコンピュータ・プログラマーだった。メアリ・フェアバンクスという二十三歳の女性で、八歳の時から激しいてんかん発作に苦しんでいる。被験者として理想的だった。月に二〜三回、彼女は大発作に陥り、激しく震えて気を失った。薬ではそれを制御できなかった。長年にわたって、彼女は自分の発作の記録をとっており、激しさや頻度を丹念に書き込んでいた。まさに、貴重な記録だと言っていいだろう。また、彼女の発作については、国立衛生研究所とウィスコンシン大学の医学研究者たちによっても完全な記録がとられていた。

てんかんは、望ましくない振動数の脳波が脳を侵略したものである。人間が日常の生活の中で、歩いたり話したり様々なことをしている時、脳は、ベータ波と呼ばれる十二〜十八ヘルツの比較的高い振動数の脳波で活動している。前にも述べたように、正常な覚醒時の脳は、きわめて簡単な仕事を引き起こすために完全に調節されたシンフォニーのようなものなのだ。てんかんの場合は、脳の一部が不安定、あるいは過興奮になっていて、四〜八ヘルツの遅いシータ波が侵入し始めても、それに抵抗できない。したがって、脳の他の部分も、次々と異常な低振動数の脳波を作りだすようになっていく。てんかん発作の間は、あたかも、交響楽団の全楽員が同時に、ただし、楽譜も指揮者もなしに演奏しているようなものと言っていいだろう。正常な運動機能は崩壊してしまう。もしも動物実験が示すとおりなら、脳はＳＭＲで強化され、望ましくないシータ波に抵抗する力が強くなって、発作は軽くなるか、あるいは防止することができるだろう。

こうして一九七一年、スターマンは人間の最初の被験者を、技術者のシッド・ロスに指示して作らせたバイオフィードバック装置に繋ぐことになった。その装置は、赤と緑の二つの発光体がついた、単純な黒い箱状のものだった。ネコたちにつないだ装置と同じように、フィルターで十二〜十五ヘルツの脳波を分離するようになっていた。フェアバンクスがＳＭＲを作りだせば、報酬が与えられる。チキン・スープとミルクではなく、緑のライトが点るのだ。発作の原因となる低振動数の脳波が支配的になれば、赤いライトが点る。彼女がなすべきことは、高振動数の脳波を作り出すと同時に低振動数の脳波を抑制して、赤いライトを消し緑のライトを点らせ続けることだった。ＳＭＲの脳波をフェアバンクスが初めて体験するわけではない。誰でもそうだが、彼女もつねに、時には数分の一秒、時には数秒と、それを体験している。バイオフィードバック装置が行うのは、彼女がその状態を長時間保てるように助力することだけである。長時間保つことが、皮質に安定を維持する方法を教えることになるのだ。

脳波を計測するために、人間の頭は10‐20法と呼ばれている国際的な計測法によって、十九の部位に区分されている。スターマンが試みたのは、左耳の上と頭頂の中央との間にあるＣ３とＴ３と呼ばれている二つの部位だけだった。当時のほとんどのニューロフィードバックは、Ｃ３で行われていたのである。

ニューロフィードバックの間に脳の中で何が起こっているのかについては、脳内の細胞間の結びつきに関係した仮説が立てられている。情報は、樹状突起と呼ばれている細胞間の枝状の結びつき沿いに伝わるのだから、その結びつきが密集して数が多いほど、情報がよく伝わる。ニューロセラピー・セッションの間に脳波の振動数が増大して脳が活性化されると、脳のその部分に通常より多くの血液が流れ込んで、血中の栄養物質が既存の結びつきを強化したり組織しなおしたりするので、細胞の自己調整能力が増大するのかもしれない、というのである。どんな学習過程中にもこういうことが起こっていると、多くの学者が考えている。(失明して点字を学んでいる人は、その指先を支配する脳の部位にある神経細胞が逞しくなっていくことが、大脳スキャンによって示されている)。ニューロフィードバックモデルでは、脳波のトレーニングによって、脳のその部分の安定性と柔軟性、つまり、心的状態の変化(たとえば、睡眠状態から覚醒状態、あるいは、注意を敏感にした状態からリラックス状態への変化)に応じる能力が高まると考えられている。オーケストラの奏者に各自のパートをより良く、正しいテンポに合わせて演奏し、必要がない時に演奏しないようにさせるようなものだと言っていいだろう。人間のすべての面が神経細胞の集まりによって運行されているのだから、神経細胞が健全になれば、それが支配する機能も健全になるわけである。

感覚運動皮質の脳波が十二〜十五ヘルツになっているのがどんな感じかを、正確に述べるのは困難である。「リラックス状態ではありません。動かないだけだというのでもありません」と、スターマンは言う。「自分の意思でじっとしてるという感じですね。運動システムが待機してる状態ですよ。ビデオ・プレイヤーを考えてもらえばいいでしょう。あれの一時停止ボタンを押した時のような感じです」。ＳＭＲトレーニングを受けたあるテニス選手は、このリズムを作りだしている時の感じは、サーヴする時にボールを投げ上げ、それが打つ時の高さまで落ちてくるのを待っている時の、気を鎮めた油断のない一瞬にすごくよく似ていた、と語っている。じつは彼はその状況を思い描いたことによって、ＳＭＲを作りだすことができたのだった。また、ニューロフィードバックの秘密は、話に聞くと難しそうだが、ＳＭＲを作りだすのは、ほとんどの人にとってじつに簡単だという点だと言えよう。実際、自転車の乗り方と同じように、説明するより実際にやってみる方が簡単なのである。

一九七二年、フェアバンクスは、原型とも言えるようなニューロフィードバック装置で、一日一時間、週二回、三ヵ月で計二十四セッションのトレーニングを受けた。「私は非常に懐疑的でした」と、スターマンは言う。「ところが、素晴らしい結果だったのです。三ヵ月で、ほとんど発作のない状態になりました。彼女はついに運転免許をとったんですよ。プラシボ効果によって急に発作が衰退することもありますが、プラシボ効果であれば、通常、少し経つと発作が再発するものなのです。（つまり、発作が戻って来るということである）。彼女のように三ヵ月後には発作から解放されたというのは、あのタイプの発作障害の歴史では先例がありません」。治療が効を奏しただけではなく、効果が驚くほどしっかりしていたのだ。研究者たちは被験者の他の変化も記録しており、その中に「もの静かで控えめな性格」から、より社交的で「自信を持つようになり、自分の外見への関心も強く」なったという記述もある。後から考えると、このようによく反応する人が最初の被験者だったということが、重要な役割を果たしたのだ。もしも、反応の鈍い人やまったく反応しない人が最初の被験者だったら、スターマンは人間を対象にすることを直ちに止めてしまったかもしれない。スターマンはこの研究についての論文を書き、その論文はすぐに『EEG and Clinical Neurophysiology』という一流のEEG誌に認められて、同じ年のうちに掲載された。大きな科学雑誌に掲載されるということは、研究計画の最後の関門であり、研究者仲間から厳しく批評されることも意味している。厳密な科学的手法に基づいた研究だけがそのような形で活字化され、優れた研究だと認められるのである。スターマンは、重要な発見の最初の一歩を完了したのであった。

この論文でスターマンは、行動主義的研究の脚光を浴びるようになった。彼は、特別なリズム——脳の自己調整に中心的な役割を果たし、脳の機能を増進するように訓練できる三つの脳波振動数を発見したのである。一九七三年には何人かの医師や神経学者が、その研究に参加するためにスターマンのもとにやってきた。その一人に、ナクスビルにあるテネシー大学の心理学教室の教授で、後にニューロフィードバックの分野で大きな役割を果たすことになるジョエル・ルーバー博士もいた。ルーバーは自分の研究室でスターマンのてんかんに関する研究の追実験をした後、国立科学財団の九ヵ月間の給費研究員として、セプルベーダのスターマンの研究所に来たのだった。やがてスターマンの研究は、他にもいくつかの研究所で行われた追実験で確認された。他の研究所で追実験に成功すれば、その効果が決定的に示されることになるのである。

次の段階の研究では、てんかん患者四人が被験者となり、非常に良い結果が得られた。大発作が六十〜六十五パーセント減少したのである。今度はその結果が、一九七四年、てんかん研究の分野の一流誌『Epilepsia』に掲載された。国立衛生研究所の神経障害および卒中部門から助成金が得られることになったので、一九七六年にスターマンは、八人の被験者でもっと大規模な実験を行うことにした。緻密な実験計画が立てられた。A‐B‐A形式で三年がかりで行われるものである。最初の実験で、患者たちは三ヵ月間、SMR脳波を増大させ、発作の原因となる低振動数のシータ波を抑制するように訓練された。予想どおり、発作の回数は劇的に減少した。三ヵ月後、被験者には知らせずにプロトコルが逆転されて、被験者たちは「悪い脳波」を上昇させて良い方を抑制することを教えられた。被験者たちは、しばしば発作を起こすようになり始めた。三ヵ月後に、プロトコルは再び逆転された。「SMRが上がりシータ波が低下すると、発作は姿を消しましたよ」と、スターマンは言う。「意識を介入させないように、夜通し脳波を記録しました。すると、睡眠中の脳波も変化してたんです。そこで逆転させると、彼らは元のように発作を起こすようになりました」。プラシボ効果を介入させないように、これらの変化はすべて秘密にされ、ニューロフィードバックに立ち会っている人にも誰にどのような変化が起こっているかは知らされなかった。A‐B‐A形式は、最も強力な研究形式である。しかしながら、最初に病状を快方に向かわせながら再び病状を元に戻すことは患者を苦しめることになるので、現在では倫理基準によって許可されていない。この研究の結果は、一九七八年に『Epilepsia』誌に掲載された。

　スターマンは、薬を使わず手術もしないてんかん治療法という大発見への道を進んでいた。国立衛生研究所からさらなる研究を委嘱されて、次には二十四人の患者で三年間の実験を行うことになった。今度も、伝統に則った緻密な実験計画が立てられ、二十四人の患者は八人ずつの三グループに分けられた。二つの対照グループと一つの実験グループである。薬で激しい発作を止めることができないと次に手術となることが多く、スターマンの研究の被験者となった人たちには、発作病巣――低振動数の脳波の原因となっている損傷した組織の小片――を取り除く前部側頭の開頭手術の順番を待っている人たちもいた。対照グループの一つは、何の治療も受けなかった。ただ、一人一人に日誌が渡され、それに発作の記録をとるように指示されただけであった。他の二つのグループは、二人ずつペアを組ませられた。ペアの一方――ロバートとしておこう――が、本当のニューロフィードバックを受ける。彼は実験グループの一員なのだ。パートナーのラルフは対照グループの一員で、ロバートと同じようにニューロフィードバックを受けていると思っていたが、じつは、研究者が送っているロバートの脳波信号に反応していた。これは、心理学者たちが、従属、あるいは、模擬治療と呼んでいるものである。研究の管理者以外は誰も、誰が何をしているのか知らない。両方とも同じ治療に従属させられているので、二重従属形式と言われている。もし、ラルフのように他の人のEEGで訓練されている対照グループの発作が減少すれば、プラシボ効果が働いていることが研究者にわかるわけである。しかし、対照グループにそういうことは起こらなかった。本当のフィードバックを受けた人たちは発作が減少したが、模擬治療の人たちはそうならなかった。「うまくいきましたよ」と、スターマンは言う。

「何人かの患者は、完全に発作から解放されたのです。結果は明白でした」。一年後、激しい発作の平均発生率は六十パーセント以上減少した。手術を待っていた人たちはどうなったのか？「一人も、元の状態には戻りませんでした」と、スターマンは言う。研究が完了した後、対照グループだった人たちも、本当のニューロフィードバック・トレーニングを受けたのである。

私が何人かの心理学者にスターマンの論文を見てもらったところ、みんな、スターマンの研究は第一級のもので、実験は緻密によく考え抜かれている、と言った。「じつに手際よく計画されていますね」と、ニューヨーク州立大学ファーミンデイル校の心理学者で、ニューヨーク・バイオフィードバック協会の元会長だったクリス・キャロルは言った。「問われている問題にじつによく適合した、一流の研究です」。キャロルは大学の診療所でADDの治療に使ったことがあるので、ニューロフィードバックのことを良く知っている。しかし、この分野で二重盲検対照研究が行われていないことを批判もしていた。スターマンの研究は、その例外とも言える数少ない研究の一つだったのである。もし批判する点があるとすれば、それはサンプル数――スターマンの研究では、全部合わせて三十七人――が少ないということだった。しかし、別のいくつかの研究所でも、スターマンの研究の追実験が独自に行われている。全部で一七四人の被験者が訓練され、一四二人にかなりの症状改善が見られた。五パーセントは、完全に発作から解放されたのである。

ニューヨークのマンハセットにあるノースショア大学病院でバイオフィードバック・プログラムを指導し、ニューヨーク大学医学部で神経科学と神経学の研究助教授をしている神経科学者のアラン・

ストロマイアー博士も、スターマンの研究は素晴らしいものだと言った。「ネコにはプラシボ効果はありません。期待することも、実験者に応じようとする気持ちもないからです」と、ストロマイアーは言う。「このネコたちが脳波をコントロールしたことは、統計的に示されています。これは、他者の脳波をトレーニングすることができるという、これまでで最も重要な証拠ですよ」。

前章の脳への電気的刺激実験で見たように、脳波の振動数は脳に強い影響を与え、それが運動機能から喜びや苦痛の感覚まですべてのことに及んで行く。ＥＳＢとスターマンの研究の違いは、ニューロセラピーの場合、人々が自分の電流を生じさせることを学習するという点である。視床が、脳内にリズミカルな電気的活動を発生させる基——つまり、オーケストラの指揮者であることを、数多くの研究が示している。スターマンは、自分がトレーニングしたてんかん患者たちは、ニール・ミラーの被験者たちがオペラント条件づけによって心拍数を変えることを学習したのと同じ方法で、視床の発電機能をコントロールすることを学習したのだと信じている。

スターマンは患者を直接扱うことは多くなかったが、ロバート・レイノルドという心理学者は、そうではない。コネチカットの心理学者であるレイノルド博士は、外傷による脳障害をニューロフィードバックで治療している。カリフォルニア州ノースリッジ大学の心理学の学生だった一九七〇年代に、彼はスターマンの下で働き、研究を始める時と完了時に、患者たちに一連の心理学テストを行った。「大発作があり、一日に何回も発作を起こしている人たちでした」。そして、その人たちが研究対象になった時、家族の人たちはたいていい不機嫌そうな顔をしていたと、レイノルドは言う。「四ヵ月後に会った時、家族の人たちは、まるで変わってるんですよ」。発作がなくなって、「当人は笑ってるし、家族の人たちも嬉しそうなんです。違いが、はっきりしてましたね」。この体験が、レイノルドをニューロフィードバックの分野に導き、今ではこれが脳障害やADDの患者に処する彼の仕事の最も重要な道具だと思うようになっている。

二重従属研究によってこの手法の効能が疑いの余地なく立証されたと考えたスターマンは、次の段階として、このテクニックによるてんかん患者の長期管理法を、診療所や病院で使えるような臨床応用を目指した形で研究しようと思った。そして、一九八二年に国立衛生研究所に助成金を申請し、三年にわたって年七万ドルずつが支給されることになった。その研究を始めて一年目の終わり頃、妙なことが起こった。国立衛生研究所から、助成金について再審査した結果、二重盲検の研究にするよう委員会から要請されたという文書が届けられたのだ。このように途中で計画の変更を求められることは前代未聞だったが、スターマンはそれに従うしかなかった。そして、すでに承認されている次の年の助成金を請求すると、委員会から、さらに審査中という返事が返ってきた。やがてスターマンのもとに、別の手紙が届いた。この研究はすでに目的を果たしたので、これ以上の研究は必要ないという内容だった。スターマンは当惑するだけだった。助成金が得られないことになって、研究は途中で打ち切られてしまったのである。

この出来事について、スターマンは今でも腹の虫が治まらず、自分が政治的駆け引きの犠牲者となり、国立衛生研究所内の医学社会から血祭りに上げられたのだと思っている。「医師たちは、医師以外の研究者には、研究所に引きこもって、医師たちが利用できる手法や薬品、治療法に関する書類を提供することだけを求めているんです。そこへ私が、てんかんの長期治療のためのプロトコルを持って現れたというわけなんですよ。なわばり争いだったのです。政略そのものだったんです」。一九七〇年代には、行動主義のほとんどは薬物偏重に見捨てられ、バイオフィードバックは近代医学の未来像として見られることもなかった。

自分の研究方法に自信を持っているスターマンは、このテクニックに関するデータをもっと集めたいと思っていた。しかし、資金がないのでどうしようもなかった。仕方なく、ネコやサルや人間に対するSMRトレーニングのファイルを閉じて、別の研究をすることにし、合衆国空軍のための、飛行中のパイロットの注意の払い方を研究して最も効率の良いコクピットの設計に協力するなどの仕事を行った。そして、やがてはハリウッド長老教会病院で、バイオフィードバック・テクニックによるてんかん患者の治療を非常勤で行うようになった。

研究終了後にスターマンが治療した大発作を起こすてんかん患者の一人にエリザベス・キムがいる。彼女の治療は、一九八三年に営利ベースで開始された。それから十五年以上後に、彼女はニューロフィードバック・トレーニングが彼女の人生を変えたと語ってくれた。「私の人生の質を、すごく高めてくれたんです」と言うキムは、現在、南カリフォルニアの精子銀行でドナー募集の仕事をしている。ハリウッド長老教会病院で数十回のセッションを受けた後、彼女はかかっている神経科医に薬を減らしてほしいと言い、そうしてもらった。それと同時に、彼女の発作は平均月一回から年に四〜六回に減り、その発作もずっと軽くなった。「大違いだったのは、発作の間の期間でした」と、キムは言う。「一ヵ月のうちに発作が起こるのは一回だけだとしても、五〜六回は、発作が起こりそうな気がするんです。すると、すごく不安になるんですよ。フルタイムで働いてましたから、『本当に発作が起こるのだろうか？　家に帰った方がいいだろうか？』って心配しなければならないんです。バイオフィードバックで、それがすごく少なくなりました。発作が起こりそうだという気がしなくなって、不安もなくなったんです」。ニューロフィードバックをやめて数年後の現在、キムは、治療の前には三種服用していた薬を一つに減らし、発作は年に一〜二回になっている。

スターマンとその研究グループが成し遂げたことは、当時は完全には評価されなかった――現在も、されていない――が、ものすごいことである。スターマンのモデルで考えられているように、脳細胞が本当に強化されて新しい永続性のある結びつきができるのなら、それは、この数年の間に神経科学者たちだけが受け入れるようになった、脳は動的で極めて可塑性のある器官であるという概念を証明することに繋がっている。スターマンは、その可塑性を利用する方法も見つけたのだ。そして、ある方向に推移させる方法を教えてやりさえすれば、脳は大きく変化する可能性があることを示した。最も深刻で治り難い医学的問題――難治性のてんかん――を抱えた人たちに、自分で治癒することを教えることができる。しかも、それが難しくはないのである。スターマンは、心と身体の結びつきを活用する方法があることも――研究室の中で、厳密な科学的条件の下で――まがりなりにも証明した。ただ考え方を指導するだけで、脳の組織構造を変えることができ、それに付随して人体の生理機能の他の重要部分も変わっていくというのである。この概念は、画期的な、まったく新しいパラダイムだと言えよう。しかし、この発見は、ほんの一握りの人たちにしか重要性が認識されていない。

なぜだろうか？　その理由の一つは、これが医学界ではなく心理学から出てきたので、医学界が受け入れようとしないからである。スターマンによると、もう一つの理由は、バイオフィードバックが科学者たちの間で悪評を得てしまったからだという。レス・フェーミ、ジョー・カミヤ、バーバラ・ブラウンなど、誠実な科学研究者による慎重なバイオフィードバック研究が多数行われる一方で、一九七〇年代に、バイオフィードバックによるアルファ波トレーニングが超越や悟りに至る近道だという不確かな言明がさかんに行われたのである。そうしたことが科学界に広まり、すべてのバイオフィードバックに、同様の欠陥があると思われるようになってしまった。この悪評は、責任を持ってバイオフィードバックを実施している人たちにもしつこく付きまとい続けているが、彼らはその克服に向かって歩を進めており、皆に受け入れられるようになるのももうすぐだと強く信じている。しょせん、それは初期の研究者の宿命のようなものだからである。

第3章 バイオフィードバックの誕生

一九五八年、リチャード・バックという名の大学院生が、自分のEEGをコントロールする史上初めての人間となった。シカゴ大学で教えているジョー・カミヤという心理学者が計画した実験の一環として行ったものだった。カミヤは、行動主義心理学全盛のころにカレッジで学んだが、人間を遺伝要素と外界の刺激への反応の集積以外の何ものでもないとする考え方を、どこかおかしいと思っていた。それなら、夢や内省はどうなるのだろうか？　宇宙や、その中での自分の存在について、若いころ真剣に悩んだことを忘れていなかったのだ。行動主義者たちは、そんなことを考えるのは無意味なことで、人間というシステムの中の雑音以上のものではないと考えていたのだった。

日系アメリカ人のこの心理学者は、そうした考えに納得できず、脳波によって示される異なった状態を言葉によって表現できないものだろうかと思った。内省的であることがＥＥＧで示せないだろうか？　そのために必要なのは、まず、条件づけによって特定の振動数の脳波を作りだすように学習させることである。最初の実験で、カミヤは、八～十二ヘルツのアルファ波を選んだ。最も目につきやすい脳内のリズムで、作りだしやすく、しかも内省の振動数範囲内にあるかもしれないと、カミヤは思ったのだった。

まず、脳波の違いを当人が識別できるか否かを調べるための対照実験を計画した。脳波には微妙な違いしかないのだから、簡単に識別できるとは思えなかった。カミヤは、アルファ波が最もはっきり表れる、バックの後頭部の左側――左後頭部――にセンサーを取り付けた。バックが暗くした小部屋で横になると、カミヤはそのＥＥＧを見ながらインターホンで話しかけた。「目をつむって。これから、いろいろな音を聞かせます」。一つ一つの音を聞いた後、被験者は、自分の脳波がアルファ波になっているかどうかを当てるのだ。カミヤにはＥＥＧでわかるが、被験者にはわからない。バックが「イエス」あるいは「ノー」と言うと、カミヤが、実際にアルファ波になっているか否かに応じて、「正解」「間違い」と答える。「彼は私に、どうやったらいいんでしょうと訊きましたよ」と、カミヤは言う。「私は『わからない』と答えたんです。でも、正解だった時と間違いだった時の心の状態に注意を集中するようにと、頼みました」。

最初の日――三十分のセッションで、十六の音を聞かせ十六回当てさせた――バックの答えの約半数が正解だった。コインを弾いて表か裏かを当てるのとほぼ同じ割合だ。二日目には、正解率が六十五パーセントだった。「これも、まだ報告するような成績じゃありませんね」と、カミヤは言う。「しかし三日目には、正解率が八十五パーセントと、かなり興味深い成績を示しました」。四日目には、最初に数回間違えただけで、後はすべて正解だった。がぜん興味を引かれて、カミヤは、次々と音を聞かせ続けた。なんと四百回も音を聞かせて、そのたびに正解を得ても、まだ終わらせなかったのである。あまり長く続くので、バックがおかしいと思い始め、わざと間違った答えをした。何百回もの後に、カミヤは初めて「間違い」と答えたのであった。今でもカミヤは、バックのアルファ波を当てる能力に感嘆している。「この最初の被験者は神から遣わされたのだと、私はよく言うんですよ。この男ほど自分の脳波の状態を正確に当てることのできるようになった被験者は、他に一人もいませんでしたからね。結果が歴然としていたので、私はさらに研究を進める気になったのです。五十パーセントぐらいの正解率しかなくて、こんな成功に出会うまでに千セッションぐらい行わなければならなかったとしたら、私はきっと、研究を断念したことでしょう」。

次に、バックは、ベルが一回鳴ればアルファ波状態になり、二回鳴ればそうならないことを要求された。この実験でも、バックは巧みだった。「彼は、完全にコントロールしました」と、カミヤは言う。バックの他にも、被験者となった何人かが自分の思い通りにアルファ波状態になり、振動数の低いアルファ波から振動数の高いアルファ波へと変化させたり、元に戻したりすることができるようになった。「こちらが指示する通りの状態になり、それを維持し続けることができたのです」と、カミヤは言う。他の人たちは、ぜんぜんコントロールできなかった。これが、ふつう不随意と考えられている脳波が随意にコントロールできるものであることを示す、最初の対照実験であった。ここに、脳波バイオフィードバックという分野が始まったのである。

カミヤは、優れた成績を示したバックに、どうやったのかを訊ねたが、バックは、はっきりした返事ができなかった。しかし、もっと実験を続けているうちに、バックはカミヤに、心の中に視覚イメージがまったくない時にアルファ波状態になっていることに気がついたと語った。「オーケストラの音楽を想像していると、アルファ波になってるんです」と、彼は言った。「でも、オーケストラの視覚イメージを思い描くと、アルファ波じゃなくなるらしいんです」。他の人たちは、アルファ波を「心を彷徨わせる」「心臓の鼓動を感じる」「何も考えない」状態だと述べた。

当時カミヤは、この実験を重要なものだとは思わなかった。「私たちはただ、人間が脳波のリズムをコントロールできるかどうかに興味を持っただけなのです」と、カミヤは言う。「人間の病気を治す手助けにしようなどとは、まったく考えてませんでした」。カミヤの研究は、カミヤがサン・フランシスコのラングレー・ポーター神経精神疾患研究所に移った後の一九六八年に『Psychology Today』誌の記事に取り上げられるまで、あまり知られていなかった。

一般的な概念としてのバイオフィードバックは、かなり昔から知られている。それは、身体をより良く管理するために身体の情報を得る方法である。髪を梳かしたり口紅を塗ったりする時に鏡に写った像を見るのは、非常に基本的な形のフィードバックである。アスピリンを呑むかどうか判断する一助として体温計で体温を測るのも、一種のバイオフィードバックである。バイオフィードバック、すなわち、ふつう随意にコントロールできるとは思われていない身体の部分を器具を使ってコントロールできるようにする「自己調整」の最初の記録として知られているのは、一九〇一年のものである。J・H・ベアという男が『随意コントロールの開発』と題する記録を残しており、それには、彼が自分で発明した装置を用いて、耳をぴくぴく動かす筋肉をコントロールすることを可能にした、と書かれている。なぜそんな装置を考案したのかというと、「それを解明すれば、意思の性質に光を投げかけることになるからだ」ということだった。最初の脳波バイオフィードバックは、一九三四年に、E・D・エイドリアンによって報告されている。彼は、B・H・C・マシューズと共に、第二章で述べたハンス・ベルガーの研究の追実験を行っていた。そして、自分の脳波の振動数を伝えるオシログラフと音響装置の前に座っていると、「目を閉じるとすぐ、そして、目を閉じているかぎり、たまに短時間中断することがあるだけで」、意思によってアルファ・リズムを作りだすことができるのに気がついたのであった。

現在のバイオフィードバックは、一九五〇年代、六〇年代に、二つのものの発展の結果として誕生した。一つは、第二次世界大戦の武器開発の結果としてもたらされた電気機器の急速な進歩である。それまでの装置は、人体のかすかな電気的インパルスを正確に測定するには感度が不足していたのだった。もう一つは、ストレスとその病気との関係の研究が進んだことである。ストレスが人体に及ぼす強力で永続性のある影響を二十世紀初頭に初めて研究した生理学者の一人に、ウォルター・B・

キャノンがいる。(ストレスという言葉は、狭くて窮屈なことを意味するラテン語のstrictusに由来している)。ハーバード医科大学の研究室で、キャノンは、バリウムという放射性物質を混入した餌をネコに与えて、ネコの胃をX線で観察できるようにした。ネコが満足している間、胃の筋肉は波のような動きで与えた食べ物を消化していた。ところが、キャノンがネコを刺激して怒らせたりフラストレーションを起こさせたりすると、胃は直ちに消化活動を止めて動かなくなり、その刺激を取り除いても、一時間、あるいはそれ以上、その状態が続いた。ネコの身体は、防御や闘争の準備に必要とされない活動を止めてしまったのである。この反応を、キャノンは「闘争か逃走か(fight or flight)」と名づけた。

キャノンは、アドレナリン・ホルモンが人体に及ぼす大きな影響も研究した。水に十万分の一溶解してネコに注射すると、ネコは背中を丸め、爪を剥き出して、目を見開いた。心拍数、呼吸数、血糖値、血圧がすべて上昇した。キャノンが、ハーバード・フットボール・チームの激しい試合中の選手の尿を集めて検査したところ、同じ現象が見られた。アドレナリンと糖分が、はっきりと増加していたのである。その後の研究によって、複雑な数学の問題を解くように求められただけでも、軽度の闘争か逃走かの反応が起こり得ることがわかった。

モントリオールのマクギル大学の研究者ハンス・セリエも、ストレス研究の先駆者の一人である。セリエは、一九五〇年代、ベストセラーになった『The Stress of Life』という本で、汎適応症候群(GAS)というものを提唱した。自律神経システムには二つの構成要素――リラックス状態の時に主位に立つ副交感神経と、外界からのストレスに反応すると活動し始める交感神経――がある。人間は、この交感神経システムの慢性的活性化に苦しめられるのだと、セリエは言っているのだ。

ＧＡＳの第一段階は、警戒段階と呼ばれている。知覚された脅威――車が急にあなたの方へ向きを変えた、暗闇で見知らぬ人があなたの背後に急に近づいて来る――への反応として、あなたの身体は自然に闘うか逃げ出すかの準備をする。ストレス物質が身体に溢れ、心臓の鼓動を速め、胴内に血液を留めておくために手足の血管を収縮させ、呼吸・発汗・筋肉の緊張を高める。状況が収まると、あなたは以前の行動の続きに戻る。だが、身体や心が、しばしば完全に元の状態には戻らない、つまり、その出来事によって起こった変化がいつまでも続くことが問題なのである。身体中の毛細血管が収縮し、心筋の働きが強くなり、筋肉が緊張した状態が持続する。これは、人間が野蛮な環境の中にあって獣や敵対部族の攻撃に対処するためにエネルギーの急増が必要とされた時代の名残だと考えられている。

ＧＡＳの第二段階は、「適応」と呼ばれている。しばらく経つと人間は、身体や心が元の状態に戻らなくとも、そのストレスに慣れてしまう。そして、うまく対処できなければ、そのストレスが代償を強要し続け、たとえその人が気がつかなくとも、身体に問題を引き起こすのである。これが、セリエの言う最終段階、疲弊をもたらす。ストレスによってもたらされた「疲弊」に関連すると思われる症状は、不安、種々の痛感、うつ状態、頭痛、胃腸症状、ぜんそく、手足の冷えと数多く、あらゆる症状が含まれているような感さえある。心臓病は、特に人口の二十パーセントほどの「過敏体質」と言われる人たちの場合、ずっと前からストレスと関係があると考えられていた。そういう人たちの血圧は、日々の出来事のストレスによって、正常な休息時レベルの一二〇から、三〇〇という途方もない数値にはねあがり、やがては心臓発作や卒中をもたらしかねないのである。

ストレスは、免疫システムの機能にも重大な影響を及ぼすことがある。ロチェスター大学医科歯科学部の研究者ロバート・アダーは、実験動物で嫌いな味覚の条件づけの研究をしている時にそれに気がつき、最も初期の発見者の一人となった。研究していた問題は、実験動物に好きな食べ物を嫌いにならせることができるか、ということだった。できるという回答がでた。まず動物に砂糖水などを与え、それを喜んで飲んだのを確認した後、今度は吐き気を催させる物質を混入した砂糖水を与えると、その動物は砂糖水を飲まなくなったのである。偶然のことながら、アダーが吐き気を催させる物質として使ったのは、免疫抑制剤――移植した器官が免疫システムから攻撃されないように、移植患者に使われる薬品――だった。その後、アダーは、砂糖水の味と免疫抑制剤を結びつけるように条件づけされた動物たちは、甘味をつけた水だけを飲んでも死亡率がきわめて高くなることに気がついたのであった。その動物たちは、免疫システムの機能を減退させるように条件づけされていたのである。これは、心理的な効果が直接免疫に対して影響を及ぼすことを示すものであった。

ストレスに関してここ数年に明らかになってきたのは、感情が神経システムに強い影響を及ぼすということである。コルチゾルというストレス物質が脳への損傷の主要な役割を果たすことが明らかになった。「これが、主要なストレス・ホルモンです」と、最先端の脳解像分子技術でストレスの脳への影響を研究しているウィスコンシン大学健康感情調査研究所の精神科医ネッド・カリン博士は言う。「少量のコルチゾルは我々の注意を促し、自分の身を護れるような行動を起こさせます」。しかし、量が多くなると「我々を圧倒して、投げやりな、混乱した、うつ状態にさせてしまうのです。激しいストレスは（脳の）構造の大きさに影響し、細胞を破壊し、脳細胞間の結びつきの数にも影響してきます。そして、年齢が低いほど、その脳は攻撃に傷つきやすくなるのです」というのである。ストレス原因のリストの上位に、しっかりした保育関心の欠如が位置することは、多くの研究が明らかにしている。「交通事故は、害を及ぼします」と、ストレスに関してカリンは言う。「しかし、無視され、孤立して、仲間から排斥されることは、もっと害を及ぼすのです。欠乏――愛情・心地よい安心感の欠如――は、非常にストレスが強く、それがいつまでも影響し続けることがあります」。ミネソタ大学で行われた研究によると、両親とも感情の結びつきが乏しい子どもたちは、両親と強く結びついている子どもたちに比べて、たとえば予防注射のような軽度の痛みに対しても、コルチゾルがずっと急増するということである。

コルチゾルに持続的にさらされると、海馬に重大な損傷がもたらされ、記憶、気分調整、関係把握に影響が及ぶこともあるという研究結果も出ている。コルチゾルは脳の他の部分、特に左前頭葉皮質にも損傷をもたらすという研究者もいる。額のすぐ後ろにある左前頭葉皮質は、人間にとって特に重要な部分で、感情・覚醒・注意力を統合し、人間を衝動的行動に走らせないようにする抑制メカニズムを提供している。実際、前頭葉皮質は、人間を動物から区別する役割の大部分を担っているので、

「文明の器官」と呼ばれているのである。

ウィスコンシン大学などの研究によると、左前頭葉皮質は、人間の生活に積極的な感情をもたらすのに重要な役割を果たしている。この組織の小片は、脳内のネットワークを駆動して我々に快い感覚をもたらし、一方、右前頭葉皮質は、怒りや恐怖などの否定的感情をもたらしているのである。この両者の脳波振動数が均衡を欠き、右側が左側より振動数が高くなると、我々は積極的な感情を活用できなくなり、うつ状態に陥ってしまう。

ストレスは前頭葉皮質に非常に悪い影響を及ぼすことを示す研究もある。ベイラー医大の研究者ブルース・ペリーは、ほったらかしにされ続けていた子どもたちの脳を画像解析した。すると、その子どもたちの脳の主要部分は適切に発育しておらず、同年齢の普通の子どもたちの脳よりも三分の一ぐらい小さかったということである。また、脳の主要部分が損傷して問題が起こっていた。南カリフォルニア大学の心理学者エイドリアン・レインは、一九九九年に、精神病的人格で暴力犯罪を犯した二十一人の男を調べた。すると、全員の前頭葉皮質内の神経細胞が、十一〜十四パーセント——茶さじ二杯ほどの量——少ないことがわかった。

もしも脳の主要な部分、あるいは脳全体がストレス物質によって弱められるのだとしたら、身体にも同様に大きな影響を及ぼすことが考えられる。慢性痛から免疫不全、心不全、うつ病に至るすべてに共通する要素が、脳内にあるのかもしれない。「これらのシステムの多くの働きが、脳によって調整されています」と、カリンは言う。「たとえば、ホルモンは中枢神経系を通じて調整され、脳は末梢神経系を通じて、痛みの反応、心拍数など多くのことを調整しています」。ストレスが脳を損傷すると――コンピュータのプログラムが損傷したのと同じように――その損傷が修復されるまで、身体も心も正しく機能しなくなるらしい。

では、ストレスはどこから来るのだろうか？　最初のストレス体験が、子どものころの恐怖に満ちた不安だということもある。たとえば、赤ん坊が泣いても、だれにも構ってもらえないというようなことである。怒鳴りつけられたり、車にぶつかりそうになったり、宿題を学校に持っていき忘れたり、身体的に虐待されたり、愛されていないと感じたりした子どもはすべて、程度の差こそあれ、それなりの心理的・生理的なストレスにさらされる。その脅威が実際のものか、想像しただけのものなのかは、関係ない。生理的反応は同じなのである。

ストレスは、一生起こり続ける。研究者のレイモンド・コクランとアレクス・ロバートソンは生活の中の出来事の目録を作り、人々が体験する出来事に、ストレスの強さに従って数値をふっていった。失業や懲役の判決がリストの上部に位置し、休暇旅行に出かけるとか誰かが近所に引っ越して来たというのが一番下部に位置する。慢性的に繰り返される背景的なストレスもある。交通渋滞・騒音・過密なスケジュール・家庭内や仕事上の問題などである。

バイオフィードバック研究者たちは、何年にもわたって、身体の各部分のストレスを測定する様々な道具を考案し、長い間意識的にコントロールできないものと考えられてきた身体の各部分をトレーニングしてストレスをリラックスに転換させることを患者に教えてきた。ハーバードの研究者ジョン・バスマヤンは、一九六〇年代に出版された著書『Muscles Alive』に、自分が行ったある実験のことを書いている。バスマヤンは、身体の筋肉細胞を活動させる信号を送る脳の運動皮質内の細胞群を研究していた。運動皮質内の一つの完成された神経回路は運動単位と呼ばれ、脊椎を通っている一つの運動単位が、数個から何百にも及ぶ筋肉細胞群全体をコントロールしているらしい。バスマヤンは、親指の付け根にある数個の細胞群をコントロールしている運動単位を選んだ。そして、小さな針状の電極を親指の筋肉に差し込んだ。その筋肉の動きは誰の目にも見えないが、バスマヤンの十六人の被験者の半数は、その筋肉を支配する脳内の特定の運動単位の発火をコントロールすることができた。その運動単位から親指に送られる電気的インパルスが拾い出され、増幅されてスピーカーにつながれて、被験者の神経細胞のその小群が発火するたびに、クリック音がスピーカーから流れるようにした。被験者たちは、脳細胞が発火することによって起こる特徴のあるコツコツという音を、一回、二回、三回と連続させて出すことを学習した。ウマが走る足音や太鼓の連打のような音を、指示通りに出すこともできた。これは、時代に遥かに先駆けた発見だったと言えよう。被験者たちは、細胞の小群を自分の意思によって器用にコントロールすることを、簡単に学習したのである。バスマヤンが、どうやってやったのかと訊いたが、被験者たちは答えられなかった。ただ、やっただけなのである。

バスマヤンは仲間の数人の科学者とともに、古典的なバイオフィードバックの基本的な道具である筋電図（EMG）を開発した。誰でも、特定の筋肉が慢性的に緊張する傾向がある。緊張した筋肉は、リラックスした筋肉よりも電気的数値が高くなるので、緊張した筋肉に小さなセンサーを取り付ける。

たとえば、前頭部や額の筋肉は、注意を凝らしたり、心配したり、感情がふさぎ込んだりした時、よく緊張させる筋肉の一つなので、ＥＭＧの主要な測定部位となっている。この装置は、測定結果をコンピュータ・スクリーン上に表示して、筋肉をリラックスさせようとして行ったどの努力が功を奏するかを、患者に知らせるのである。ＥＭＧは、基本的に、頭痛やストレスに用いられる。失禁をなくすために、骨盤の筋肉をＥＭＧで訓練することもある。

ハンドウォーミングも、長い間バイオフィードバックが取り組んできたことの一つである。指に温度計を取り付け、患者がうまくリラックスすると、温度計の目盛りが上がったり、ビープ音がゆっくりになったりする。不安、偏頭痛、月経期の諸症状、消化不良などがあると手の体温が標準以下に下がり、手を温めることを学習すると、多くの症状が緩和されたり減少したりするのである。フィードバックによく使われているものに、精神発汗現象、すなわちＧＳＲもある。ストレスは精神発汗を促し、塩分を含んだ汗は電気を良く通す。小さなセンサーを手に取り付け、患者がストレスのレベルを下げるにつれてビープ音が低くなっていくのである。心拍数や呼吸数など、他の指標を使う別種のバイオフィードバックもいくつかある。

しっかりした科学的裏付けがあるにもかかわらず、バイオフィードバックは、医学界から異端視されている。その第一の理由は、バイオフィードバック・モデルが、対症療法の医学モデルと非常に異なっているからである。健康上に問題が起こると、たいていの人は、それに対して何かをしてもらうのが習慣になっている。錠剤をもらう。レントゲンやＭＲＩで調べてもらう。胆嚢を摘出してもらったり、心臓に新しい動脈を取り付けてもらったりする。バイオフィードバックの場合は、自分の健康にある程度の責任を持つことを患者に要求する。身体と心の働きを学習して、その学習したことに基づいて変化させるようなものである。それには、時間と、忍耐と、かなりの関与が必要とされる。

脳波のバイオフィードバック、つまりニューロフィードバックは、標準的なリラックス・トレーニングから生まれた別種のものである。脳は身体全体を支配しているので、脳波トレーニングは、他の、はるかに「下流」を操作する手法のものより、ずっと包括的だと考えられている。たとえば筋肉バイオフィードバック、すなわちＥＭＧは、かなり意識的な努力を必要とする。患者はセッションの間、問題の部位の筋肉を意識していなければならないし、その後も意識し続けなければならない。ＥＭＧの患者は、治療所を出た後も意識的に緊張を避けるようにし、時には特定の筋肉群を緊張させる習癖を変えてリラックスさせることを忘れないように、手に青い点をつけておいたりする。脳波トレーニングは、もっと自動的である。四十五分間のセッションを受ける。治療所を出れば、それで終わりである。何かを留意しておかなければならないこともないし、青い点も必要ない。患者は自分で自分の脳を変えるのだが、そのトレーニングは非常に強力で簡単だという点が、他の種類のバイオフィードバックと大きく異なっているのである。

ジョー・カミヤがリチャード・バックで研究した後、ニューロフィードバックの支持者から寄せられた初期の報告は、アルファ波トレーニングが身体に蓄積されたすべてのストレスを直ちに減らす万能薬であり、全身の機能を正常化させる治癒システムかもしれないということを示していた。他のすべてをコントロールする脳のストレスを減らすことによって、筋肉の調子も、手の温度も、皮膚の電導度も、健康で快適な状態になるのであろう。脳の組織のストレスも緩和するにちがいない。脳波トレーニングは、身体も心も整頓させるのであろう。

カミヤの研究は、心理学界に多大な興奮を巻き起こした。ある夜、カミヤが自分の研究を人文主義心理学派の創設者であるエイブラハム・マスローに話したところ、翌朝の六時にマスローが電話してきて、脳波トレーニングは夢にも思わなかったレベルのコントロールを示唆しているので、興奮して昨夜は眠れなかった、と言った。カミヤの研究のことを聞いた他の研究者たちは、それぞれ独自の研究をし始めた。『Psychology Today』誌は一九六八年にカミヤの特集を組み、事態が順調に進み出した。アルファ波状態を体験した人たちの中には、その感覚を、まるで昼寝から爽やかに目覚めた時のように休息して冴えた感じだと言う者と、安らかで白昼夢を見ているような感じだと言う者とがいた。カミヤの被験者になった人たちの中には、アルファ波状態をもっと体験したいのでトレーニングを続けてほしいと訴える者もいた。画家や音楽家の場合は、創造力が湧き出てくる感じだったと言う者も、浮遊しているような感じだったと言う者もいた。しかし、何も報告しない者もいた。「緊張して、疑り深く、心配性の人、これから何が起こるのかと積極的に考えている人より、リラックスした、気楽で協調的な人の方が、アルファ波を作りだしやすいことがわかりました」と、カミヤは言う。また、研究者と被験者の間に信頼感があるか否かが、アルファ波を作りだすことに大きく関わっていると信じている、とも言った。「それが重要な要因なんです」と言うのである。

体験者たちの報告が様々だったにもかかわらず、誰でもが近づける素晴らしい平穏状態——心の中のシャングリラを科学者たちが見つけ出したという話が広まっていった。「精神安定剤を呑まなくとも、私たちの研究で使ったトレーニングによって学習した平穏状態を、だれでも再生できるだろう」と、カミヤは、一九六八年の『Psychology Today』誌上で語った。大衆紙が——ここに未来があると思ったらしく——この話に飛びついて、話を広めていった。「ジョー・カミヤは、手軽に悟りに至る方法を求めている若者たちに大人気の英雄になった」と書いた記者もいる。『Time』誌のカミヤに関する記事の中では、「自律神経コントロールの探究はまだ始まったばかりだが、驚異的な可能性を秘めている」と書かれた。また『New York Times Magazine』は、「未来の子どもたちは、私たちを、自分の感情や生理機能をコントロールすることもできない——また、脳の機能を充分に活用することもできない、ネアンデルタール人と大差のない野蛮な生物だと思うかもしれない」と書いた。

バイオフィードバック研究の第一人者で、一般向けの解説書を何冊か書いているバーバラ・ブラウンは、記者たちのためにサービス精神を発揮して、研究室の中に電動の模型列車をセットした。被験者がアルファ波を作りだすと、その列車が線路上を走り、アルファ波が止まると列車が止まるようにしたのである。

アルファ波トレーニングが世に出ようとしていた時、バリー・スターマンは高い振動数の脳波を研究し、ネコをトレーニングしていた。アルファ波トレーニングとベータ波トレーニングは、脳波の振動数が異なっているだけではない。その手法にはっきりとした違いがある。ＳＭＲを含むベータ波トレーニングの方がずっと直接的で、生理学的である。部位が非常に問題になる。特定の運動能力と感覚を支配する神経細胞群を直接取り扱い、その部位を訓練して強化するのだ。それが、支配されている能力と感覚を高めることになる。アルファ波状態などのディープ・ステイトはもっと一般的な手法で、精神療法のモデルに非常によく似ている。身体と心を、特定の脳波振動数の深くリラックスした状態に導き、それが身体の、そして脳のストレスを解き放つのだ。どちらの手法も、それぞれ別の角度から、多くの同じ症状を治療するのに用いられている。

六〇年代の末期には、脳波トレーニングの研究が盛んに行われた。一九六八年には、バイオフィードバックの専門家の最初の大会が、国際脳と行動協議会（International Brain and Behavior Conference）の一環としてコロラド州アスペンのスノーマスリゾートで開催され、生理学者のバーバラ・ブラウン、ジョー・カミヤなど、この運動の主だった人物が集まって、レス・フェーミが議長を務めた。翌年の十月には、カリフォルニア州サンタモニカのサーフライダーズホテルで、バイオフィードバック研究者の第一回定期大会が開かれた。催眠状態での学習効率研究の専門家であるトーマス・バジンスキー、睡眠の専門家のヨハン・ストイバ、メニンガー・クリニックのエルマー・グリーン、バリー・スターマン、トーマス・ミュルホランドなど、一流の研究者を含めた一四二人が参加し、バーバラ・ブラウンが初代会長に選ばれた。新しい分野に対する熱気に溢れ、興奮が肌で感じられるようだった。

それまでに話は一般社会にも広まっており、大会会場は満員だった。「あらゆる種類の厳格な科学者タイプと、裸足で白いローブを着た長髪の人たちとが入り混じってました」と、カミヤは言う。「すごく広範な人たちの関心を惹いていたんです」。チモシー・リーリやケン・ケシー、メリーパンクスターズ、フリー・セックス、LSD、ビートルズ、それに、超越瞑想で有名なマハリシ・マヘシュ・ヨギが持てはやされていた時代だった。ヴェトナムで悪辣な戦争を行い、有毒廃棄物で地球を汚染し、利潤と貪欲さを崇拝している「ひどく保守的な」社会を改変するためには、意識の変革が必要だという信念が、強く普及していたのである。そのような意識の変革にバイオフィードバックが役立つ可能性があると考えている研究者もおり、その人たちが根拠に乏しい感情的で大げさな発言をして、スターマンのように実直な人たちにひどく居心地の悪い思いをさせた。「そのグループの半数は長髪を後ろで結び黄色いローブを着ており、半数はクルーカットでネクタイを締めてたんです」と、スターマンは言う。「互いに見つめ合って『どちらの惑星からいらしたのですか?』と言いそうでしたよ」。

最初の大会だったので、参加者たちは、この誕生したばかりの分野に名前をつける必要があった。ソサイエティ・フォー・オートレギュレーションという名前が提案されたが、自動車のメカニックの団体みたいに聞こえるという反対が多かった。全米トラック運転手組合から訴えられそうだという冗談を言う者もいた。「フィードバック・ソサイエティ」、「ソサイエティ・フォー・ザ・スタディ・オブ・コンシャスネス」などという名前も提案された。「私は、『セルフ・レギュレーション』としたかったのですよ」と、スターマンは言う。しかし、バーバラ・ブラウンが提案したバイオフィードバック――「バイオ」は生命を意味し「フィードバック」は、情報が当人に戻されることを意味する――が多数の賛成を得た。したがって、このグループはバイオフィードバック研究学会となり、後にアメリカ・バイオフィードバック学会と改称され、さらに、応用精神生理学とバイオフィードバックのための協会と改称されて今日に至っている。世界最大のバイオフィードバック組織で、二千人以上が会員となっている。

これとは別にアルファ脳波の研究を始めた人たちがおり、その研究が物議を醸すことになる。その中の一人が、おそらく全バイオフィードバック研究者の中で最も有名だと思われる、現在八十一歳のエルマー・グリーンである。グリーンは、超心理学的なことが生活の一部として受け入れられているミネソタ州の家庭で育ち、そのことがつねに彼の研究に影響を及ぼしている。ベストセラーとなった著書『Beyond Biofeedback』（邦題『バイオフィードバックの驚異』）の中に、グリーンは、友達の兄さんが感染症に冒された脚について愚痴をこぼしている生々しい夢を見たことを記している。その夢の生々しさにはっとなって目を覚ましたが、その時は何も思わなかった。ところが一週間後、その友人から、兄さんが脚の感染症がひどくなって海軍病院に入院しているという話を聞いたのであった。

一九三〇年代、グリーンは心霊現象に夢中になった。一九三九年、アリスに出会い、一九四一年に結婚した。一九四二年には、物理学の学士となった。四人の子どもを養うために、南カリフォルニアの人里離れた砂漠の中にある政府施設の海軍兵器試験場に就職し、さまざまなタイプの機械機具の専門家として、誘導ミサイルや誘導ロケットの研究・開発をするチームの主任になった。いろいろな面で、ロケット科学はバイオフィードバックにつながるものだったと、グリーンは後に書いている。たとえば、サイドワインダーという熱線追跡ミサイルは、エンジンから放出される熱を探知して、それに照準を合わせて追尾する。その情報を伝達された内蔵コンピュータが、つねにミサイルの制御を調整するのである。

一九六二年、シカゴ大学で研究生活を送っている時に、グリーンはドイツの精神科医で神経学者のヨハネス・シュルツが書いた『Autogenic Training』という本を、誰かからもらった。その本は、リラックス状態と自己催眠によってストレスを減らす手法を述べたものだった。心と身体の関係を研究していたグリーンは、その著作に心を打たれた。一九六四年、グリーンとアリスはカンザス州トピーカのメニンガー・クリニックに移り、バイオフィードバックの先駆的なプログラムである随意コントロール・プログラムの開発にあたることになった。一九六五年には、バイオフィードバックのある会合に出席して、ジョー・カミヤから彼の研究のことを聞いた。そして、グリーンは、メニンガーで使っている他の道具も使って研究を進めることにした。

グリーンは、妻のアリスと一緒に、バイオフィードバックの分野の注目を集める研究を数多く行ったが、その中の一つに、一九七三年に、研究チームと共に移動式の精神生理学研究設備をインドに持ち込んで行ったものがある。東洋の聖者と彼らが行う生理機能の支配を、西欧科学の道具と手法で研究するために、一行はインド亜大陸を一万キロ以上も旅してまわった。最も興味深い実験の一つが、南部の都市ポンドチェリーで行われた。弟子たちに自分の信仰を具体的に示すために、しばしば地下数メートルの所に埋められた箱の中に二〜三日閉じこもる、いわゆる「埋葬の行」を行っているヨガ行者を被験者としたものである。グリーンのテストの目的にあわせて、その行者は、地上に置いた、完全に密封された三・五×三・五×五フィートの箱の中に、蓮華座の姿勢で閉じこもった。その箱は木製だったが、木地が空気を通すのを防ぐために、内側にロウが塗られていた。一つの面が厚さ六ミリのガラス板でできた扉になっており、そのガラスを通してグリーンたちは行者を見ることができた。扉の周りの隙間は、六ミリのポリウレタン・フォームで塞がれた。「私は確信しているが、その箱は、普通の冷蔵庫よりも気密性が保たれていた」と、グリーンは『Beyond Biofeedback』に書いている。実験の前日に、ヨガ行者の仲間の一人がその箱の中でロウソクを灯したところ、約一時間半後に、酸素が欠乏して火が消えた。

実験の日、行者は箱の中に導かれ、蓮華座になって閉じこもった。心拍数、精神発汗反応、脳波などを測定するための多数の導線が、行者に付着されていた。ある医師とグリーン、それに実験の関係者たちは、行者がどれほどの時間閉じこもっていられるか、予想しあった。グリーンは、二時間以内に限界に達するだろうと予想し、医師は四時間経ったら出してやらないと意識を失ってしまうだろうと言った。密閉された箱の中で八時間近く過ごした後、行者は、出してほしいという合図をし、計測装置から三回電気ショックを受けたと苦情を述べた。実験関係者は驚くばかりだった。箱の中にいる間、行者の呼吸数は一分当たり四回以下に、心拍数は半分以下に下がっていることを計器が示していた。行者が箱から出てから、検査用に採血しようとしたが、できなかった。行者は、手足の血を引っ込めてしまっていたのである。ＥＥＧの表示は、行者が「ほとんどずっとアルファ波を作りだし続けていた」ことを示していたと、グリーンは書いている。この行者が、まったく異質の脳波の間を素早く移動する異様な能力を持っていることにもグリーンは気がついた。箱に入るとき、行者は敏捷に動き、意識覚醒状態のベータ波から、ほとんど即座に深いアルファ波状態に移行したが、睡眠の初期段階に現れるシータ波状態に入り込むことはなかった。この柔軟さは、グリーンが何年もの間に調べた一風変わった被験者や聖者全員に見られたことだった。

その一風変わった被験者の一人が、ヨガ行者とまったく同じように自分の生理機能をコントロールするという驚くべき能力を持った、ジャック・シュワルツという男だった。彼は腕や脚に、血を流さず痛みも感じずに、針を完全に突き通すことができた。その男を、トピーカのグリーンの研究室のEEG装置で計測した結果、シュワルツが腕に針を突き刺し始めると同時に、脳波が急に深いアルファ波状態になることがわかった。

こうした研究は大衆の興味を惹いたが、それと同時に、科学者たちの眼を背けさせた。科学文化というのは保守的なもので、科学者のほとんどが、大衆の趨勢から距離をおくようにしている。科学は、何かを言明する前に、厳密な、長期にわたるテストを要求する。主流の研究者たちにとって、アルファ波バイオフィードバックについて言われていることは、呆れ果てるような、無責任な言明だとしか思えなかった。

アルファ波について行われている言明には、別の問題もあった。他の研究者たちが、言明されていることを研究室で追実験しようとしたが、研究室内ではその振動数の脳波を正確に作りだすことが困難で、失敗に終わったのである。いくつかの会社が手軽にアルファ波を作りだす機器を売り出したが、当時の装置は原始的で信頼性に乏しいものが多く、適切な使い方をするのも難しかった。また、脳のある部位のアルファ波が、必ずしも、悟りはもちろん、リラックス状態の深い感覚を生み出すわけではない。アルファ波トレーニングは誇大な宣伝に沿うことができず、多くの研究者が、ニュー・エイジと喧伝された多くのものと同様に、神秘的なアルファ波状態にも見切りをつけたのだった。

当時、研究者たちは、脳波バイオフィードバックの別の分野であるシータ波トレーニングの研究も行っていたが、ほんの少数の研究者しか成果をあげることができず、たいして注目も浴びなかった。シータ波というのは、アルファ波の範囲より低い四〜七ヘルツの、非常に振動数の低い脳波で、睡眠のデルタ波が始まる前にだけ出現する。この半睡眠状態は、バイオフィードバックを使っても、睡眠に落ち込まずに持続させることができにくいので、研究が難しい。しかし、非常に興味深い特性を持っている。グリーンはこれを研究して、シータ波は「深く内面化した状態や、身体・感情・思考の平穏さと関係しているので、『聞いたり見たりしていないこと』を催眠状態の記憶のような形で意識にのぼらせることができる」と述べている。シータ波は明らかに、幼時の記憶が「貯蔵」されている場所であり、この区域に踏み込んだ人は、しばしば、長い間埋もれていた過去の出来事の出現を体験する。そのイメージは曖昧なものではなく、生々しく再体験するようなものであることが多い。シータ波状態で時を過ごせば、その患者に、二〜三日持続する鎮静効果をもたらすことにも、研究者たちは気がついていた。

シータ波は、新しいものを抵抗なく受け入れることにも関連しているらしく、研究者たちは、新しいものをシータ波状態にある時に提示すればずっと早く学習できるということに気がついた。現在ワシントン大学でニューロフィードバックを研究しているトーマス・ブジンスキーは、トワイライト学習機という装置を考案した。脳波振動数がシータ波に達すると、テープに録音した教材のスウィッチが入り、学びたいと思っている情報がヘッドフォンから聞こえてくるのである。その教材はシータ波の振動数が減少すると音量が上がり、睡眠に陥るのを防ぐようになっている。「多量の教材を短時間で学習することができます」と、ブジンスキーは言う。シータ波状態は、非常に暗示を受けやすい状態でもある。この状態で暗示を「植えつけられ」て、それに従った努力をし、禁煙や減量をずっと効果的に達成した被験者もいる。

バイオフィードバックが軽視される原因の一部は、人間の意識の研究に対する科学者たちの強い偏見にあると、グリーンは言う。科学はとにかく計測を求めるが、バイオフィードバックによる変化は、かなり主観的なものである。メニンガーに研究助成金を出すことを考えているということで国立精神衛生研究所の選定委員会の人たちと会談した時のことを思い出して、グリーンは話してくれた。ヨハネス・シュルツのオートジェニック・トレーニングに関する研究をしたいとグリーンが言うと、委員会の人たちは「うつむいて、脚を組み替え、咳払いをした」という。グリーンが人間の意識について少し述べると、委員の一人が「意識というものがどういうものか、誰にもわかってないんですよね。意識を失った状態なら、すぐわかりますが…」と言って、みんなで大笑いしたというのである。

一九七〇年代に研究資金が底をついてしまったので、変性意識状態の研究は下火になっていった。

しかし、ほんの少数の科学者たちが、生活の糧を得るために純粋な研究を臨床実践に切り換えて、その分野の研究を続けた。レス・フェーミのようなアルファ波一筋の男は、今もニュージャージー州プリンストンの研究室でアルファ波トレーニングを行い、アルファ波にできると一九六〇年代に考えられていたことは本当に実現可能なのだが、実際の研究よりも誇大な宣伝が先行してしまったために研究が打ち切られてしまったのだと確信している。今はコンピュータが進歩し、その後三十年間研究が重ねられたので、アルファ波トレーニングは本来の力を発揮して、ストレスが原因の種々な症状に対処する強力な手法となったと、フェーミは言う。

一方、スターマンの高振動数脳波の研究は、アルファ波やシータ波のトレーニングが多くの人の空想を駆り立てた陰に隠れて、一九七〇年代にはあまり有名にならなかった。そして、研究は下火になってしまい、ほんの一握りの決意の固い臨床家が研究を続けていなかったら、完全に消え失せてしまったかもしれない。特に、評価や批判が激しく対立する、注目すべき一人の女性が研究を続けていなかったら…。

第4章 ラザロの奇跡か？

「息子を取り戻したいんです」と、マービン・リチーはマーガレット・アイエーズに言った。外界のことにはまったく無反応に顎を胸にうずめるように車椅子にじっと座っている青ざめた血の気のない二十歳の青年、ジェイ・リチーに覆いかぶさるようにして、アイエーズは立っていた。アイエーズは、前にはセプルベーダでバリー・スターマンと一緒に研究していたが、スターマンの研究所を去って、自分のニューロフィードバック治療所を開設し、独自の力でその技術を、てんかんなど問題にならないようなものにまで発展させていた。彼女が提供できるという驚くべきサービスを求めて、人々はアイエーズのもとにやってくるようになっていたのである。

一九九六年二月十一日、カレッジを卒業したばかりで元気いっぱいのジェイは、ネブラスカ州ヘイスティングズのある自動車車体ショップで働いていた。車に関することなら何にでも情熱を持ち、自分でも非常に小型のレーシング・カー「マイクロ・ミゼット」のレースにたびたび参加していた。ジェイが台木の上に載せた一九七四年型のロードランナーの下に潜り込んでショックアブソーバーを取り外そうとしていた時、車の支えが外れ、フレイムの角がジェイの胸を打ち、肋骨を少し押しつぶした。車は滑ってジェイの身体から離れたが、その衝撃で心臓が止まり、ジェイは意識を失った。数分後、ジェイの上役が出てきてジェイを車の下から引き出し、救急車を呼んだ。救急救命士は病院に向かうまでの車内で力を尽くしたが、ジェイの母親デブの話によると、心臓が再び動きだすまでの少なくとも七分間、おそらくはもっと長い時間、ジェイは医学的に死んでいたのだった。

ジェイは、脳の酸素が欠乏する酸素欠乏症によって、医者の診断によると、昏睡、それもランチョ・ロス・アミゴス昏睡スケールで最も重体のものから二番目のレベル二だった、と母親は言う。母親の言葉によると、ジェイは、光や音に反応することができず、肌に氷を滴らせても何の反応もしなかった。三つの病院で一年あまり過ごした後、ジェイは、ネブラスカ州中南部のグランドアイランドの北西百キロにあるハイウェイのほとりの小さな町アンスレーにある自宅へ連れ帰られた。六十一キロあった体重が、四十三キロに落ちていた。「ときどき目を開けることがありましたが、実際は、そこにいませんでした」と、母親は言う。「その状態から良くなることはないだろうと、医師たちは言っていました」。ジェイと家族たちの間に、交流はまったくなかったのである。

デブと夫のマービンは二人とも、試験管などの医療器機を製造している会社の工場で働いていたが、ある日、地方新聞で、ネブラスカのある若者がニューロフィードバックという特別な技法によって昏睡から脱したという記事を読んだ。その治療を行ったのはマーガレット・アイエーズという女性で、治療所はカリフォルニアのビバリーヒルズにあるということだった。リチー夫妻はアイエーズに電話をかけ、治療を受けにビバリーヒルズに行く手配をした。

リチー夫妻は一度も飛行機に乗ったことがなかったが、ジェイはいつも乗りたがっていた。それなのに、初めて飛行機で飛んだ時、ジェイはずっとうつむいて座ったきりだった。一家はアイエーズの治療所から数キロの所にあるホテルにチェックインして、翌朝、ジェイを最初の治療に連れて行った。アイエーズはジェイに、すべてのニューロフィードバックと同様、かすかな脳波信号――アイエーズは「脳からの囁き」と呼んでいる――をとらえて増幅する、コンピュータ式のバイオフィードバック・プログラムを使った。また、アイエーズが自分で考案して「昏睡ボックス」と呼んでいる、緑の光源がついた小さな黒い金属の装置をジェイにつないだ。その装置は、ジェイの頭の前十センチばかりの所に置かれていた。アイエーズが指でジェイの片目を押し開き、人間の瞳孔と同じ大きさのその緑の光源をジェイの目に向けた。そして、人工呼吸器が立てるかすかな音の中で、まるでジェイに意識があるかのように、緑の明かりが点ってジェイの目を照らすようになるまで心の状態をいろいろに変化させてみるようにと、おだてるように話しかけた。「あなたに昏睡から覚めてもらいたいの。ジェイ」と、アイエーズは、なだめるような調子の声で、昏睡状態の少年に語りかけた。「ご両親はあなたをとても愛していて、あなたに昏睡から覚めてもらいたがってるの。たいへんなお金をかけて、あなたをここに連れてきたのも、あなたに良くなってもらいたいからなのよ。あなたを昏睡から覚めさせることができれば、あなたをもっと自由にしてあげることができるの」。ほんの数分後、ジェイがシータ波を抑制していることを示す緑の明かりが瞬いた。「それでいいの。素晴らしいわ」。アイエーズは親しげな声で言った。「そう。そう。そう。その脳波を続けるのよ」。

ジェイは、シータ波とは何か、まったく知らなかった。だが、その動かない身体の内部で、ジェイは明らかに覚醒しており、アイエーズが言ったことをちゃんと理解できたのだ。自分で緑の明かりを自分の目に向けて点すのではない。スターマンのネコやメアリ・フェアバンクスが自分では気づかずにSMRを生じさせたのと同じように、ジェイは自分がシータ波を抑制していることに気がついてはいなかった。ただ、報酬を求めただけである。他のことはすべて、その装置と装置の操作者がやってくれる。

ジェイ・リチーは、低振動数の脳波が脳を支配していたので、シータ波を抑制しなければならなかった。正常に機能している脳では、シータ波が支配的になるのは、眠気を催したり、眠りの縁にあったりする、いわゆる催眠状態の時だけである。衝撃や、ジェイの場合のように酸素欠乏で脳の調整装置が狂った時、シータ波が脳じゅうに広がって、意識を働かせ感覚や運動能力を司る高振動数のベータ波が低振動数の脳波に包みこまれてしまう。昏睡は、脳の中央部のどこかが損傷した時に生じる「シータ波が多すぎる状態」の最も激しい場合で、その最も軽度な場合が注意欠陥障害（ADD）

なのだと、アイエーズは言う。

アイエーズは、ジェイに十二分間語りかけ続け、ジェイを休ませるために少し休憩してから、さらに十二分間、同じように話しかけ続けた。「あなたは優秀な整備工だったそうね、ジェイ」と、アイエーズは語りかけた。「あなたもお父さんもレースカーが大好きだったというのが、よくわかるわ。またハンドルを握れるようになったら、素敵でしょうね。明かりが点くようにしてちょうだい、ジェイ。そうすれば、またハンドルをにぎれるようになるかもしれないわよ」。

この処置は、すぐにジェイを少し目覚めさせたようだった。「最初のセッションで、少し変化があったようです」と、デブは言う。「あの子は頭を上げて、周囲を見回したのです」。その日ホテルに戻ってから、ジェイ・リチーは、昏睡に陥って以来最初の言葉を発した。「ママ」と…。

一週間毎日、アイエーズはセッションを行った。そして、その一週間が終わると、ジェイの様子はすっかり変わっていた。「帰りの飛行機では、あの子は頭を上げて、窓の外を見てたんですよ」と、デブは言う。

その後、ジェイは何十回ものセッションを受け、デブとマービンの言葉によれば、治療のたびに、予想以上に自分たちの息子を取り戻し続けたという。「あの子は、何かに意識を集中することができなかったのです。肌は、肌みたいじゃありませんでした。まるで、プラスチックの肌みたいだったのです。ただ、身体が転がってるだけでした。今は、ずっとジェイらしくなってます。肌はピンクで、ふつうの人の肌と同じです」と、デブは言う。「前は十六種類の薬をのむように言われていたのですが、あの後は四種類に減らしました。今は、ぜんぜん薬をのんでいません。毎日、少しずつあの子が戻って来るのがわかるのです。特にセッションの後は、本当に目を覚まして、周囲のこともわかっています。言われたことを理解しようと努力していることが、よくわかります。ほんの少し、言葉も話せるんですよ。『ママ』『いや』『おいしい』『アミー』――これは、姪の名前です――それから『マービン』。父親のことですね。いろんなことに反応して、顔を向け、目を動かします。特にレースカーに対して……。その音を聞いたとたんに、そちらに顔を向けるんです。私たちはハスキー犬を育てて、売っています。今年は、十七匹小犬が生まれたんですよ。部屋に入れてやると、小犬たちはあの子と一緒に寝ます。小犬たちが顔を舐めると、あの子は迷惑そうな顔をしますよ。ああ、それから、ネコもいます。あの子はネコを可愛がります。あの子のネコですからね。あの子はネコを見ると、手をのばして撫でてやろうとするんですよ。あの子には感情もあります。あの子が涙を流していると、私たちは訊くんです。『どうしたの？　悲しいの？　頭が痛いの？』って。すると、あの子は、まばたきで返事をします。イエスなら一回、ノーなら二回です」。

「たいへんな変わりようです」と、グランドアイランドでプレイリー心理学研究所を開業し、アイエーズの装置とプロトコルを使って、アイエーズが始めた療法をジェイに続けている心理学者ジェリー・デントンは言う。「彼は完全に昏睡状態を脱しました。今は、言葉の復活を目指しています。物理療法も行っています。両手をかなり動かせるようになりました。ＥＥＧを見ると、脳波もずっと劇的に変化してきていますよ。まだまだ、ずっと良くなると思いますね。二〜三年後には歩きまわって、文章になった言葉もある程度話せるようになるでしょう」。

　とても事実とは思えない、奇跡と言ってもいいような回復ぶりである。しかしこれは奇跡でもなんでもないと、アイエーズは言う。科学――スターマンや他の脳波トレーニング研究者が始めた科学に基づいたものだと言うのである。アイエーズは、すでに三十人を昏睡の朦朧とした世界から連れ戻し、その中の一人であるテキサスの若者は負傷する前と同じような生活ができるようになった、と言う。昏睡の場合の何例かは、外界と関わりあう能力を取り戻す過程を、ビデオテープに録画してあるとも言う。

　アイエーズがジェイ・リチーなど何百人をも治療したオフィスは、シュロの木々とビバリーヒルズの商店街に挟まれたキャノンドライブ通り沿いの、陽射し豊かな場所にある。一九二〇年代にウィル・ロジャースが自分のオフィス用に建てたカントリーヤード・ビルディングという小さなオフィス・ビルの二階にある、小さな部屋がたくさんあるオフィスである。中庭は緑豊かで、その周囲を、高価な贈答品や衣服・化粧品の店が取り巻いている。そのオフィスで、アイエーズは、サイコニューロフィジオロジーという名の治療所を開業するだけではなく、ニューロパスウェイ・EEG・イメージングという社名で、彼女が開発した装置も売っている。アイエーズは、五十歳代の、すらりとした短髪の女性だった。てきぱきとしているが、暖かみがあり、私が会った日は、ベージュのパンツスーツに赤いブラウスを着ていた。礼儀正しいが、話がニューロフィードバックの歴史に及んだ時や、仲間たちからどのような扱いを受けたかを語る時には、不快感を隠しきれないようなこともあった。オフィスから少し行ったところにある混み合った中華料理店で昼食を共にしながら、アイエーズは私に、どのような経過でこの国で最初のニューロフィードバック臨床家になったのかを話してくれた。

アイエーズはアルバカーキで生まれ、シアトルで育った。微生物学で学士、心理学で修士となり、臨床神経心理学で博士号をとるために四年間勉強した。論文を書かなかったので、博士にはなっていない。一九七〇年代の初め、アイエーズの教授の一人で、前にバリー・スターマンの指導教授をしたことのある男がスターマンに電話して、ＵＣＬＡ医学部での研究の一環として、セプルベーダにある研究所で、アイエーズに、博士論文のために脳波の研究をさせてくれないかと頼んだ。スターマンが承諾したので、アイエーズはサンディエゴからロサンゼルスに引っ越して、スターマンが行っていたてんかん患者の脳波の研究を手伝うようになった。

二年間の予定で、スターマンのもとで脳波の研究を始めて間もないころ、スターマンがアイエーズに、南米の裕福な一家の、四肢が麻痺している若い女性のニューロフィードバック・プロトコルに関する手伝いを頼んだ。アイエーズがバイオフィードバックに接したのは、それが初めてだった。「それが終わると、その人は、自分で食事ができるようになりました」と、アイエーズは言う。若い大学院生にとって「じつに感動的な体験」だった。アイエーズとスターマンはその結果を論文にまとめて、一九七六年、あるバイオフィードバック誌に発表した。

この若い女性を治療した時や、スターマンと助手がてんかんの研究をしている時、それらの慢性病患者に大変化が起こったことを、アイエーズは忘れられない。身体の状態ばかりでなく、気分や態度にも影響があったのだ。「それらのてんかん患者たちは、笑みを浮かべ、以前より幸せそうに、いろんなことを話すようになりました」と、アイエーズは言う。「それで、私は自分に言い聞かせたのです。『わかった？　脳の中の感覚皮質は、運動皮質の隣にあるのよ。だから、感情にも影響があるのかもしれないわ』って…」。アイエーズは、ニューロフィードバックを扱った最初の体験で成功を収めたことに魅了された。独自の研究として、遺伝性単極うつ病と呼ばれているうつ病の脳波も研究した。「遺伝性単極うつ病の人たちの睡眠の様子を、夜通し調べさせてもらったんです」と、アイエーズは言う。その結果、うつ病の人たちの脳波は一風変わっていて、不規則な、異常な睡眠パターンをとっていることがわかった。正常な人の睡眠は一、二、三、四という睡眠段階を経て、最も深い睡眠状態を脱し、REM睡眠すなわち急速眼球運動睡眠という、夢を見る状態になるというパターンをとる。「うつ病の人たちは、一、二、三の後がREM睡眠になるのです」と、アイエーズは言う。つまり、最も深い睡眠状態が脱落していることに気がついたのである。「それに、睡眠中の脳波であるデルタ波とシータ波が、彼らの覚醒時にもあることにも気がついたのです。つまり、睡眠中の脳波が覚醒時に割り込んでいるのと同時に、覚醒時の脳波が睡眠時に割り込んできているわけです」。

一九七五年、アイエーズはスターマンのもとを去り、ウィルシャー通りのオフィスで開業した。スターマンの仲間の技術者シッド・ロスから賃借したニューロフィードバック装置を使った。それは、現在使われているコンピュータ式の装置に較べると、ひどく旧式なものだった。また、アイエーズは、ニューロアナライザー４０００脳波という、博物館入りしそうな装置を、オフィスに飾っている。それには二つの光源がついていて、シータ波が多すぎると赤い明かり、うまくベータ波が出されると金色の明かりが点るようになっている。また、金色の明かりが点灯した時間を累計して表示するカウンターもついており、それも報酬の度合いを高めるようになっている。

プロトコルをテストするために、アイエーズは十五人のうつ病患者に、低振動数の脳波を抑制して覚醒状態から睡眠の要素を追い出すトレーニングを行った。「みんな、前に入院して、薬物治療やショック療法を受けたことのある人たちです」と、アイエーズは言う。「みんな、気分が良くなって、活力が湧いてくるような気がすると言いました」。アイエーズは、当時おそらく二〜三人しかいなかったニューロフィードバックによる治療所の看板を掲げた者の一人である。そして、やがて、てんかんから頭蓋内損傷、卒中、昏睡、注意欠陥障害（ＡＤＤ）など、当時誰も引き受けたがらなかった患者を引き受けるようになった。「とても面白かったわ」と、アイエーズは言う。

自分自身にもその装置を使ってみた。「私には、激しく手が震えるという家系病があったのです」と言う。ときどき、手がどうしようもなく震えたと言うのだ。「症状を訴えると、心理学者は、こんなふうに言うんです。『たいへんな症状ですね。でも、あなたが本当にするべきことは、あなたの不安を何とかすることなんですよ』って…。それで、私は頭にきて、これは遺伝的なものだと説明しなければならなかったんです。ある日、私は決心して、脳の運動領域の手の部分の脳波トレーニングでそれを取り除けるかどうか、自分で試してみることにしたんです。成功しました」と言って、アイエーズは、手をレストランのテーブルの上に差し出した。「今はほとんど気になりません。朝、何も食べずにコーヒーを飲むときだけ、ちょっと気になるんですけどね……」。

自分の成功は、ニューロフィードバックの分野でまったく独特な二つの手法によるものだと、アイエーズは言う。頭蓋内損傷や昏睡、卒中の場合、通常、シータ波が多すぎることが問題の根底だとされている。それが、意識を正常に機能させる高振動数の脳波を脳に発生させるのを妨げているというのである。ニューロフィードバック臨床家のほとんど全員がベータ波とSMRを励起させようとし、多くが、それと同時にシータ波を阻止あるいは抑制しようとしている。だがアイエーズは、まずシータ波を阻止するのだと言う。なぜなら、中枢神経系はインパルスや高振動数脳波を励起させるよりも抑制する傾向が強いので、シータ波を抑制する方が自然なプロセスで学習しやすいからだというのである。

自分の療法が良く効くのは、使っているニューロフィードバック装置のためで、それには、他の装置よりも威力を発揮する独特の工夫がされているのだと、アイエーズは言う。彼女の話によると、たいていのニューロフィードバック装置は、脳から取り出したEEGを平均して、その平均値を基に信号を再構成するのだという。それでは、実際の信号と、それがスクリーン上に表示されるまでの間に、十分の三秒から一秒の遅れが生じるのだと、アイエーズは信じている。人間の神経システムはミリ秒単位で動いているので、その僅かな遅れが致命的なのだ、というのである。「ずっと前に起こったことをフィードバックするのでは、正常でない脳波パターンを肯定して、その正常でないパターンを増大させることになりかねないんですよ」と、アイエーズは言う。ある技術者の協力を得てアイエーズが設計した装置は、ずっと速く、その遅れが一ミリ秒以下なので、神経システムが処理した情報を実質的に同時に表示できるというのだ。つまり、脳が実際に起こったことを強化するというわけである。だからこそ、一～二セッションで好結果が得られることが多いのだと、アイエーズは言う。

ただし、アイエーズの装置が他の装置で行えないことをできると思っているのは、アイエーズだけらしい。他のニューロフィードバック装置製作者たちは、装置の性能に関するアイエーズの話を、馬鹿げていると言う。私が話を聞いた専門家たちは、さまざまなメーカーのニューロフィードバック装置はすべて、データを処理するために数十ミリ秒を要し、そのぶん遅れが生じると言う。ただし、そんな遅れは、脳にとって重大なものではなく、もしもアイエーズがミリ秒単位のフィードバックをしているのなら、それはやり過ぎだと言うのである。脳は、そんなに速く働かない。また、アイエーズが言うような速さで情報を使用者に提供するのは、技術的に不可能だとも思っている。そのためには生の信号をスクリーンに表示しなければならないが、それだと、画面がちらついて、見える状態にはならないだろう。だから、それを均質化しなければならない。そのためには、少なくとも数十ミリ秒が必要なので、結局は、他の製作者の装置と大差はないと言うのである。

シータ波の覚醒時への望ましくない割り込みをうまく消滅させることによって、薬物嗜癖、アルコール依存、頭部損傷、卒中、脳性麻痺、パーキンソン病、うつ病、あらゆる種類の発作障害、注意欠陥障害（ＡＤＤ）と多動、視覚認識障害、聴覚認識障害、読字不能症、失語症、および、その他様々な学習障害と、医学の世界で最も困難な症例を多数手掛け、みごとに治療したと、アイエーズは言う。

アイエーズの手法の一つに、センサーを置く位置の正確さがある。たとえば、ある患者が失語症であれば、センサーをブローカ・ウェルニッケ領──言語を支配する皮質内の小さな灰色の区域──に置いて、脳のその部分が低振動数脳波を抑制するように訓練するのである。視覚に関する症状であれば視覚を支配する後頭葉を訓練するし、卒中によって脚が麻痺したのなら、知覚皮質上の、その脚を支配する部位を訓練する。「一回の処置で前よりも良く歩けるようになった人が何人もいますよ」と、アイエーズは言うのである。

ニューロフィードバックは、頭部損傷の治療に最も威力を発揮したと、アイエーズは信じている。頭部損傷あるいは外傷性脳障害には、当然のことながら、交通事故で車のフロントガラスに打ちつけられる、凍った道で転ぶなど、さまざまな原因がある。また、ジェイ・リチーの場合のように、心臓発作によって脳への酸素の供給が断たれて生じる脳障害もある。「頭部損傷で苦しんでいる人は、我が国では、心臓発作や心臓病の人たちよりも多いのです」と、アイエーズは言う。「頭部損傷の人たちは、見かけが正常と変わらず、鼻水を垂らしたり車椅子に乗ったりしてないので、病人とは見られません。しかし、これは大変な問題なのですよ。そういう人たちは、働けません。事物の経緯がわからなくなるので、車を運転することもできません。映画が終わる頃には最初の三十分の内容を忘れてしまっているので、映画を見ることもできません」。

カリフォルニア州テメキュラ出身のオートバイ・レーサー、デイビッド・ペラも、その一人である。

リノ - ラスベガス間の砂漠走行レースの最中に、ペラのバイクはパワーが落ちて、急坂を登れなくなってしまった。ペラがバイクを以前から頼んでいる整備工場に持っていくと、メカニックたちが、どういう状態でどうなるのか、実際に乗って見せることを要求した。ペラは、その場ではできないと言った。「問題が二つありました。急坂がなかったし、ヘルメットを持っていってなかったからです」と、ペラは言う。ウィーリー、すなわち後輪乗りをすれば、急坂を登るのと同じ状態になると、メカニックが言った。ヘルメットはどうでもいいじゃないか、とも言った。ペラはウィーリーで工場の裏の小路を走った。そして小路から出ようとした時、信号を無視した配送バンがペラにぶつかったのである。「七十七日間、昏睡状態でした」と、ペラは言う。「その間に二回死んで、緊急手術でやっと命をとりとめたのです」。意識を取り戻した時「何も思い出せませんでした」と、ペラは言う。記憶力がなくなって、何か言われても数秒で忘れてしまう状態だったという。ペラは仕事を辞めて、うつ状態になった。そして、友人からアイエーズのことを聞いた。一セッションで記憶力が戻りはじめたと、ペラは言う。週に一回一時間のシータ波抑制トレーニングの結果、四ヵ月後に記憶力が完全に戻った。「マーガレットのおかげですよ」と、ペラは言う。「僕は彼女を、一一〇パーセント信頼しています」。

成功率は、頭部損傷の場合九十五パーセント、発作障害なら八十五〜九十パーセントぐらい、ADDとADHDは九十パーセントだと、アイエーズは言う。ただし、アイエーズはデータをほとんど公表していないので、客観的な評価をするのは困難である。論文をいくつか発表しているが、主流科学の刊行物にではない。一九八七年の『National Head Injury Syllabus』に発表した論文には、頭蓋内損傷の患者二五〇人の治療結果を集計して、全員のエネルギーと記憶力が増進し、うつ状態、短気、頭痛が減退したと書かれている。スターマンの研究とは異なって、アイエーズが言っている結果は臨床的なものであって、慎重な長期にわたる二重盲検対照研究計画に基づいたものではない。治療所で行われた治療により好結果を得られた人々からの評価はそれなりに信頼できるものだが、それらは、科学者たちに言わせれば逸話的な報告にすぎない。そういう評価は恣意的なものだと、批判者たちは言う。好結果を得られた者はそれを得々として話すが、好結果の得られなかった者、ほとんど効果のなかった者は、他のことに考えを移して忘れてしまうのだ、と言うのである。また、ニューロフィードバック臨床家たちが行っていることは、プラシボ効果をもたらしているだけだと言う者も多い。

プラシボ効果以上の何物でもないという意見に、批判者たちはよく調べもしないでそういうことを言うのだと、アイエーズは激しく反発した。「たとえば、酸素欠乏症で二年間昏睡していた人を、二回の処置で昏睡から覚めさせます。口もきくようになり、もう前の状態には戻りません。あるいは、卒中の患者が、発作から四年後に連れてこられます。腕は胸にくっついたようになって、手は握った形のままです。腱を切ることが検討され、その患者は、物理療法、作業療法、高比重酸素療法、鍼療法を試してました。それが（ニューロフィードバックによって）腕が動くようになり、絵が描けるようになって、その状態が続くのですから、プラシボ効果でないことは誰にもでもわかるはずです」。

軽度の頭蓋内損傷をニューロフィードバックで治療した人は他にもたくさんおり、その人たちのほとんどが使った装置と手法はアイエーズが使ったものとは異なっているが、同じような結果を得ている。また、その手法の効果を示す研究も、いくつかある。神経科医のジョナサン・ウォーカーは、テキサス州のダラスとディソートで、神経科学センターという同名のクリニックを二つ開いている。過去四年間に、ウォーカーはニューロフィードバックで百人ばかりの頭部損傷の患者を治療してきた。「たいていの場合、症状が改善されたり、完全に問題が解消されたりします」と、ウォーカーは言う。「効果的な治療薬はないし、ニューロフィードバック以外に、効果的な治療法はまったくありません。そして、脳の回復した状態が継続するのです」。ウォーカーによると、頭部損傷では、神経細胞の一部である軸索が破損して、情報を伝えることができなくなるのだという。その損傷部分を迂回して働くことを、脳が習得するようになるのだと、彼は考えているのである。「脳には、機能が重複する部分がたくさんありますからね」と、ウォーカーは言う。「だから、損傷した細胞群の近くの他の細胞群がその機能を代行するようにトレーニングできるのですよ。付近の神経細胞群を刺激すると、すでに存在している神経回路が強化されるんですね」。

科学者や医学専門家の中には、納得しない人たちもいる。もしもアイエーズが公言していることを本当に行えるのなら、まさに脳損傷患者の治療に革命的変革をもたらすと言っていいと、ロナルド・クランフォード医師は言う。クランフォード医師は、ミネアポリスの、昏睡など脳外傷を専門に研究している神経科医で、一九九〇年代の初めに、ある昏睡対策委員会の委員長として、植物状態のための代替療法に関する研究文献を調査したことがある。その委員会の調査報告は、一九九四年、『New England Journal of Medicine』に発表された。その委員会の調査では、昏睡の治療法として脳波トレーニングを検討していなかったが、高比重酸素療法から感覚刺激療法まで、他の代替療法については幅広く調査していたのである。「私たちの調査では、大きな効果を決定的に示すものは、ひとつもないように思われました」と、クランフォードは言う。また、優れた医療によって重度の頭部損傷の人が生き続けられるようになったので、効果の証明されていない治療法が注目されるようになってきたのだ、とも言う。その委員会は、代替療法について研究したわけではない。ただ、既存のデータを検討しただけなのだ。効果のありそうな手法がいくつかあったとしても、それを科学的にテストする費用は認められなかっただろうと、クランフォードは言う。「そういう研究には、百万ドルぐらいかかるでしょうからね。少なくとも百人の患者が治療されて、その効果が少なくとも二年は持続したということでないと、そういう研究をする運びにはならないんですよ。莫大な金をかけて、膨大な時間を費やさなければならないし、倫理的な問題もありますから…。とにかく大仕事ですから、簡単には実施できないわけです」。そうなると、昏睡に対するニューロフィードバック治療が徹底的に研究されることは、絶対にないのかもしれない。

ファーミンデイルにあるニューヨーク州立大学の心理学者クリス・キャロルについては前にも述べたが、彼はニューロフィードバックをＡＤＤやＡＤＨＤの子どもたちの治療に使ってきたので、この技法の威力をよく知っている。そして、アイエーズが公言していることは実行できる可能性があると信じ、アイエーズがその言葉の通りに実行していることを願っている。しかし、まだ徹底的な研究が行われてないので、スターマンが行ったような対照研究で実証されていないようなことをやたらに公言すると、科学者たちの間でニューロフィードバックの分野全体の評判が悪くなるのではないかと、心配している。並外れた公言には、並外れた証拠が必要だと言われている。キャロルの見るところ、その証拠はまだ得られていないのだ。「すべての科学は、逸話的なことから始まるのです」と、キャロルは言う。「アイエーズが行ったことは、科学的プロセスの最初のハードルを越えました。医学、心理療法など、どんな分野のどの領域に適用されるものでも、可能性を切り開いていくためには、創造性が奨励されなければなりません。それが害を及ぼさないかぎり、創造的なことが妨げられてはならないのです。しかしながら、次の段階として、得られた結果が確実なものであることを、適切な科学的方法論を用いて検証しなければなりません。たしかに事実ではあっても、あまり確実性がないかもしれません。それが、科学の責任なのです。したがって、アイエーズは、たとえば、無作為に選ばれた人たちを治療しなければなりません。アイエーズが行ったことを、他の人たちが追実験しなければなりません。もしかしたら、アイエーズは、ニューロフィードバックとはなんの関係もない、別のメカニズムでそれらの人たちを治癒させたのかもしれないのです」。緑の明かりが患者に刺激を与えたのかもしれないし、あるいは、患者に集められた注目全体が影響しているのかもしれない、というのである。

それをテストする、簡単で費用もあまりかからない方法があると、キャロルは思っている。「昏睡患者を無作為に選んでアイエーズ・プロトコルを実施するか、あるいは、対照グループを多くの紛らわしい要因から完全に切り離した状態で、対照研究をすればいいのです」と、キャロルは言う。「二重盲検方式で、すべての患者に同じ治療を行うけれども、対照グループの方は小さな緑の明かりが患者の反応と無関係に点灯するようにするのは、簡単にできるはずです。患者たちを無作為に二つのグループに分けて、緑の明かりがシータ波の減少に従って点灯する方のグループに著しい改善が見られたと、偏見を持たない公平な人たちに判定されたら、アイエーズの言うことは、ずっと重みを持つことになるでしょう」。昏睡から覚めさせるというアイエーズの言明は、ニューロフィードバックの分野の中でさえ異様と見られており、それに関する研究がほとんど行われていないので、アイエーズの言葉は、今後なんらかの研究が行われないかぎり、無視され続けることになるだろう。アイエーズは、昏睡治療プロトコルの実践方法を他の人に教えたことがなく、その点も、その効果を疑わせる一因となっているのである。

キャロルも、麻痺した手が、他の方法ではほとんど、あるいは、まったく効果をあげられなかったのに、トレーニングによって動かせるようになったのは、この技法の効果を証明するものだというアイエーズの言葉には賛同していない。「心と身体の結びつきに影響を及ぼす方法は、たくさんあるのです」と、キャロルは言う。「強い関心を持ってもらうというだけで、状態が変わることもあり得るのですよ。だから、アイエーズとしては、それが本当にニューロフィードバックによってもたらされたものだということを証明しなければならないのです」。

その一方で、慎重な研究による裏付けがないのに一流の医療専門家たちが実行している新療法は、医学的療法にも心理学的療法にもいくらでもある、と言う人たちもいる。研究が行われていなくても、効果がありそうだというだけで実際に使われているのである。

ニューロフィードバックの費用効果分析も、別の要因として考慮しなければならない。もしも、愛する人が昏睡状態になったり、頭蓋内損傷で苦しんでいて、他の治療法——数少なく、たいていは効果がない——ではほとんど、あるいはまったく効果がなかったとしたら、あなたは、何千人とは言わないまでも何百もの人々が非常に効果があると証言している手法を試してみようと思わないだろうか？　特に、それほど高額な費用がかかるわけではない手法であれば…。アイエーズの場合は、一セッション当たり四十五ドルである。その技法が実験的なものであることが患者に知らされているのであれば、なぜ、ちゃんとした研究が行われるまで待たなければならないのだろうか？　それも、そんな研究はいつ行われるかわからないというのに…。研究者の研究と臨床的な要求との間には、大きな隔たりがある。たとえもっと研究が必要だと思っている人でも、そういう状況に直面したら、アイエーズや他の臨床家のもとを訪れるにちがいない。「もしも愛する人が昏睡状態になったら、私は絶対にアイエーズに診てもらいますよ」と、キャロルは言う。「科学者にとっては正しい研究ということが問題かもしれませんが、家族にとってはそんなことは問題ではないのです」。

科学というのは、妙なものである。白衣を着た思慮深い科学者が研究所で整然と仕事を進めて研究し、他の研究者の研究を取り入れ、それに基づいてさらに研究を重ねて論文を書き、他の研究者たちと科学的な論議を戦わすというのが、一般的なイメージであろう。しかしながら、科学的研究の世界は、奇妙な、暗い、ねじ曲がった場所かもしれない。ほとんどすべての科学分野で、エゴの衝突・痛烈な攻撃・無視合戦・非難合戦が、随所で見られる。個人的な不和が基で、ある種の代理戦争——科学者というのは、つねに互いに科学論や方法論をめぐって攻撃しあっている——が行われており、正当性や個人的な衝突をめぐっての問題が重なり合って、外部の者には、何が発端で何がその結果なのか判別し難い状態になっているのである。科学は非常に重要なものではあるが、その歴史は、しばしば個人的な衝突が切り離せないものとなっている。ニューロフィードバックの場合も同様である。まだ生まれたばかりと言ってもいいようなこの分野でも、何人かの主要な人たちの間に激しい敵対関係があり、なかには数十年続いているものもあって、その敵対関係を完全に理解することも難しくなっている。したがって、ニューロフィードバックの研究があまり行われてこなかったのも無理はないと思われる部分があり、その状況は、いっこうに改善されていないと言っていいだろう。

マーガレット・アイエーズとバリー・スターマンの場合も同様である。アイエーズがセプルベーダのスターマンの研究所を去ったのは、アイエーズが、そこに来た目的の研究をしようとしなかったからだと、スターマンは言う。一方、アイエーズに言わせると、そこが男ばかりのクラブのような不快な場所であり、この新しい技法が人々を救う信じられないような力を持っていることに気がついたからだということになる。そこへ、もっと複雑な事情がからんでくる。スターマンに言わせれば、アイエーズは、そこに常勤していた今は亡き技術者シッド・ロスを密かに説得して、スターマンとロスが共同開発したニューロフィードバック機器を許可無く複製したものを賃借することに成功したのである。ロスは、スターマンが知らない間にその機器の特許を取っていたと、スターマンは言う。

一部の研究者の公言が原因でアルファ波バイオフィードバックが物笑いの種になった時、スターマンは、もっと多くの研究を重ねずにニューロセラピーを患者の治療に使えば、自分の評判を傷つけるだけでなく、バイオフィードバックの分野全体がもっと傷つくことになるのではないかと心配した。まだ、営利事業として使える段階にはなっていなかったのだ。その装置が研究所外に持ち出されて適切でない者の手に入ることを恐れて、資格のある研究者だけにしか装置を持つことを許さなかったのだと、スターマンは言う。ロスにも、それを売らないという同意書にサインさせた。それに違背しないように、ロスはアイエーズの治療所に装置を賃貸したのだと、スターマンは言う。スターマンの悪夢は現実になりそうだった。そこで、スターマンは激怒してロスを解雇しようとしたが、「公務員なので解雇できなかった」と、スターマンは言う。壺の中の魔神が、解き放たれてしまったのだ。「困ったことに、アイエーズは、自分が何をしているかという自覚がなかったのです」と、スターマンは言う。「幸いなことに、問題は起こりませんでした」。アイエーズがその手法によって好結果を得たことは、スターマンも渋々認めているが、それはアイエーズの能力ではなく、ニューロセラピーの威力を証明するものだというのである。

倫理的とは言えない方法でアイエーズが装置を手に入れたというスターマンの言葉は、アイエーズを怒らせている。アイエーズは事実上盗まれた機器を賃借したのだというスターマンの言葉を私が伝えると、アイエーズは声をたてて、いかにも可笑しそうに、冷笑的に笑った。アイエーズが使った装置は、ロスが勤務時間外にスターマンからの助言もなしに作り上げたものだという。「見え透いた嘘ですよ。スターマンは妬んでいるだけです。あの人は、生涯で何一つ発明したことがないんですからね」と、アイエーズは言うのである。

一九七〇年代後半から一九八〇年代にかけて、ニューロフィードバック臨床家は数えるほどしかいなかった。アイエーズは終日、治療にあたっていた。スターマンは、ほんの限られた時間だけ、てんかんの治療をしていた。ジョエル・ルーバーは、一九七四年にてんかんの、一九七五年にADHDの研究を始めた。そして、一九七六年に九ヵ月間、てんかんを治療するスターマンの方法を観察するために、スターマンと一緒の研究に従事した。そして、マイケル・タンセイがいた。

ある秋の日、ペンシルバニアで、部屋いっぱいのニューロフィードバック技士を対象として行われたタンセイの講演会に、私は出席した。皓々と輝く眼で、ヤギひげを生やし、ゴマ塩頭のタンセイは、早口に、他の人たちのニューロフィードバックの手法を非難した。ときどき、力を込めて話を強調したり、昔受けた侮辱に話が及んだ時には怒りを露にしたり、まったく馬鹿げていると思っている時には声が甲高くなったりする。しかし、その後、装置を前にした被験者と一緒の時には、その態度が柔和なものになった。コンピュータ画面に現れた被験者の進歩を見守り、静かに、なだめるように、リラックスするように指導する。「手の力を抜いて…。力を抜いて…。それでいい。リラックスだ。手にもった小石を温めるように…。力を抜いて…。力を抜いて…」。

アイエーズと同じように、タンセイもスターマンの研究と出会い、それを基に独自の手法を開発して、ニュージャージーの北部にオフィスを構えてニューロフィードバック治療所を開き、一九九六年に研究に専念するようになるまで、臨床実践を続けた。タンセイは怒りっぽく、自分の研究について話す時にも、しばしば苦々しさを露にした。自分の研究が無視されただけでなく、テネシー大学の心理学博士でニューロフィードバックとADD、ADHD研究の先駆者であり、この分野の主要な学術情報誌を発行しているルーバーに、発表を妨害されたと思っているからである。

タンセイのニューロフィードバックの手法は独特のものである。フレズノーにあるカリフォルニア心理学専門家養成学校で児童心理学の博士号をとったタンセイは、一九七六年に、バイオフィードバックを使って、リラックスできない人たちの治療を始めたが、一年後には幻滅を感じた。「治療効果がぜんぜん見られなかったからです」と、タンセイは言う。「ルルドの泉のように、みんなが不要になった松葉杖を置いて帰るというようなわけにはいかなかったんですよ」と言うのだ。その後、スターマンとルーバーの研究を読み、高振動数脳波のバイオフィードバックに取り組み始めた。三ヘルツ幅のSMRを使うのではなく、それに独自の工夫を加えた。脳波振動数一ヘルツごとに、異なった心の状態を表していると、タンセイは信じている。この考えは神経科学に関係しているので、タンセイは、妻のジェニファー、および、UCLA医学部の臨床精神生化学教室の主任ケン・H・タチキと共同研究した興味深い結果を、定評のある『International Journal of Neuroscience』に、一九九四年、論文として発表した。十七人の被験者それぞれに言葉に関する指示を与えて、反応の仕方を測定した一種の連想テストだが、言葉による反応の代わりに、脳波の振動数の反応を測定したのである。たとえば、被験者たちに「黄色いボール」を想像するように要求すると、支配的な振動数が七ヘルツになったので、タンセイは、七ヘルツを、その人の注意の中心となっている心的イメージと結びつけた。「感じてください」という指示を与えられると十六ヘルツが支配的になったので、タンセイは、その振動数を「特定されない体知覚意識」と結びつけた。５＋６の計算を求められると十ヘルツが支配的になったので、この振動数は「思考」を支配しているとした。タンセイは、あるヘルツが、他よりもずっと重要な役割を担っていると信じている。それは、十四ヘルツである。そして、頭頂のＣＺと呼ばれる部位で、それをトレーニングするべきだと言う。タンセイの経験によれば、それこそが、ほとんどの患者が必要としている振動数であり、最も重要な部位なのである。それは、まさに、スターマンの十二〜十五ヘルツ・リズムの真ん中に位置している。

タンセイの考えによれば、だれでも、一つ、あるいは二つの振動数範囲に固着する傾向があるとして、それを「たまり場」と呼んでいる。そのたまり場から追い出して、脳に他の振動数で機能するように教えるのに、トレーニングが役に立つというのだ。タンセイは、この「完全なヘルツ」とでも言うべきものを用いて、ＡＤＨＤや多動、トゥレット症候群、軽度のてんかん、失読症を含む様々な学習障害、喉頭運動障害と呼ばれている呼吸器系内の痙攣に起因するぜんそくに似た症状など、あらゆるものを治療してきたのである。

タンセイの推測によると、生まれた時、脳のある部分が完全に展開していない、つまり、脳の他の部分のように発達していない子どもがいるのだという。細胞群が、その結びつきをすべて完了していないので、ネットワークを創り出すために脳の他の部分が必要としている主要な神経回路が形成されていないのである。「すべては、そこにあるんですよ」と、タンセイは言う。「ただ、始まってないだけなんです。ブダペストの電話みたいなものですよ。近所のどこかで、なにかの拍子にある回路が始動しなくなる。すると、その地域全体で、電話が掛からなくなるんです。だから（ニューロフィードバックで）その回路を始動させてやる。すると突然、その地域全体の、始動態勢が整っていた多数の因子がすべて始動し始めるんですね。だからと言って、発達の遅れている人のすべてが即座に奇跡を起こして脳が働き、すべてがうまく行くってものでもありません。でも、かなりの部分が、うまく行くようになるんです」。感覚運動帯上のCZ部位は、意識的運動のコントロールを支配しているのだと、タンセイは言う。十五〜三十セッションで、脳の活動すべき全領域が活動し始め、運動皮質が強化され、正常化されるのだというのである。「問題は、筋肉の働きを妨げる緊張です」と、タンセイは自分の手法について語る。「どこの、どの筋肉にも起こります。だからといって、必ずしもパンツを濡らすわけではありません。しかし、痙攣中に起こることは、すべて、数回のトレーニング・セッションでなくすことができます。そうなれば、運動系が平静になります。ストレスがなくなります。そうなれば、血圧が下がり、システム全血管への圧力も下がります。筋肉被覆、つまり静脈や動脈の周りの筋肉の緊張が解けて、その結果、末端まで血がまわるようになり、うまく血圧が下がるのです。心に留めておくことは必要ですが、努力する必要はない、すごく良い方法なのですよ。多動の子どもたちは、すごく緊張して青白い顔でやって来ますが、終わった後は、顔色がピンクになって出ていきますよ」。二十年間の臨床実践の間に、タンセイは多量のデータを収集した。それを、きちんと資料を添付した論文にまとめたし、患者たちが得た成果を、何十本ものビデオテープにも収録している。

一九八〇年代の初期、高振動数の脳波のトレーニングに取り組んでいたのは、タンセイ、アイエーズ、スターマン、ルーバーの他、ほんの数人しかいなかったであろう。彼らは、自分たちが行っていることの威力を深く信じ、医療に革命をもたらすものだと思っていた。しかし、それと同時に、臨床的な実践をすることに甘んじ、少数の論文を書いて、世間から注目される日が来るのを待っていた。科学界独特の習慣として、自分たちの研究を部外者に宣伝するのは、みっともないことだとされていたからであった。また、脳波をトレーニングすることを教えるという概念が、従来の医療の考え方と異質なために、説明し難く、耳を傾けたり信じたりする人があまりいそうもなかったためでもあった。この少数の臨床家たちが姿を消したり、仕事を辞めたりしていたら、このアイディアは、彼らと共に消え失せてしまったかもしれない。

しかしながら、ニューロフィードバックは消え失せなかったし、今では、ほんの少数の人たちのものではなくなっている。一九八五年の初めに、スーザン（スー）・オスマーが、友人から、マーガレット・アイエーズの講演を収録したカセットテープをもらった。スーはそのテープを聴いて、てんかんとそれに関連して起こる神経学的な問題に対する従来とは異なった手法に強い印象を受けた。スーと夫のシーグフライドの十代の息子は側頭葉てんかんで、その発作に付随する深刻な人格障害に悩んでいたのである。多くの人々が、主流医学に見放され、深刻な問題を抱えたまま、なんのあてもなく回り道をしてやっと辿り着くのと同じように、オスマー夫妻は代替療法に辿り着いたのである。医師たちが彼らの息子を助ける力をあまり持っていないばかりでなく、医学産業というものが、巨大で、無神経で、しばしば無礼でもある機構であり、患者やその家族の感情は重要事項のリストの遥か下方にしか位置づけされていないことに、オスマー夫妻は気がついていた。昔ながらの、デカルト的手法であった。人体を装置のように扱い、心のことは問題にしない。医師たちは採血して、検査をし、手に入る薬を処方して、その結果を測定したあげく、両手を挙げて「これ以上、私たちにできることはありません」と言うのだ。オスマー夫妻は、そんなことに乗せられるつもりはなかった。夫妻の息子は十六歳になっており、身体的にも感情面でも深刻な問題を抱え、未来に対する不安に直面していたのである。そして、一九八五年三月五日という日付が、オスマー家の歴史に永遠に刻み込まれることになった。その日、シャーマンオークスからスーが車でブライアンをビバリーヒルズに連れて行き、そこでマーガレット・アイエーズの治療所の椅子に座らせて、脳波ニューロフィードバックの最初のセッションを受けさせたのである。

その春の日に何が始まることになるのか、オスマー夫妻には想像もつかなかった。

第5章 ブライアンの脳

一九七〇年秋、シーグフライドとスーのオスマー夫妻が二歳になる息子のブライアンと共にシャーマンオークスに引っ越した時、カリフォルニアは、まだ、陽光溢れる約束の地「黄金の国」であった。当時三十歳だったシーグフライドは、博士号を得たばかりの若き物理学者であり、急増した南カリフォルニア国防産業の一角を占めるノースロップ研究技術センターに職を得て、核戦争下で使われる放射能に耐性のある半導体の開発研究に取り組もうとしていた。スーは、コーネル大学で始めていた神経生理学の研究を続けて、博士号をとるつもりだった。

シーグフライドがスー・フィッツジェラルドに出会ったのは、ニューヨークのカレッジの、あるパーティーの時であった。二人は一九六四年に結婚した。そして、一九六八年、大学院生の時に、スーが思いもかけず最初の子どもを妊娠してしまったのだった。つわりがひどく、スーは、しばしば吐き気に襲われた。継続的に襲ってくる吐き気の波を抑えるために、医者は、スーにティガンを処方した。一九六八年の暮れに子どもが生まれた。当時の大統領候補者ユージン・マッカーシーに因んで、ブライアン・ユージンと名付けた。難産だった。ブライアンは「青色児」で、へその緒が首に巻きついていた。しかし、健康そうだった。言葉を覚えるのは早く、一九六九年、テレビが月面着陸のニュースで溢れかえっていた時に、ブライアンは、最初の言葉「月」を覚えた。

一年あまり後、シーグフライドはノースロプに就職、スーはＵＣＬＡの脳研究所で博士号のための研究を続けることになった。二人は、二台の乗用車に荷物を積込み、カリフォルニアに引っ越した。緑豊かなサンタモニカ山塊の一角の、下町エンチノの雑踏からほんの数分の住宅地に、小さな瀟洒な家を買い、マカダミアやアボカドを植えた。家の回りには灰緑色のリュウゼツランが生い茂った。ニューヨーク北部に比べると、南カリフォルニアはエキゾチックで、若々しい家庭にとって素晴らしい場所のように思えた。

ほとんど最初から、すべてが期待通りには進まなかった。おむつが取れてブライアンが歩いたり話したりするころになると、問題が姿を見せ始めた。世の親が「魔の二歳児」と呼びたくなる時期だが、それ以上の問題だった。ブライアンはたいてい機嫌良くしていたが、ときどき、怒ったり、落ち着かなかったり、苛立ったりしているように見えたのだ。成長するにつれて、別の問題が現れてきた。物覚えが悪かったのである。「他の子どもたちがジャンプの時に、ブライアンは、まだホップの状態なのです」と、幼稚園の先生が、オスマー夫妻に言った。

ブライアンが五歳の時に、オスマー夫妻に次の子どもが生まれた。女の子で、カレンと名付けた。六ヵ月の時、異常な事態となった。カレンが、ミルクや食べたものを吐いてしまうので、かかりつけの小児科医ロバート・マーシャルの所へ連れて行った。すると、ウェストウッドにある大学付属病院、UCLA医療センターで検査を受けることを勧められた。多数の検査が行われたが、原因ははっきりしなかった。ついには、診査手術を行うことになり、カレンの頭蓋を切開すると、手術不能な脳腫瘍の黒い固まりが見つかったのである。スーもシーグフライドも、呆然とした。妊娠中のスーの激しい吐き気を抑えるための薬――ブライアンの時はティガン、カレンの時はベンデクチン――のせいかもしれない。医師たちは副作用の可能性については何も言わなかったが、二人はその疑惑を拭いきれなかった。

幼いカレンはUCLAに入院して数々の治療を受けたが、その中に、毎日行われるコバルト六〇照射療法もあった。脳の小さな部分に正確に放射線を当てるために、カレンはじっとしていなければならないのだが、幼い子どもにそんなことは無理なので、抱水クロラルによる麻酔がかけられた。しかし、この薬品でカレンの具合がやや悪くなったので、そのことがカルテに書き込まれ、別の麻酔剤が使われることになった。それなのに、その翌日、担当の技士はまた抱水クロラルを使い、カレンの具合がすごく悪くなった。次の日、研修医が抱水クロラルを用意したので、スーは信じられない思いで、口を出した。研修医はカルテを調べて「ああ、そうか」と呟いた。「私たちは、工場のようになった医療体制の中で生き延びるには何をしなければならないかを、学びつつあったのです」と、スーは言う。「人々は何の疑念も持たずに病院に行き、病院の人たちがやるべきことをきちんとやっていると思っています。ところが、そうじゃないんですよ。病院の人たちは、心から患者のことを想っているのではないのです。私は、すごく長時間カレンに付き添っていたので、家族の誰かが入院してるために病院内を歩き回っている人たちの知恵に気がついたのです。彼らがいろんなことを教えてくれました。厳しい現実から身につけた知恵です。まず、こんなことを言うことを覚えました。『その子をどこへ連れて行くんですか？』『その検査は誰が指示したのですか？』『いいえ。私は立ち会います』」。

放射線治療は、効果があがっているように見えた。カレンは這うようになり始め、失われた時間を取り戻そうとしているみたいだった。それから急に、前よりも悪くなった。化学療法が開始されたが、効果はなかった。手遅れだったのだ。声を出さなくなり、周囲のことに対する意識も薄れていった。そしてついに一九七五年二月、シーグフライドが喉を詰まらせながら「お願いです。もう治療を続けないでください」と頼み、カレンは死去した。

ブライアンは六歳になっており、言動が悪化していた。学校や家庭で、突然激怒するようになり始めた。敵対的な態度がきっかけとなって、数人の子どもたちに襲いかかられ、ゴミ入れのカンに押し込まれたこともあった。シーグフライドはスパルタ的な態度で、このままでは、そのうちにもっと酷い目に遭うことになると、幼い息子に警告した。その時ブライアンが「どうせ僕は悪い子なんだ。大きくなったら、刑務所に入るのさ」と叩きつけるように言ったので、シーグフライドはぞっとした。他にも、ブライアンが「僕は今に自殺するよ」とか「僕は魔法使いなんだ」とか、奇妙なことを言ったことがあった。スポック博士の育児書を見ても、ブライアンのような子どものことは何も書かれていなかった。「あの子は、変わってはいるけれど明るい子どもから、混乱した陰気で乱暴な子どもに変わってしまったんです」と、スーは言う。オスマー夫妻は、ブライアンの暗いムードに基づいて、雷雲様というあだ名をつけた。「辛かったですよ」と、スーは言う。「私はあの子を愛していて、あの子のために最善のことをしたかったのですけれど、じつを言うと、あの子を嫌っている時が多かったのです」。ブライアンの異常な言動は、妹の死に対する、あるいは妹が入院している間、両親が長時間家にいなかったことに対する反応なのかもしれないと思っていた。ある時、ブライアンがこう言ったからだ。「僕も入院してればよかったな。そしたら、かまってもらえたから……」。

楽しい時がまったくなかったわけではない。スーとシーグフライドはアウトドアが大好きで、ブライアンを背負って、シエラ山でクロスカントリースキーやハイキングを楽しむことが多かった。また、自然愛好家のスーは、サンタモニカ山塊の奥地にハイカーたちを案内するガイドやボランティアたちのグループの、無給の指導員にもなっていた。ガイドたちは、子どもたちをピクニックに連れて行ったりもしていたが、それが、ブライアンの突然の暴力的な行動のために中止されることもあった。ある時のピクニックで、シーグフライドは、ブライアンが、白い晴れ着を着た女の子を日除け代わりにしているのを目にした。シーグフライドはブライアンを引きずり出し、引っぱたいた。それから数週間後、靴屋の店頭に座って足の寸法を測ってもらうのを待っている間に、ブライアンは隣に座っている男の子を殴り始め、店員が慌てて制止するまでやめなかった。それからまもなく、オスマー夫妻は、話があるということで学校に呼び出された。校長と担任教師、それに他の職員が、ブライアンに関する苦情を次々と述べ立てた。しょっちゅう喧嘩をする。女の子の顔を引っかいた。先生に悪態をついた。オスマー夫妻は、落ち込んでしまった。教育も教養もある自由主義の両親の子どもなのに、どうして、こんな化け物みたいな息子になってしまったのだろう？　二人は、他の子どもの親たちが後ろ指を差し、陰口を叩いているのに気がついていた。自分たちの責任だろうか？　自分たちが、あの子をダメにしてしまったのだろうか？

学校側は、ブライアンに「感情障害児」というレッテルを貼り、転校させることを要求した。小児科のマーシャル医師は、ＥＥＧによる検査を勧めた。その結果、ブライアンはてんかんであることが確認された。ある意味で、ほっとする知らせだった。それで、突然怒りだしたり、暴力的な行動をとることの説明がつくと、医者が言ったからだ。オスマー夫妻は、別の可能性を考え始めた。ブライアンは、生まれる時、へその緒が首に巻きついていたので、酸素不足だった。それで、脳が損傷したのかもしれない。ブライアンは、ときどき、オーラが見えるとか、物のまわりを強烈な妙な色が取り巻いているとか言うことがあった。ある時、リトルリーグの野球の真っ最中に癇癪を起こして、地面に寝ころがり、妙な声をたてたこともあった。夜中に、うなされて、叫び声をあげながらガバと飛び起きる時もあった。汗びっしょりで、唸るような妙な声を発していた。オスマー夫妻が呼びかけても揺すっても目を覚まさないので、それが収まるまで、ただ抱きしめてやることしかできなかった。

てんかんだという診断は、ブライアンにも歓迎された。「自分の行動には原因があるとわかって、あの子は大喜びしたんです」と、スーは言う。「みんなに『僕はてんかんなんだ』って、触れ回ってましたよ。どうしてあいうことをするのか、やっと説明できるようになったんですからね」。後にスーは、ブライアンのてんかん発作が、脳の別の部分に影響を及ぼしたのだと考えるようになる。「扁桃核は恐怖反応を支配しているのですが、非常に発作活動の影響を受けやすいのです。発作は、パニックを起こさせるだけでなく、恐怖も引き起こします。外界で起こっていることに関係なく、恐怖、偏執的行動、暴力的反応などが引き起こされるのです」と、スーは言うのである。

医者はブライアンに、発作に対する薬として、フェノバルビタールを処方した。この薬はあまり効果がなく、ブライアンを危険なほど多動にした。ある朝早く、オスマー夫妻が目を覚ますと、ブライアンがパジャマ姿で屋根に上り、マッチを擦っていた。また、ブライアンがいつの間にか家からいなくなり、二時間後に数キロ離れた友人の家から電話をかけてきたこともあった。

マーシャル医師はフェノバルビタールの投薬を中止して、次にジランチンを試してみた。これによって、ブライアンがよく起こすようになっていた発作は治まったが、喧嘩や癇癪など、日中の行動は以前のままだった。そこで、医師はブライアンに、別の薬も処方した。テグレトールという新薬だった。ブライアンの行動はかなり良くなり、乱暴な自制心の欠けた行動はなくなったが、その薬の影響で、ブライアンは活気がなく、ぼんやりするようになってしまった。「よく効きましたよ。でも、あの子に良い結果をもたらしたわけではないんです。拘束衣を着せたみたいなものでした。自分の家で生活し、施設に収容されたわけではないのですが、とても可哀相でした」と、スーは言う。

その間にもブライアンは大きくなり、力が強くなっていった。ある週末、シーグフライドはブライアンをヨセミテのトゥールム・ミードウに連れて行き、大きな花崗岩の露頭を一緒に登ろうと誘った。ブライアンは誘いに乗ったが、最初のうちは怖がりながら、しぶしぶ登っていた。だが、頂上に着くと拳を振り回し、いかにも得意そうに、登り切ったことを確認した。その後、ブライアンは重力に逆らうことが面白くなり、木、ジャングルジムなど、何にでも登るようになった。しかし、その動作はまだぎこちなかった。ある夏の夕方、シーグフライドが、会員になっている電気電子技術者協会のチーズとワインのパーティーに出席していると、誰かが、セコイアの巨木の上の方を指さした。小さな人影が、その木に登っていたのだ。ブライアンだった。ブライアンが地上に下りてくるまで、シーグフライドは息をつめていた。

それから数ヵ月後の一九七五年十一月、オスマー夫妻に三人目の末っ子、クルトが生まれた。クルトが健康な赤ん坊だったので夫妻はほっとしたが、大きくなるにつれて、手に負えない子どもになっていった。

その間もブライアンは発作を起こし、オスマー夫妻は、二人の子どものことをすごく心配していた。そして、有名な小児神経科医でこの種の小児障害の専門家であるジョン・メンキン医師に会いに行った。メンキンは脳波を調べ、シーグフライドとスーは、その結果を聞くと共にブライアンのことを相談するために、メンキンのオフィスに行った。そして、ブライアンの夜間の発作のことや、乱暴な行動のこと、それに、テグレトールとジランチンで好結果を得ていることを話した。そして、メンキンの反応にショックを受けた。「あの子はてんかんではありませんよ」と言い、ブライアンの行動障害はカレンの死が原因だと言ったのである。「あの子は、動転したのですよ」とメンキンは言うのだ。ブライアンの行動や発作はどういうことなのか、とオスマー夫妻が訊くと、「どうして、それが発作だと、あなたたちは思ったのですか？」と、メンキンは苛立たしげに、馬鹿にしたように言った。テグレトールの投薬量は、治療効果をあげるには少なすぎる、おそらくブライアンの行動が変わったのは、プラシボ効果のためだろう、話を聞いた限りでは、ブライアンは行動が乱暴な子どもというだけのことだろうと、メンキンは言ったのである。

その後、ロバート・マーシャルがメンキンにブライアンのことを詳しく伝えると、メンキンは前言を翻して、マーシャル医師に、ブライアンがてんかんだったという謝罪の手紙を書いた。しかし、オスマー夫妻には、その過ちを伝えなかった。「すごく幻滅しましたよ」と、シーグフライドは言う。「あの男は、権威のある専門家だと見られているのですからね。それなのに、私たちの観察や体験をぜんぜん考慮に入れなかったのです」。オスマー夫妻は、工場化した医療体制に関して、また新たなことを学んだのであった。

それから数年、ブライアンは薬に耐えているようだったし、そのおかげで、一家の生活は耐えられないものではなくなっていた。一九八〇年、クルトが幼稚園に入ると、オスマー夫妻は、新しい問題に直面した。クルトが通っている幼稚園の先生たちが、クルトを多動だと考え、ADDやADHDに広く処方されているリタリンをのませるようにと、オスマー夫妻に要求したのである。しかし、オスマー夫妻は、たとえエネルギーに溢れすぎているとはいえ、元気な四歳の子どもに薬品をのませることには反対し、別な学校を探すことにした。そして、基本的な考え方として薬品に反対し、それに代わるのは個人個人に注意を払うことだという信念をもっている、ハイランドホールのワルドルフ校を見つけた。ブライアンもクルトも、同校への入学を認められた。ブライアンの授業は彼の能力に合わせて行われ、それは成功を収めたと、シーグフライドは言う。「ブライアンは、楽しくて、気もそぞろでしたよ。学校はブライアンにユーカリの木に登ることを認めたし、あの子を馬鹿扱いしませんでしたからね」と言うのである。

ミドルスクールに進学すると、ブライアンは学業成績も良くなった。しかし、曖昧な表現や微妙な表現、ユーモア、表情を読むなどということにひどく苦労した。ブライアンの脳は、そういうふうには働かなかったのだ。友達は少なく、社交的なことが苦手だった。科学・数学などという具体的な教科は得意だったが、国語などの主観的な教科は苦手だった。自然が大好きになり、不安定な人間関係を離れて山歩きや岩上りをしていると、心の平穏が得られた。

ミドルスクール在学中もハイスクールに進学してからも、ブライアンは、やや苦労しながらも、なんとか社会と折り合っているようだった。痩せて、ハンサムで、黒髪のふさふさした、真面目な青年だった。だが、まだ深刻な問題を抱えていた。ちょっとしたこと――本を落とした、お気に入りの椅子に他の人が座っていた、誰かが乱暴な口をきいた――で暴力的な怒りに駆られ、手近な扉を蹴って穴を空けたり、皿などを床に叩きつけたりしたのである。もう大人と言ってもいいほどだったので、その暴力的な行為は、恐怖を抱かせた。弟との対立も、兄弟間の普通の対抗意識を遙かに越えて、極めて激しかった。薬が効いている間は、ブライアンはある程度おとなしく、あまり本気にならなかった。十一学年になると、ブライアンはカレッジへの進学を考えだした。それがオスマー夫妻を悩ませた。ブライアンが一人で生活できるはずがないと思っていたからだ。「誰かの手助けなしに、あの子は社会の中で生活できなかったのです」と、シーグフライドは言う。「もしも薬をのみ忘れたり、厄介な事態に直面したりしたら、自己破壊的な悪循環に陥って、立ち直ることができないかもしれなかったのです」。ブライアンには、一生面倒をみる人がついているか、あるいは、つねに監督下に置かれているような状況が必要だと、オスマー夫妻は思っていたのである。

一九八五年の冬、コーネル大学でスーの級友の一人だったスーザン・ローゼンが、引っ越して来たサンフランシスコで開催された学習障害協会の年次総会に参加した。ローゼンには重度な学習障害児がいて、手こずり、何か助けになるものを探していたのだ。ローゼンは、てんかんを脳波バイオフィードバックというもので治療することに関するマーガレット・アイエーズの講演を、テープに収めてきた。

もしもブライアンが、てんかんにジランチンを処方されて、あまり副作用もなく劇的に好転していたら、オスマー夫妻がニューロフィードバックに出会うことはなかったであろう。しかし、ブライアンの症状はまだ手に負えないものだった。それに、オスマー夫妻は従来の医療の駆け引きと欠点に幻滅し、医師の白衣にあまり敬意を払わなくなっていた。神経生理学に素養のあったスーには、オペラント条件づけによって脳波を変えるという考えは納得のいくものだった。何年も前に、スーも、コーネル大学でネコの脳に電極を取り付けて、脳波と学習の関係を研究していたのだ。その後もしばらくUCLAで研究を続けたが、ブライアンの育児の苦労や、コーネル大学での彼女の指導教師が事故死したことなどのために、中断したままになっていたのである。スーはマーガレット・アイエーズに電話して、その手法について話し合った。そして、アイエーズの話に感銘し、予約をして話を終えた。

三月五日、スーはブライアンを連れて、車でビバリーヒルズのアイエーズのオフィスに行った。

ＥＥＧというのは、自動車を検査をするコンピュータに似たところがある。整備士が車を整備する時、その車をコンピュータに繋ぐと、システムのどの部分に問題があるかがコンピュータ画面に表示されるのである。脳波バイオフィードバックの場合は、ＥＥＧの画面表示によって、どこに異常な脳波があるかがわかる。まだ、コンピュータが日常生活の中に入り込んで来る前の時代であった。アイエーズはブライアンに、旧式な、アナログの、ペンとインク式の脳波計測装置を接続した。覚醒していて何かの仕事をしている正常な脳は、すべての脳波が同調しているわけではない。つまり、異なった電気的信号が多くの異なった部位——感覚・記憶・身体各部の運動の中枢——から発されて、日常生活上のシンフォニーを作り上げているのである。てんかん発作が起こると、脳は、こうした多くの機能を停止させてしまう。大きな低振動数の脳波が嵐の海の巨大なうねりのように脳を席巻し、すべての神経細胞が低振動数脳波を発して、意識を突然停止させてしまう。ブライアンの脳波は低振動数脳波が異様に多く、明らかに異常であった。トレーニングは、これらの低振動数脳波を追いやることによって脳を元気づけることをブライアンに教えるために、左頭部から開始された。

ブライアンに、スターマンが使ったのと同じ、赤と緑の二つの光源がついた小さな黒い箱が接続された。まず最初に、アイエーズは、C3の部位——左耳と頭頂の間——にセンサーを接続した。ブライアンは、注意を向けている状態から、意識をリラックスさせて深く呼吸する状態に変え、それを、緑の明かりが点灯して赤の明かりが消えたままになるまで続けた。理想的には、何も考えずに、ただリラックスした状態になるのがいい。何回か練習すると、意識せずにそうできるようになるのである。

ブライアンはうまくそれができたので、ニューロフィードバックが気に入った。変わりたい、良くなりたいという欲求がこの過程の非常に重要な部分を占めると、専門家たちは言っている。意思の関与が、なんらかの形で、視床を通じて、その人の脳波を変化させるのである。ブライアンは、毎回三十分、週に二回、セッションを受けた。この治療法に科学的な態度で接するために、スーは、赤い革表紙で小口が金色の小さなノートに、ブライアンのニューロフィードバック・トレーニングの様子とその進み具合を観察した簡単な記録を、日記として、日々書き込むようにし始めた。

ほんの数セッションの後、ブライアンの様子がなんとなく変わって、良くなったように思えた。よく微笑むようになったし、以前よりもよく考えられるようになった様子だ。しかしオスマー夫妻は、息をつめてその様子を見守るだけだった。自分たちの願望が反映して、なんとなくそんな気がしているだけかもしれないと、心配だったのである。なにかが起こっていることが最初に確認されたのは、トレーニングが八セッションに達した時のことだった。オスマー一家は友人たちと週末を過ごすことになっていたのだが、その友人たちは誰もブライアンが脳波トレーニングを受けていることを知らなかったのだから、それは先入観のない判定だったと言ってもいい。三月末、オスマー一家は、太平洋岸の景勝の荒野マグー岬で、ガイド仲間と週末のキャンプをした。その時の出来事が、スーの日記に、簡単にこう記されている。「ブライアンが指をかなり切った。困惑していたが、自制心を失いはしなかった。友人たちは、ブライアンが『軽くなっている』ことに気がついた。もう不合理な爆発を起こさなくなっていることに、みんな気がついていた」。友人たちのこの観察は、オスマー夫妻が気づいていた微妙な変化を確認するものだった。ブライアンは、以前よりも活気があるように見え、弟とあまり喧嘩をしなくなったようだった。

セッションは続けられた。数セッション後の四月初め、オスマー夫妻は、新しくできた水族館を見に、モントレーに家族旅行に行くことにした。ブライアンは行きたがらなかった。最初、シーグフライドは、それを認めた。後部シートで、一人はADHD、もう一人は人格障害の二人の子どもたちが、コブラとマングースのようにいがみ合っている長い自動車旅行を考えると、もううんざりだという気がしたからである。しかし、ブライアンは十七歳になっていたが、彼をひとりだけ家に置いていくのも心配だったので、スーとシーグフライドは、全員で行くことを強硬に主張した。ブライアンは不機嫌に黙り込んでいたが、それもしばらくの間だけだった。「あの子は、不承不承だったが、何回も会話に加わった」と、シーグフライドは、その時のことを簡単に書き記している。「後部シートを見ると、二人が肩を寄せ合って眠っていた時もあった。そんなことは初めてだった」。オスマー夫妻は、やっと希望に胸を躍らせてもいいという気になったのだった。

セッションはさらに続けられた。スーの日記を少し引用することにしよう。

四月七日：モントレーに旅行。ブライアンの上機嫌が続いたので、これまでで最も楽しい旅になった。

四月十二日：夕方、ブライアンが部屋から出てきて、いろいろ話をした。夕食の後もぶらぶらして、会話を楽しんだ。笑みを浮かべ、声をたてて笑うこともあったし、ちゃんと冗談に反応した。

四月十七日：ブライアンが自分の変化に気づき、注意をよく集中できるようになったと感じている。

四月二十日：ブライアンが、何か計画を立てている。その計画の資金を稼ぐために、夏休みに働こうと思っている。

四月二十三日：このごろブライアンとクルトは、話をしながらスクール・バスから歩いてくるようになった。前には、クルトが一人で、泣きながら帰ってきたのに…。

四月三十日：マーガレットは、ブライアンがよくやっていると言う。彼女は、ブライアンの薬を減らしたがっている。

五月三日：ブライアンは、教科書を全部終わらせようとしている。初めてのことだ。パーティーに行くことに興味を示した。八年生の時以来のことである。

五月二十八日：脳波の記録をとった。脳波の振幅と低振動数脳波がかなり減少していることがわかった。

五月二十九日：マーシャル医師に会う。ブライアンは学習障害から脱する方向に変化しているにちがいないという話だった。もっと様子を見なければわからないということだが、ジランチンの投薬量を減らすことに同意した（ただし、テグレトールは減らさない）。

六月三日：マーシャル医師は、（ニューロフィードバックの）様子をみながら薬物療法を変えようとしている。

六月五日：ジランチンを、一日当たり三百ミリグラムから二百六十ミリグラムに減らした。

六月九日：ブライアンは、クルトとまともに話を交わすようになった。これまではいつも「関係ないよ」とか「知ったことか」と言うだけで、相手にしなかったのに…。クルトが、レゴの列車で、ブライアンのダンボールの要塞の中に手紙を運べるようにした。そして「兄ちゃん、大好き」という手紙を送った。すると、ブライアンは「俺もお前が好きだけど、今は忙しいからな。じゃあね」という返事を戻してきた。「ブライアンがライオンで、クルトをうるさがってただけだった」という状態とは大違いだ。

七月一日：マーシャル医師が、薬をさらに三十ミリグラム減らして一日当たり二百ミリグラムにするのに同意した。

九月十八日：ジランチンを、一日百ミリグラムにまで減らすことになった。

九月二十九日：ブライアンは、学校の行事やクラリネットの練習を予定表に書き込んでいる。

十月十九日：ジランチンの投薬を減らしてから、ブライアンはとても元気になった。学校のクロスカントリー・チームに入ろうとしている。

十月三十日：ジランチンの量が、ついにゼロになった！（六十一セッション）

十一月五日：ブライアンが、マーガレットの服装にお世辞を言った！

十一月八日：ブライアンが熱心に言いだして、クルトの誕生日のプレゼントに時計を買ってやることにした。ブライアンが他の人の喜ぶことに関心をもつようになったのは、すごく嬉しい変化だ。

オスマー夫妻が確信を持つようになるのに、たいして時間はかからなかった。トレーニングが始まって一ヵ月もたたないうちに、二人は信じられないような変化を目にしたのだ。ニューロフィードバックは驚異的なものだった！　一流の高額な医療が何年もかかって達成し得なかったことを、数ヵ月で達成したのである。二人に、自分たちの子ども――本当の子ども――を返してくれたのだった。これまでずっと損傷した脳の中に閉じ込められていたブライアンに、やっと出口が指し示されたのだ。どうしてもっと多くの人たちが、これを知らなかったのだろう？　オスマー夫妻は、クルトを、ＡＤＨ

D治療ためにマーガレットのもとへ連れて行った。一セッションだけでクルトの夜尿はとまり、再発することはなかった。さらにトレーニングを重ねると、クルトはかなりおとなしくなった。スーは、自分の低血糖症のためにトレーニングを始めた。低血糖は、スーの慢性疲労と、しばしば襲う吐き気の原因となっており、博士号取得のための勉強を中断せざるを得なかった理由の一つになっていたのだった。最初のセッションの後、スーは、クリーン・ウインドシールド効果——人によって感じることがある、静かなエネルギーに溢れた感覚で、セッションの後数時間持続することもある——を体験した。シーグフライドが帰宅すると、スーは「この家に、新しい人がいるのよ」と言った。シーグフライドは周囲を見回して、キツネにつままれたような顔をした。するとスーは、ニッコリして「私のことよ」と言ったのだった。セッションを続けると、スーの低血糖症は、ほとんど症状がなくなった。ブライアンには、初めて友達ができた。脳をトレーニングして強くするという考えは、オスマー一家を席巻したのだった。「私たちには、これが大したもので、これこそ自分たちが関わり合いたいものだということが、すぐにわかったのです」と、シーグフライドは言う。ブライアンがトレーニングを始めてから六週間後の五月、シーグフライドは、アイエーズと、この技術をコンピュータ・システムを使って近代化し、その装置を売り出す会社を作ることを相談し始めた。エド・ディリンガムという、シーグフライドとスーの友人でコンピュータ・ソフトウェアの専門家にも、話を持ちかけた。

ブライアンは、一九八六年の夏にハイスクールを卒業し、同年秋、家から三十分ほどのところにある小さなルーテル教会系のカレッジで学生生活を始めることになった。薬の服用によるどんよりした感じは目から消え失せ、ブライアンは以前より活き活きとして、存在感が強くなっていた。幼い頃以来、初めて幸せそうだった。まだ問題はあったが、オスマー夫妻は、ブライアンがなんとか正常な生活を送っていけるだろうと確信していた。

第6章 EEGスペクトラムの船出

一九八五年十月二十九日、シーグフライドとエド・ディリンガム、それにマーガレット・アイエーズが提携する口約束が成立した。マーガレットが知識を提供し、ディリンガムがプログラムを書き、ディリンガムとシーグフライドが、新しくコンピュータ式に改良したニューロフィードバック装置を作って宣伝するということだった。その装置がこれまでのものより効率的で使いやすければ、うまく行くだろうと、みんな確信していた。アイエーズも、それまで使っていた装置の賃借料の支払い手続きから解放されるはずだった。新しい共同事業の前途を祝して、三人は、ビバリーヒルズのチーズケーキ・ファクトリーで会食した。この提携は、やがて、個人的な対立や利害の衝突でうまく行かなくなってしまうが、ニューロセラピーを少数の治療所内だけのものではなくし、もっと大勢の人々に紹介するはずだった。

夜の時間と週末を費やしてソフトウェアを書き上げるのに、今は亡き、白髪白髭のディリンガムは、二年半以上かかった。一九八七年十二月、最初のコンピュータ式のニューロフィードバック装置が、ディリンガム家の寝室で完成した。コンピュータが脳波を読み取り、それが、以前のペンとインク式ではなく、画面上に表示されるようになっていた。マーガレットの装置に似た、発光体のついた黒い箱型の装置もあった。十五〜十八ヘルツのベータ波が増大すると、それにつれて緑の明かりが点るようになっていた。(この時点で、オスマー夫妻は十二〜十五ヘルツのSMRを知らなかった。アイエーズが話していなかったのだ)。脳波が十五〜十八ヘルツ以下になると、赤い明かりが点るようになっていた。この装置を作成するのに、ディリンガムが費やした時間は別にして、約一万五千ドルの費用がかかった。

一方で、オスマー夫妻とアイエーズとの関係が、うまく行かなくなっていった。アイエーズは、協力関係を望んだわけでも、それに同意したわけでもないと言っている。オスマー夫妻の方では、アイエーズは同意したのに、その後、協力関係が進めば自分の独占的な知識や決定権を協力者たちと分かち合わなければならないことに気づいたのだろう、と言っている。オスマー夫妻の説明によると、あることがきっかけで、意見の相違が表面化したのだという。その試作装置でオスマー夫妻がブライアンを治療していると、アイエーズが、自分が立ち会わずに治療していることに激怒したのだと、シーグフライドは言う。シーグフライドはスーも正式に協力者に加えることを主張していたが、アイエーズはそれを嫌がっていた。協力関係が解消され始めた。アイエーズに質問しても、その返事が返ってくるまでに何日もかかるので、苛々させられた、とオスマー夫妻は言う。協力関係が対等でなかったことが問題の一因だったことは、シーグフライドも認めている。必要な専門知識の大部分は、アイエーズのものだった。ディリンガムは、コンピュータの専門知識と技術を持っていた。そして、シーグフライドが持っているのは、彼に言わせると「大風呂敷」、つまり、この技法全体にスポットライトを当て、工業化して世界の注目の的にしたいという熱意以外には、何もなかったのだ。

シーグフライドは、一九八八年十月にアイエーズの弁護士の事務所で行われた緊張した会議のことをよく覚えている。それぞれの弁護士を伴った会社設立のための会議だったが、マーガレットはスーが同席するのを嫌がり、同席するなら話を進められないと言った。理不尽な要求だとシーグフライドは思ったが、とにかくスーは退席した。緊張した雰囲気だったが、双方の弁護士が、そそくさと協議した。その協議の後、弁護士たちは依頼人と相談することになった。スーとシーグフライドは、自分たちの弁護士の所へ行った。アイエーズは、自分の弁護士のところへ行った。ディリンガムは、どちらの側に行くか決めかねて、うろうろしていた。オスマー夫妻側の弁護士が、ディリンガムに訊いた。「私は、あなたの代理人なのですか?」。ディリンガムは、そうだと答えて、オスマー夫妻の側に加わった。「この瞬間に、マーガレットは、もう協力者として必要ないと思っていた私たち夫婦を追い払っただけでなく、頼りにするのを当てにしていたエドワード・ディリンガムも失ったのです」と、シーグフライドは言う。

こうしたオスマー夫妻の説明にアイエーズは猛反発し、彼らとの協力関係について訊くと、こう答えた。「口頭であろうと文書であろうと、私たちが合意をかわしたことはありません。私は彼らの息子を治療し、彼らは私に感謝して、素晴らしいことだと言い、私のしていることを世界中に知らせる手助けをしたいと言いました。彼らは私のアイディアを盗み、それを自分たちのものにしようとしたのです」。彼らに、新しい装置を作ることについて相談したこともないと言う。

彼らの関係がどんなものであったにせよ、とにかく、それが崩れ、不快な雰囲気になったことは間違いない。しかし、新しい協力関係が作られ、オスマー夫妻は苦労しながら、憑かれたようにその仕事を始めるようになる。袂を分ったにもかかわらず、「私は今でも、マーガレットに出会えたことを感謝しています」と、スー・オスマーは言う。スーも、昏睡、頭部損傷などの深刻な症状の治療に非常に効果的だというアイエーズの言葉を、心から信じていたのだ。

オスマー夫妻とディリンガムにとって、彼らが知っているかぎりではこの分野の唯一の臨床家であるアイエーズとの仲違いは、大痛手だった。しかし——アイエーズと同様——彼らの方にも最新の技術があり、依然としてアイエーズの知的占有物となって秘匿されているこの技法を明らかにして広く一般に伝えたいという、福音伝道者のような情熱があった。「これから離れるつもりはないと決意を固めるのに、たいして時間はかかりませんでした」と、スーは言う。「せっかくあることを知り、それが世界に広まっていくことがわかったのに、そのまま何もしないで、他の人たちに任せておくというわけにはいかなかったのです」。マーガレットと決別した後、三人は車でオスマー夫妻の家に戻り、落胆して、居間の安楽椅子に座り込んでいた。シーグフライドとディリンガムは、スーを見た。スーは、神経生理学の素養があり、患者の扱い方にも自信があるのに、それまで中心的な関係者にはなっていなかったのだ。「君の出番だよ」と、シーグフライドが言った。その翌日、EEGスペクトラムが誕生したのである。「私たちを放り出すことによって、マーガレットは最も恐れていた事態を招いたのです」と、シーグフライドは言う。「なぜなら、それまでに私たちはすっかり心を奪われ、それから離れる気はなくなっていたからです」。おそらく、最も重要なのは、オスマー夫妻が臨床家としてそれに関わったのではないということだろう。二人は、伝道者としての情熱を抱いていたのだ。「私たちは、親として、それを体験したのです」と、スーは言う。「親がどんなに苦しい想いをするか、わかっていました。そして、それが実際に効果があることを知りました。それ以上の研究なんか、私たちには必要ありませんでした。私たちに必要なのは、それを利用することだったのです」。

その他にも、彼らを駆り立てた要因がいくつかあった。まず、彼らの素朴さである。世界がニューロフィードバックの福音を聞きさえすれば、それでうまく行くようになるのだと、彼らは思っていた。適切な人たちや新聞社に手紙を出して、それを伝え、ワークショップを行えば、それですべてがうまく行くと思っていた。「私たちは、空気力学的に飛ぶことが不可能なのに、それを知らずに飛んでいるマルハナバチみたいなものだったのです」と、シーグフライドは言っている。もう一つの要因は、シーグフライドの不遜な——誇大妄想的だと言う人もいる——性格だった。シーグフライドは、自分たちの実績を誇張しないとか、慎重に研究を重ねたことしか公表しないとか、マスコミの注目を求めないとかいうような科学的論議の約束事を無視した。そんなことにかかずらう時は、もう終わったのだ。関係者が一歩踏み出して大胆な言明を行うことを臆していたために、ニューロフィードバックは必要以上に長い間、世間の眼から遮られていた、と思っていた。シーグフライドもスーも、もう「医学」にはうんざりし、その大欠点に気がついていた。また、シーグフライドは、経験を積んだ物理学博士として、科学的研究の名目の下で行われる、科学者の習癖、些細な口論、攻撃、駆け引き、誹謗などを熟知していた。彼に言わせれば、主流科学者の多くは偏狭な心の持ち主であり、ある分野で敬意を持たれている人の多くは、その分野に関して、慎重に構築した自分の見解から外れた知識が存在することを恐れている。「物理学者というのは、一般的に、怖いもの知らずなんです」と、シーグフライドは言う。「どんなことにも鼻を突っ込む権利があると思っているんですね。だから、物理学者が他人の専門分野に飛び込んで、もったいぶった話をすると、みんな嫌がるんですよ。実際のところ、自然の法則が理解できれば、どの分野にも、それを当てはめることができるんです」。医学や心理学の分野の中にいる人たちは、ニューロフィードバックのようなものを信じないように、あるいは、虚心にそれを検討することもしないように訓練されているので、分野の外にいるシーグフライドやスーの方がニューロフィードバックを理解できるのだと、シーグフライドは信じているのである。

ディリンガムは自宅に試作機を持ち、マーガレットは、その試作機以外では唯一の装置を持っていた。ＥＥＧスペクトラムは三番目の装置を作り上げ、それをブライアンの寝室（ブライアンがカレッジに行って家を離れていたので、オスマー夫妻はそこを来客用の部屋にしていた）に据えつけて、友人たちを招いては、その新しい脳波装置を試し始めた。「利用する人は、たくさんいました」と、スーは言う。トパンガ渓谷のガイドたちが被験者になってくれたし、他の友人たちも、進んで自分たちの脳を実験台にした。しかし、突破口となったのは、ワルドルフ校の父兄仲間で指圧師のデイビッド・ウェルズという友人が、八歳になる非常に多動な息子を被験者として提供してくれたことだった。「かわいい子なんですけどね、手のつけられない暴れん坊だったんです」と、スーは言う。「家具なんかも、脚を折ってしまったり、ばらばらにしちゃったり…」。その子をブライアンの寝室に座らせて脳波トレーニングを始めた時も、コンピュータを蹴っ飛ばそうとしたという。「思いがけないことが起こりました」と、スーは言う。「十セッションぐらいでベータ波がすっかり変わったので、私たちも気がついたんですよ。もしも、SMR児で、私たちが無理な治療をしていたら、こういう好結果は得られなかったでしょうね」。

長い間、ニューロフィードバックには二つの基本的な手法が用いられていた。一般に、ベータ波すなわち十五〜十八ヘルツ・トレーニングを脳の左側に行った者は機敏になり、十二〜十五ヘルツのSMRトレーニングを右側に行った者は、平静になる。たいていの多動児はSMRトレーニングによく反応するが、十五〜十八ヘルツの方によく反応する者もいる。オスマー夫妻は、当時まだSMRを知らなかった。そこで、ブライアン、クルト、スーが経験した十五〜十八ヘルツ・トレーニングだけを行っていた。もしも、この八歳の子どもがベータ波トレーニングでさらに多動になったら、オスマー夫妻は意気阻喪しただろう。だが、実際は元気づいて、話を広め始めた。「たとえば、飛行機に乗ってたとすると…」と、シーグフライドは言う。「私の隣に座った人は、もう逃げられません。隣から、私が話し続けるんです。だから、到着地に着いた時には、その人は、これについてすべてを知っていることになりましたよ」。

数ヵ月後に、オスマー夫妻は、一セッションあたり四十ドルで治療し始めた。患者たちは、台所とリビングルームを通り抜けて客室に入り、そこでトレーニングを受けることになった。友人たちや、その友人の友人たちが、トレーニングを受けにやって来た。オスマー夫妻の通う教会の牧師の奥さんが、教会に来る学習に問題のある子どもたちを送り込んできた。一九八八年十二月五日、最初のEEGスペクトラムの治療所がサン・フランシスコに開設された。そこは、スーにマーガレット・アイエーズのテープをくれた友人のスー・ローゼンが運営した。その一週間後に、オスマー夫妻は、エンチノに二番目の治療所を開設したが、そこは、友人の指圧師が一定の時間しか使わないので、留守の間はトレーニングに使ってよいと提供してくれたものだった。そこの従業員はスー・オスマーと看護婦のサンドラ・シャピロだけで、彼らは、一つのプロトコル――右側と左側に十五〜十八ヘルツ――だけしか行わなかった。スーは、SMRを併せて行うことも考えていた。そして、ロサンゼルスのアメリカ・バイオフィードバック資格認証協会――この業界の調整機関――で一年間、講習を受けた。それは、もちろんニューロフィードバックのコースではなかったが、バイオフィードバックの別の形態に関するものであり、それによって、彼女は、バイオフィードバック臨床家の公認資格を得たのだった。

オスマー夫妻がアイエーズと決別してから真先にしたことの一つは、バリー・スターマンとその妻ロレインに電話して、仕事上の話し合いのための夕食会に招いたことだった。アイエーズからはスターマンと関わりを持たないようにと警告されていたのだと、シーグフライドは言う。だが、今は独自の道を歩み始めたのだから、スターマンの名前がＥＥＧスペクトラムに信頼性を与えてくれるかもしれないし、また、バイオフィードバック社会に入り込む手助けをしてくれるかもしれないと、オスマー夫妻は考えたのだった。スターマンは、ＥＥＧスペクトラムが主張する広範な適用には懐疑的だったが、関心を示し、後にはＥＥＧスペクトラムのために働くようになった。

そのころシーグフライドはフューーズ・エアクラフト社に移り、同社の研究所で対戦車ミサイルのための赤外線像の研究をしていたが、一九八九年二月にその仕事を辞め、フルタイムでＥＥＧスペクトラムの社長としての仕事をするようになった。シーグフライドの主な役割は、この驚くべき新技術の威力を広く知らせることだったから、コンピュータの前に座って、主要な研究者たち、特にＡＤＤやＡＤＨＤの分野の研究者たちに宛てて、何十通もの手紙を書いた。「世界はこの知らせを待っていると思っていたんです」と、シーグフライドは言う。ところが、時が経っても、その手紙に対してなんの反応もなかった。「ぜんぜんですよ。一通も…です」と、シーグフライドは言う。それらの人たちが、そのことについてもっと聞こうとか、それを見にこようとかするぐらいの好奇心をなぜ起こさないのか、シーグフライドは不思議に思った。そして、やっと思い当たった。彼らは、シーグフライドを変人だと思っているのだ。シーグフライドは、かかりつけの医者――その息子は、脳波トレーニングの後、医学的にもはっきりと症状が改善されていた――に、その医者が患者を送り込んでいる精神科医に紹介してくれるように頼んだ。その精神科医に会って、この技術の可能性について話し合おうと思ったのだ。しかし、その精神科医は、シーグフライドのことに気がつくと、面会の約束を取り消した。このような挫折が、この新しい技術を世界に紹介するのがいかに困難かということを教えてくれた。

そうした努力は、ここ数年かなり受け入れられやすくなってきたが、なんの苦労もなくなったわけではない。スーが治療所で多くの人々の脳波をトレーニングし、ニューロフィードバックの臨床知識を進歩させる一方で、シーグフライドの役割は、ＥＥＧスペクトラムの社長として将来の構想を描くことになった。いわば、主流医学に対する寄せ集めの反乱軍の隊長として、主流科学がこれまでの失敗を認め、異なった考えを攻撃するのではなく、それに対して心を開くように、緩やかに迫っていく作戦を練るような立場になったのである。長年にわたって旧来のシステムに反発し、自分の判断を強く信頼していたことが、シーグフライドに、科学的な駆け引きや科学者の物の考え方に対する言い分を十分に提供してくれた。ニューロフィードバックが画期的なシステムであり、最近やっと、主に薬品を用いて大雑把にぼんやりと明らかになってきただけの、人間の中枢神経系を操る強力で確実な方法だということを、シーグフライドは深く信じている。これが、中枢神経系を管理する責任を人間自身に手渡すことになる。地球上で最も重要な物の一つである人間の中枢神経系を、誰でもが管理できるようになるのだ。その変化は、生物学者や古生物学者が分断平衡と呼んでいるものに匹敵するぐらい劇的なもので、ある種の人々にとっては、他の人たちがゆっくりと進み続けているだけなのに自分は突然の強力な進化をするという恩恵をもたらすのだと、シーグフライドは言うのである。この飛躍は、その分野の研究から生じたのではなく、その分野の周辺、あるいは外部から訪れたので、既存の知識に経済的にも心理的にも多大な投資をしている科学者たちには歓迎されない。だから、科学界は、まずニューロフィードバックを無視し、後には、科学界の少数のメンバーが敵意を持って攻撃するのだと、シーグフライドは言う。この攻撃はもっと続くだろうと、シーグフライドは思っている。「これは、一種の免疫反応なのですよ。科学の母体が感染するのを抗体が嫌って、それに群がり、抹殺しようとするのですね」と言うのである。

彼らの前に横たわっている道がどれほどひねくれているか、オスマー夫妻は思いもよらなかった。彼らを批判する人たちでさえ、彼らが聡明で、弁が立つことを認めている。そして、彼らの言うことが、額面どおりには信じられないとしても、理論的で、説得力があり、非常に理路整然としていて、神経科学の他の分野の研究に裏付けられていること、彼らの仮説が矛盾のないものであり、それに基づいて予測したような結果を得ていることを認めている。「これまでにバイオフィードバックについて聞いたことをすべて忘れて、真剣に目を向けてください。私たちが求めていることは、それだけなのです」と、シーグフライドは言う。それなのに、彼らの求めに応じる人は驚くほど少なく、彼らは反感を持たれ、主流科学は、主流から逸脱していると見做したものをすべて撥ねつける強力な防壁に囲まれていた。彼らの言葉に好意的に耳を傾けてくれる者を、科学者の中に一人でも見つけることは困難だった。スーの姉や、ハーバードで学んだ精神科医の姉の夫でさえもそうだった。スーの姉は、ハーバードで神経生理学の博士号を取って血液脳関門について先進的な研究を行い、その成果を薬品会社に認めさせるのに大変な苦労をした人だった。それと同じような苦労を、まさにオスマー夫妻がしているのに「姉たちは、私たちと、そういう話をしようとしないのです」と、スーは悲しげに言う。「姉たちは、ブライアンがすっかり変わったのを見てるんですよ。見逃すはずがありません。ブライアンは別人のようになったんですからね。しょっちゅう会ってたわけではありません。時々ですけどね、でも、ちゃんと見てるんです。それなのに、カリフォルニアの変人が身内にいることに当惑して、そのことを口に出そうともしないんですよ」。「私たちは、聖牛崇拝みたいなものを破壊しようとしてるんですけどね、いったい何が聖牛なのか、わかってなかったんですよ」と、シーグフライドは言う。

ＥＥＧスペクトラムの装置がバイオフィードバック社会に最初に公式に紹介されたのは、一九八九年、バイオフィードバックの主要組織である応用精神生理学およびバイオフィードバック協会（ＡＡＰＢ）の年次総会が、サンディエゴのタウン・アンド・カントリー・ホテルで開催された時であった。当時、ＡＡＰＢは、もっぱら、ハンドウォーミング、精神発汗反応、筋肉作用などのリラックス・トレーニングに関心を注いでいた。オスマー夫妻は、彼らの画期的な新しい装置でその大会に光を投げかけ、一万九千ドルの装置を売りはじめるつもりだったのだが、ほとんど無視されてしまったのだった。バイオフィードバックの専門家たちはその装置を見て、うなずき、肩をすくめるだけだった。みんなスターマンの研究のことは知っていたが、あまり関心を持たず、その手法を試してみようと思うほどの知識も持っていなかった。彼らが興味を示さないのには、それなりの理由があった。バイオフィードバック臨床家たちは、主流医学の中に自分たちの分野を創り出そうと懸命に努力しており、そのために、一九六〇年代一九七〇年代にアルファ波トレーニングが得た悪評を払拭しようと努力していた。そこへ、今まで聞いたこともない新人が二人飛び込んできて、脳波トレーニングの亡霊を持ち出したのだ。伝統を重んじる人たちも、その他の人たちの多くも、当然のことながら、てんかんやＡＤＤを治療できると公言することがこの分野に致命的な打撃となるということを心得ていたのであった。

しかし、その時オスマー夫妻を最も悩ませたのは、そのことではなかった。ホテルの食堂で二人がスクランブル・エッグとトーストの朝食を摂っているとき、アイエーズの友人が歩み寄ってきて、マーガレットが州の裁判所にオスマー夫妻が彼女の装置を盗んだと告発した訴状の写しを手渡したのだった。次の月曜日、二人は裁判所に呼び出されることになっていた。オスマー夫妻は動揺しながら、彼らの装置を展示してあるブースに行った。すると、近づいてきた男が言った。「やあ！　訴えられてるのは、君たちなんだろ」。訴状の写しが、掲示板にも貼られていたのだ。誰も、オスマー夫妻と商談をしようとはしなかった。シーグフライドは、どうすべきか、電話で弁護士に相談した。「出頭すればいいじゃないか」と、弁護士は言った。シーグフライドはそれに従った。「穴から飛び出したとたんに砲撃されたみたいなものでしたよ」と、シーグフライドは言う。「あの時、マーガレットはまだ、自分の所有権を主張できると思っていたんです」。

期待したほど世間がニューロフィードバックに飛びついて来ないので、オスマー夫妻は、別な戦略を探ることにした。ＥＥＧスペクトラムの治療所で治療した人たちはもちろん協力してくれるだろうが、世界の注目を集め革命の火花になるようなことは、なにもできない。二重盲検対照研究を行うだけの能力も資金もないが、なんとかして自分たちの主張を確認してくれるものが必要だった。

そこで、オスマー夫妻は、この装置を使う講習を受けた人たちのネットワークをつくることにした。「私たちと同じことをする専門家の集団が必要だったのです」と、シーグフライドは言う。「この講習を受けた人がたくさんいて、その人たちが同じ結果を出せば、二重盲検研究なんか関係なくなりますからね。私たちは、上から働きかけるのではなく、下から積み上げていく方法をとるつもりだったのです」。何百人もの臨床家たちがインターネットで連絡を取り合い、さまざまな症状にさまざまな手法を試みて、その臨床結果などの情報を分かち合う専門家たちのネットワークを作れば、それは、この技法が達成するものを、華々しく浮上させることになるだろう。そして、この装置に対する需要を生み出すことになるのだ。

一九九〇年八月、オスマー夫妻は、心理学者、医師、セラピスト、精神科医、看護婦などにこの治療法を教える、専門家訓練コースを開講した。基本的に、関心を持つ専門家は誰でも受け入れた。時期的にも幸運だった。ちょうど患者側からの健康管理の革新的な動きが高まり、鍼灸治療、ハーブ、健康食品、カイロプラクティックなど、それまで主流から外れていたさまざまな療法が、医学主流に入り込もうとしていた時期だったからである。

その訓練講習に最初に参加した者の一人に、ワシントンのベルビュー校で博士号を取得した心理学者のスティーブン・ロスマンがいた。ロスマンは、二十五年以上にわたる筋肉バイオフィードバックの臨床家で、脳波トレーニングにも興味を持っていたが、バイオフィードバックの臨床家仲間から、ニューロフィードバックはあまり効果がないと言われていたのだった。その後、ジョエル・ルーバーの講義に出席して、ＡＤＤの人たちを助けているという言葉に感激したこともあった。しかし、習得した心理学を応用する方法をまったく見直すようになったのは、オスマー夫妻の訓練講習を受講してからだと、ロスマンは言う。「私は、非常に懐疑的でした。本当にそんなに良いものがあるのなら、どうして皆がそれを行わなかったのだろう、と思っていたのです。だから、女房に言いましたよ。『言われた通りの結果が得られなかったら、すごく高い錨を買ったことになるな』って。船なんか持ってなかったんですけどね」。この十年間、ニューロフィードバックがロスマンの仕事の九十パーセントを占めるようになっている。ＡＤＤ、胎児性アルコール障害、うつ病、自閉症、軽度の頭部損傷を治療し、少なくとも、約七十パーセントの患者に、かなりの好結果をもたらしているのだ。ロスマンの仕事のかなりの部分が家庭トレーニングになっている。遠方に住んでいる人たちに、装置を月三二五ドルで貸し、一時間の指導料として一二五ドルをもらい受けているのだ。ファックスとＥメールによって、彼らのトレーニングの様子を点検し、装置は、予定したセッション数が過ぎれば作動しなくなるようにプログラムされている。「薬を処方するようなものですよ。薬がなくなれば、さらに処方してほしいと、私の所に連絡してくるのです」と、ロスマンは言っている。

一九九〇年四月、マーガレット・アイエーズが、例の州裁判所への訴訟に加えて、オスマー夫妻を特許権侵害で連邦裁判所へ提訴した。知らぬまに、アイエーズはその装置の特許を取っていたのだ。アイエーズは、オスマー夫妻が装置を売ることができないようにする差し止め命令も求めていた。しかし、裁判所はそれを却下した。アイエーズは、ちょっと困った立場になった。本格的裁判は時間がかかるし、その間、オスマー夫妻は装置を売り続けることができる。そこでアイエーズは調停裁判に同意し、アイエーズとオスマー夫妻は一九九一年の夏に調停裁判を受けた。アイエーズにとっては手痛い結果になった。調停委員たちは、シーグフライド・オスマーとエド・ディリンガムも、そのソフトウェアにアイエーズと同等の所有権があると裁定したのだ。独占的な特許権があるとするアイエーズの主張は根拠がないものとして退けられた。しかし、オスマー夫妻にとって、この勝利は高くついた。勝ち残るために、すでに家を抵当に入れて借金していたのに、さらに六万五千ドル借りなければならなかったのだ。裁定の費用として、三者に約二十万ドルの支払いが命じられたのであった。

オスマー夫妻に有利な出来事がいくつかあった。事業を軌道に乗せようと苦闘している間に、ときどきマスコミに取り上げられ、それが事業を継続させる助けになったばかりでなく、新たな展開ももたらしてくれたのであった。その種の出来事の最初のものは、一九九一年春、『Woman's Day』誌がADDやADHDの子どもたちに関するジョエル・ルーバーの研究を紹介し、ニューロフィードバックは衝動性や注意の散漫を減少させたばかりでなく、それらの子どもたちのIQを十〜十五ポイント引き上げたと報じたことであった。この記事によって、問い合わせやトレーニングの予約が殺到した。

シーグフライドは、独自の研究も行った。トレーニングの前後にテストをして、その効果を測定したのだ。ただし、対照グループはなかった。クリフォード・マークスという心理学者と協力して、多動の子どもを十八人集めた。そして、トレーニングの前に慎重に計測し、四十セッションのニューロフィードバック・トレーニングを行った後、再びその計測を行うと、自尊心、書字力、構成力、言語表現等が全面的に向上し、ＩＱが平均して二十三ポイント向上したことがわかった。この研究は発表されていない。じつは、ＥＥＧスペクトラムは、そのデータをいかなる定評のある雑誌にも発表していないので、それが批判者を煽ることになっているのである。

オスマー夫妻には、脳波トレーニングに関する直接的な経験も増えていった。一九八七年、スーの父親のジョーゼフ・フィッツジェラルドが進行性核上性麻痺と診断された。これは、記憶の衰え等、パーキンソン病に似た症状の、退行性の脳障害である。ニューロフィードバックは、脳の構造を治療することはできない。機能障害を治療するだけである。もしも脳組織がひどく損傷していれば、それを元に戻すことなど、ニューロフィードバックにはまったくできないのである。最も効果があるのは、脳が生理学的に健全であるのに、なんらかの理由によってうまく機能していない場合である。しかし、ニューロフィードバックは、たとえ損傷した脳であっても、その機能を向上させることができ、長期にわたって生活の質を向上させることができると、臨床家たちは言っている。スーの父親は、最初マーガレットの所で脳波トレーニングを受けていたが、仲違いの後は娘の所で脳波トレーニングを受け、長い間、症状の進行がゆっくりとしていた。「びっくりしましたよ」と、スーは言う。「父は、深刻な症状がいくつもあったんです。なにか話そうとしてもそれを忘れてしまうので、ぜんぜん話そうとせず、うつ状態で自分の中に引きこもってしまってたんです。最初のセッションから帰る時、父はいろんなものを指さして、私たちと関わり合いを持とうとし始めました。トレーニングが、父の外界認識とうつ病に、すごい影響を及ぼしてたんですね」。そのうちに病状が進んでくると、父親は、自分の装置で毎日トレーニングするようになった。トレーニングを一週間さぼったら、また再開するまで機能が落ち続けていることに、妻のルースが気づいたにちがいない。脳が退化していっても父親はトレーニングを続け、それが、認識力の劣化を、普通の場合よりも二〜三年遅らせたにちがいないと、スーは推測している。

一方、ブライアン・オスマーは、カレッジで独自の生活を築き続けていた。カリフォルニア・ルター派大学で二年間学んだ後、一九八八年の秋休みに、国民野外活動指導者学校に参加して、ユタ州・コロラド州のロッキー山塊を歩き回った。その後、サンルアサビスポにあるカリフォルニア工芸大学に転校してコンピュータ科学を専攻した。ブライアンは、依然として週に一回トレーニングを続けており、それによる進歩を示していた。すべての人がバイオフィードバックに敏感だというわけではないが、ブライアンは非常に敏感で、自分の脳に対するトレーニングの影響を、適切に、詳細に表現することができた。「彼が治療所に来ると、『今日はどういうトレーニングをしたいの？』って訊くんです」と、スーは言う。「すると、彼は、こう言います。『前頭葉のデルタ波が多すぎるんだ』。自分の頭の中がどうなっているか、彼にはちゃんとわかっていたんですよ」。ブライアンの体験は、オスマー夫妻が初期のころニューロフィードバックの性質を理解しようとするのに、非常に重要な役割を果たした。ブライアンは、この技法と、それが自分を変えたということに強い関心を持っていた。そして、カレッジでコンピュータ科学を学んでいる時に、パックマンとボックスライツを使った新しいニューロフィードバック・プログラムを設計した。この二つのゲームは、EEGスペクトラムが今も使っている。ブライアンの体験は、オスマー夫妻に、脳波バイオフィードバックの限界を悟らせることにもなった。多くの症状に対する最も強力な道具だと信じていても、それだけでは息子を治療するのに充分ではなかったのだ。特にブライアンの場合のような深刻な症状に対して、オスマー夫妻はいろいろな手法を統合する必要があった。たとえば薬品も、依然としてブライアンの治療手段の一部になっていた。ブライアンはジランチンを使うのは止めていたが、量はずっと少なくなったとはいえ、まだテグレトールを使い続けていた。睡眠を慎重に管理しなければならなかった。翌朝学校に行かなければならない時には、夜更かしはできなかった。そうでないと、体力が弱まり、発作を起こしやすくなってしまう。食べ物に関する問題もあった。神経系を刺激するオールスパイス、パプリカ、チョコレートにアレルギーがあった。ブライアンは寄宿舎の自分の部屋でペパーミント酒を試してみて、アルコールは体力を弱め、発作を起こしやすくすることを発見した。もともとの症状が非常に重かったので、まだ多くの問題を抱えているとはいえ、ブライアンは、ニューロフィードバックによって、すっかり変身したのであった。

一九九一年三月一日、スーはブライアンに電話をかけて、寄宿舎のブライアンの部屋の留守番電話にメッセージを残した。ブライアンは電話をかけ返してこなかったが、それは異常なことではなかった。ブライアンは完全に自分なりの生活をしており、何週間もなんの連絡もないことがしばしばあったからだ。三月六日に、制服の警官が二人、オスマー家を訪れた。その一人が言った。「恐ろしい事故がありました。ブライアンが大学の寄宿舎の自室で死んでいたのです」。シーグフライドは、二人を家の中に招き入れた。ブライアンのルームメイトは、授業にでかける時ブライアンがまだベッドに入ったままなのに気がついていた、と警官はオスマー夫妻に話した。午後になってルームメイトが戻って来た時も、ブライアンはまだベッドの中だった。彼は、ブライアンを揺すってみた。なんの反応もなかった。前夜午前一時ごろブライアンが発作を起こしているのを、ルームメイトたちは耳にしていた。発作を起こすことがときどきあったので、彼らは気にもとめなかった。しかし、その時の発作は、ブライアンの心臓か呼吸を止めてしまったのだ。ブライアンがテグレトールの心身に対する影響を嫌っていて、服用量を危険すれすれのところまで減らそうと努力しているのを、スーはよく知っていた。ブライアンの日記に、テグレトールの副作用を避けるために服用を減らそうと努力していることが、しばしば書かれていたのだ。「現実だと思うと同時に、現実ではないという気もするのです」と、スーは言う。「ブライアンは、影の薄い子でした。あの歳まで生きたことが、奇跡のような気もします。『そんなことは、よくあることだ』とお思いでしょうね。でも、それでも私は納得できないし、心に受け入れることができないのです」。

アイエーズは、法廷内でも、それ以外の時にも、声を張り上げて、ブライアンの死はオスマー夫妻に医学的知識がなかったことが原因かもしれないと主張した。そして、私と会った時にも、彼らはそれなりの教育を受けていないと、オスマー夫妻を非難した。「私は、彼らの息子を治したのです」と、アイエーズは言う。「それなのに、彼らの傲慢さが台無しにしてしまったのです。だから、あの子は死んでしまったのですよ」。しかし、ブライアンの発作と死の原因について、医学的に解明されているわけではない。「たしかに、あの頃は知識も足りなかったし、今から考えると、トレーニングの仕方を変えた方が良かったのかもしれません」と、スーは言う。「しかし、ブライアンの死の原因は、あの子が自分で選んで薬の量を減らし、それが必要な量に達しなかったからなのです。むしろ、発作を起こすことを選んだのですね。あの子は薬物治療から脱しようと、固く決心していたのです。そして、発作を起こさないすれすれの線を保とうとしたのですけれど、結局、発作を起こしてしまったのですね。分別が足りなかったのです」。

オスマー夫妻はサンルアサビスポに行き、ブライアンの遺骨を抱いて帰ってきた。そして、座り込んで、ブライアンの遺品の中にあった日記を読んだ。それには、家を離れて以来の体験が、内省的に詳しく書かれていた。ベル・エア長老派教会で、ブライアンの追悼ミサが行われた。ブライアンの友人たちがブライアンの日記を読み、その間、ブライアンの音楽の先生が、ブライアンのインディアン笛を吹奏した。友人の何人かが、自分たちが書いたブライアン追悼の詩を朗読した。

ブライアンの死の二ヵ月後、スーの父親が脳障害で死去した。病状がひどかったので、ブライアンの死は知らされていなかった。

重苦しい気分に包まれて、オスマー夫妻は、めったにないことだったが、何もかも投げ出そうかと思った。「ほんとに、なんの意欲もなくなってしまったんです」と、スーは言う。「このことで、重苦しく落ち込んでしまって、しばらくの間、なにも、まともにできなくなってしまいました。脳波トレーニングは続けていて、私たちがストレス削減の仕事をしていることを神に感謝しましたが、それでも、それをするのがひどく億劫でした」。けれども、それまで苦労してきたことを今投げ出すのは、それまで信じてきたことに対する、とてつもない裏切りであるように二人は感じた。オスマー夫妻にとって、ブライアンの人生は一つの啓示――ブライアンのような子どもは本質的に怠惰で乱暴で怒りっぽいのではなく、眠っているようなのでもないということを、人々に提示できるようにするための、単純で強烈な教訓――のように思えてきた。つまり、そういう子どもたちは、不完全な脳に拘束されているのではなく、ほとんどとは言えないまでも、その多くが、もっと良く働くようにできる脳の持ち主だということである。もし、その通りなら――オスマー夫妻は、そうだと確信していた――それは、これまでの概念を完全に覆すことになる。多くの人々の苦しみが不必要なもので、解消できることになるのだと、オスマー夫妻は強く感じた。ブライアンが幼い時、自分がてんかんだと教えられて、大喜びで、自分の行動にはそれなりの理由があったのだと――つまり、自分は悪い子でも、邪悪な存在でもないのだということを――あらゆる人たちに話しまくっていたのを、オスマー夫妻は思い出した。これほど貴重な教訓はなかった。あきらめることは、ブライアンが行ってきたことの多くを見捨てることになるのだと思った。ブライアンが死ぬ前に、オスマー夫妻はブライアンに、彼のことを皆に話してもいいかと訊いたことがある。その時ブライアンは、「何もかも隠さずに」話してほしいと言ったのだった。「ブライアンのことは、個人的にも、社会的にも、私たちの未来そのものなのです」と、シーグフライドは言う。「二十一世紀は、生物学の時代になるでしょう。人間の生物学の…。私たちは、これまで考えられたよりもずっと多く、中枢神経系に依存しているのです。ブライアンの件は、はっきりと、そのことを物語っているのです」。ブライアンの死によって途方に暮れていたオスマー夫妻が、こう考えることによって、これまで進めてきたことを続けようと決意した頃、スーの父親が亡くなり、その遺産で、経済的に続行が可能になった。「私たちにとって、これは天からの贈り物でした。その遺産で一年間暮らせたのですよ。そうでなかったら、続行することはできなかったでしょうね」と、シーグフライドは言う。

一九九二年は、あまり変化なく過ぎていった。そして、一九九三年の一月十二日、覆っていた雲に切れ間ができ、陽が射してきたのだった。その陽射しは、「ホーム・ショー」という、今はなくなってしまったがロサンゼルスの局が作成していたＡＢＣのモーニング・ショーという形で現れたのだった。そのショー番組のプロデューサーが、オスマー夫妻に、出演して脳波トレーニングをやってみせるように言ってきたのだ。もっとも、困ったことが一つあった。スーが結腸ガンで手術をし、まだ回復していなかったのである。シーグフライドが出演することになった。セットには小さな部屋が作られ、その中で九歳の少女がトレーニングを受けているのを、マジックミラー越しに隠しカメラで写すことになっていた。すべての準備が整って、あとは出番を待つだけだった。ところが、出番の直前に停電になり、スタジオが真っ暗になってしまった。「動転しましたよ」と、シーグフライドは言う。「送電は数秒後に回復して、番組は続けられ、私は懸命に気を静めて、言おうと思っていたことを忘れないように努力しました」。

しかし、EEGスペクトラムに関する部分は、このうえもなくうまくいった。まず、十代の少女が、ADHDでどれほど苦しんだか、学校でどれほど苦労したかを話した。そして、脳波トレーニングを三十セッション受けた後、学習障害が解消されたと語った。次に九歳の少女が、ADHDの治療のためにパックマンをしている様子が放映された。それを見ながら、ショーのホストたちと、コメンテーターの小児科医ジェイ・ゴードンが、居間のようなセットの椅子に座って、シーグフライドと話を交わした。少女のトレーニングが終わった後でコメントを求められると、ゴードン医師は、堰を切ったように言った。「なるべく疑惑の目で見るようにしてるんですが、これは、素晴らしいもののようですね。主流医学に匹敵しますよ。これに関する研究を、定評のある雑誌にもっと発表してもらいたいものですね。そうすれば、仲間たちと、いろいろ論議できるようになりますから…」。ニューロフィードバックも、薬品やセラピーのように治療の一手段になると思うかとホストの一人が訊くと、小児科医は、同列ではなくて、「私なら、まずニューロフィードバックを使ってみたいですね」と答えた。放送中、ホストたちは、シーグフライドをドクター・オスマーと呼び、シーグフライドが物理学のドクターであって、医師でも、医学関連分野のドクターでもないことには一度も触れなかった。

まだ本格的に稼働していないEEGスペクトラムは、まもなく五千通を越える手紙を受け取ることになった。「その翌日に、一四三通も手紙が来たんです。インディアナ州なんていう遠方からのものもありましたよ。その日に着いたのだから、出した人はきっと、番組が終わるとすぐ郵便ポストに駆けつけたのでしょうね」と、シーグフライドは言う。「直接ここに来た人もいました。電話番号がわからず、所在地だけがわかったんでしょうね」。嬉しいことに、番組は、専門家の関心も呼び起こした。しかし、こうした関心の殺到は急すぎないでもなかった。五十州から来ることを考えると多いという数ではないが、専門家訓練の仕事はまだ始めたばかりだったのに、参加希望者が百人ぐらいもいたのだった。しかし、この関心の殺到によって、必要だった資金が獲得できた。

その「ホーム・ショー」から一ヵ月後に、フロリダ州キーウェストで、最初のウインター・ブレイン・ミーティングが開かれた。フィラデルフィア郊外のニュートンを本拠地としてフューチャー・ヘルスという小さな会社を経営しているロブ・カルというバイオフィードバック臨床家が開催を呼びかけたものだった。あらゆる種類のバイオフィードバック臨床家たちの最大の集会はAAPBの大会だが、ウインター・ブレイン・ミーティングは、脳波トレーニング等、新しい実験的な医療技術に関する権威ある集会となった。この分野、および、関連分野の主だった人たち――レス・フェーミ、レン・オキス、ジョエル・ルーバー、ジョー・カミヤ――が、すべて参加した。一九六〇年代、一九七〇年代のアルファ波トレーニングの先駆者たちも、多数参加した。後にゼミナール・ミーティングと呼ばれるようになる、この分野の刺激剤のような役割を果したこの会合は、この時、カルによって始められたのである。何年もの間別々に研究を進めてきた人たちが初めて一堂に会して、自分たちの考えや研究結果を発表し、脳波トレーニングの大きな可能性を探る会合となった。みな、この分野が「ホーム・ショー」によってマスコミの関心を呼ぶようになったことを喜んでいた。

活気のある会議だった。この分野が独自のものになりそうだという期待に満ちていた。最も活発に論議が交わされたのは、オスマー夫妻が発表を行った集会だった。集まった人の多くは脳波バイオフィードバックを行っていたし、中にはジョエル・ルーバーのように、ADDに高振動数脳波トレーニングを行っている者もいたが、シーグフライドが独特な、断固とした方法で行っているような広範囲な脳波トレーニングを実行している者は一人もいなかった。会場となったそのホテルで、フロリダの熱帯風のそよ風に吹かれながら、シーグフライドは、集まった人たちに、ニューロフィードバックは、てんかんから、月経前症候群、頭蓋内損傷、うつ病、卒中、トゥレット症候群等、あらゆる症状の治療に利用できると大胆に述べた。また、二歳の子どもに脳波トレーニングをしたことがあるとも言った。たいていの人は彼の言葉に関心をそそられていたが、そうでない人もいた。シーグフライドが話し続けていると、耐えられなくなったジョエル・ルーバーが立ち上がって、ADDとてんかん以外に対する効果については実証する研究がなされていないと怒鳴りつけ、話を中断させようとした。二人が激しく論議の応酬をしていると、フロリダのEEG臨床家のジョージ・フォン・シャイマーが立ち上がって、大声で言った。「私は、この男が話すことを聞きに来たんだ」。シーグフライドは、最後まで話すことができた。それから六年後の今日、高振動数脳波トレーニングを行っている人は、他の種類のバイオフィードバックを行っている人よりも多くなっている。（このウインター・ブレイン・ミーティングは、現在も、毎年二月にカリフォルニアのパームスプリングスで開催され、枠組みに囚われない柔軟な思考の持ち主で、この分野の評価を高めているような人たち、それに、脳波や変性意識状態などについて興味深い研究を広く行っている人たちの関心を今も惹きつけている。研究集会も魅力的だったが、バーでの話し合いも、私がこれまでに参加したどの会議よりも、異様に興味深かった）。

ロサンゼルスに戻った時、オスマー夫妻は、ウインター・ブレイン・ミーティングと「ホーム・ショー」で注目を浴びたことに興奮しており、自分たちのニューロフィードバックのブランドが認められたことを感じていた。しかし、ＥＥＧスペクトラムの試練はまだまだ終わっていなかったのだ。一九九二年五月から、まるで聖書的な悪夢のように、災害が次々とロサンゼルスを襲うことになる。ロドニー・キングに対する警官の暴行に無罪の陪審評決が出ると、暴動・略奪・放火が、ロサンゼルスを引き裂いた。続いて、一九九三年には山火事が猛威を振るって十万ヘクタールの山野を焼き、八百軒の家屋を飲み込んだ。そして、次には、豪雨が大洪水を引き起こしたのだ。シーグフライドは、ある交差点で、ＥＥＧ装置と共に危うく濁流に呑み込まれるところだった。彼が通過した数秒後に濁流が襲い、数台の車をサプルバザ湖に押し流したのだった。一九九四年には、ノースリッヂ地震がサンフェルナンド盆地を襲い、被害は三百億ドルに達した。打ち続く災害に、人々は呆然とし、新たなことを始めようなどとはしなくなり、治療所の収入は落ち込んだ。そのうえ、これらの災害は、航空宇宙産業の厳しい景気後退の中で起こったのである。オスマー夫妻は、これまでと同じように、クレジットカードの負債の返済に追われ続けながら、自らをマストに縛りつけて、嵐の中の航海に乗り出したのだった。

なかでも最も痛手となったのは、一九九〇年代の半ばに起こったある出来事であろう。シーグフライドは、ADDとADHDに関する著名な専門家の一人、UCLAの小児精神科医のデニス・カントウェルに出会い、ニューロフィードバックを真剣に検討してくれるように説得した。何回か話し合った結果、カントウェルは、ADDとADHDの子ども百五十人を被験者にして、三年間、三百万ドルをかけて行う実験研究の計画を立て、それに参画することに同意した。その研究のために、競争の激しい国立衛生研究所の基金を獲得するのには、カントウェルの名前がどうしても必要だったのである。オスマー夫妻とカントウェルは、被験者の半数が脳波トレーニングを受け、他の半数は、ハイテクのプラシボ効果を調べるために、極端な高振動数と極端な低振動数の脳波トレーニングを受ける実験計画を立てた。ニューロフィードバックが効果を現すように見えるのは、単に、その間子どもたちをおとなしくさせ、リラックスさせるからではないかという批判があったからである。この実験で、プラシボ効果がニューロフィードバックと同様の力を発揮するかどうか、判定できるはずであった。実験計画が完成すると、カントウェルはオスマー夫妻と握手して「あなたたちと一緒に研究できて、ほんとうに嬉しい」と言った。完成した実験計画は、被験者が倫理にもとる扱いを受けないことを確認してもらうために、UCLAの人体実験倫理審査委員会に提出された。そして、その承認を待っている間に、カントウェルが心臓発作で急逝してしまったのである。

このような苦難の中を、ＥＥＧスペクトラムは進み続けた。一九九三年の暮れ、オスマー夫妻は、最初の「部外者」を雇い入れた。小さな航空宇宙関係の会社でリモートコントロールのスパイ機の設計プロジェクトを率いていたことのある、デニス・キャンベルである。キャンベルは、『Megabrain』の著者でニューロフィードバックなど脳の性能を強化する多数の技術の普及に努めてきたマイケル・ハッチンスンのセミナーに参加したことがあった。その後オスマー夫妻のことを聞いて、その専門家訓練コースに参加し、宇宙航空産業から離れてニューロフィードバック臨床家になろうとしていたのである。例の「ホーム・ショー」が放送される直前に、シーグフライドがキャンベルに電話して、いくら払えるかわからないし何をしてもらうのかもはっきり決まってないが、ＥＥＧスペクトラムで働いて欲しいと伝えた。あいまいな話だったが「私は、これが大きな仕事になるだろうと思って、承諾したのです。航空宇宙産業は下火になるという噂でしたからね」と、キャンベルは言う。最初の数週間、彼の仕事は「ホーム・ショー」の結果殺到した一日当たり一七五～二百通の手紙と四十通の電話に応答することだった。「楽な仕事じゃなかったですね。電話をかけてきた人のほとんどに、最も近い臨床家は、州を三つも離れた所にいると言わなければならなかったんですから…」と言う。

キャンベルの次の仕事は、この仕事の組織を作りなおすことだった。「前例のないことですからね。参考にするものが何もなかったのです」と、キャンベルは言う。キャンベルは、専門家訓練プログラムを作り、マーケティング計画を立て、販売の管理をし、加入者との関係の世話をし、新しいプロトコルのためのソフトウェアを書いた。

ＥＥＧスペクトラムは、この数年、着実に成長してきた。装置を製造している所、臨床家の訓練を行っている所は他にもあるが、そのすべてを行っているのはＥＥＧスペクトラムだけである。一九九九年には、治療所と事務所が一体となったエンチノの本社で、二十五人の従業員が働いている。いくつかの部局に分かれ、ハードウェアとソフトウェアの販売をしているニューロサイバネティクスという子会社もある。同社が使っているバイオフィードバックシステムは、コンピュータ一つのものから、二つのものに進化した。頭に接着して脳波を読み取るセンサーが複数ついている。そして、かすかな信号が、小さな脳波増幅装置を経てコンピュータに送られる。一方のコンピュータは、患者が見るコンピューターゲーム――従来はパックマンかボックスライツだったが、現在は、高品質グラフィックスのゲームも、市場に出されている――を表示する。もう一方のコンピュータ画面には振動数に応じて分けられたＥＥＧが連続的に表示され、それを臨床家が見守る。患者の必要性に応じてゲームの基準を調整できるようになっている。たとえば、右脳をＳＭＲトレーニングするのなら、患者が作り出すＳＭＲに応じてパックマンがドットを食べる速度を速めるようにできるのである。最初のころ、このシステムは二万ドル近い価格で販売されていた。それが、一九九九年には八千ドルほどになった。ニューロサイバネティクス社は、こうした装置を、これまでに九百台ほど販売している。

ＥＥＧスペクトラムには、別の建物でスー・オスマーが行っている臨床部門もある。そこでは、ＥＥＧスペクトラムの九種類の装置で患者の治療が行われる。新しい患者には、家族の様子・病歴等の調査と、何種類かの標準心理学テストによる診断が行われる。なかでも最も重視されているのは、TOVA──集中力変化テスト（Test of Variable Attention）──であろう。このテストは、どのぐらい素早くコンピュータ画面上の指示に反応できるかを測定し、その人の神経系の働きが高すぎるか低すぎるかを示してくれる。シーグフライドに言わせれば「アクセルから足を離せない人と、アクセルを踏めない人を見分けるようなもの」である。これらのテストに、全部で二時間ほどかかる。その目的は、特定の医学的症状を診断することではなく、その患者の神経系の働きを高める方向と低める方向の、どちらにトレーニングする必要があるのかを知ることである。診断調査が終わると、プロトコルが定められ、セッションのスケジュールが立てられる。通常、週に二回である。各セッションは、通常、患者が入ってきて座り、その頭部にセンサーを接着するという形で行われる。一セッションは、前後の挨拶を含めて四十五分ほどである。診断調査の費用が二百五十ドル、二十セッション分が、前払いで千四百ドルとなっている。

三つめの部門として、専門家訓練コースを主幹しているインフォメーション・サービスがある。現在、専門家訓練コースは年に十五回開かれている。（上級コースも、年に十二回開かれている）。六日間訓練コースの参加費は千ドルで、この訓練の後、年間千二百ドル払うと、会員サービスによって、臨床家が装置を立ち上がらせたり運用したりするのを手伝ったり、技術的および臨床的な質問に答えたり、経営の相談にのったり、EEGスペクトラムのウェブサイトに問い合わせてきた患者に最も近くにある臨床家として紹介したりしてくれる。会員サービスは、加入者全員が必要な情報や他の人の経験を知ることができるようにするためのリストサーバーも運営している。このリストサーバーと、毎年開催される臨床情報交換会議がオスマー夫妻のやり方のカギであり、これによって、何百人もの臨床家が、互いの情報を交換できるようになっているのである。

専門家訓練コースはEEGスペクトラムの心臓部とも言えるもので、ここでオスマー夫妻は、長年にわたる自分たちの研究と臨床実践で蓄積した知識を伝えるのである。大量のデータが蓄積されている。六日間のコースで驚くほどの量の情報が与えられるが、しばしば、それは多すぎると言ってもいい。座って、驚くべき、画期的な内容を聞いていると、興奮してきて、じっとしていられなくなる。オスマー夫妻が壇上に上がっている。二人とも頭脳明晰で、教え方がうまく、ニューロフィードバックに対して同じように情熱を抱いているが、見かけは対照的である。シーグフライドは標準的な背広を着てネクタイをしていることが多いが、その恰好が好きではないらしい。ループタイを、熊とEEGのようなジグザグの線が組み合わされた形のもので留めていることもある。たいていビルケンストックのサンダルを履いていて、襟のボタンを外していることが多い。少年のような情熱をこめて、話しながら両手を大きく動かし、しばしば、笑いながら『Far Side』などのマンガを見せて冗談をとばし、話が論点を離れて他の分野との関係に及んで行くことも多い。

スーの方は、ユーモアのセンスはあるのだが、眼鏡をかけ、ずっと生真面目で、思慮深く、慎重である。夫と一緒にいる時は、その引き立て役に回っている。慎重に言葉を選び、目的に従って話を進め、その結果、ずっと専門的な話になる。その話が当面の課題、つまり、いかに脳を治療するかということから離れることは滅多にない。その技法とそれをどのように適用できるかを説明する時に、言葉につまることもない。これまでに三千人以上を、直接治療してきたのである。

オスマー夫妻の概算では、これまでに二千人以上の専門家がＥＥＧスペクトラムのコースを受講しており、現在、ＥＥＧスペクトラムの会員は三百人を越えている。（北米大陸におけるニューロフィードバック臨床家の数は、千人から二千人の間だと推定されている）。大部分は合衆国内だが、オーストラリアにも四十人、ヨーロッパにも二十人の会員がいる。キャンベルの説明によると、精神療法士かカウンセラーで、二つ、あるいは三つのシステムを使っているのが、会員の典型的なものだという。

二〇〇〇年二月、ＥＥＧスペクトラムはまたしても打撃を受けることになった。破産に基づく会社更生を余儀なくされたのだ。二十五人の従業員のうち十人を解雇しなければならなくなり、デニス・キャンベルも辞めてしまった。シーグフライド・オスマーも社長の座を降りることになったが、専門家訓練コースの講師は続けている。スー・オスマーは、引き続き臨床部門の長をしている。この破産にもかかわらず、シーグフライド・オスマーは相変わらず楽天的で、「失敗からは立ち直ってみせますよ」と言っている。

オレゴン州セイラムの心理学者博士ロス・クアッケンブッシュは、最近ニューロフィードバックに転じて、典型的なＥＥＧスペクトラム会員の一人になった。彼は、長い間のカウンセリング経験を持ち、学習障害の矯正訓練を専門にしていたが、それは、トーク・セラピーと行動干渉によるものであった。一年ほど前からニューロフィードバックを使うようになった。『Psychology Today』誌の一九九八年五・六月号に掲載された、この技法に関する私の記事を読んでいて、六月にシアトルで行われたＥＥＧスペクトラムの専門家訓練コースに参加した時、私は彼に会っている。彼は非常に関心を持ったが、すでに専門家としての評判を得ており、それを危険にさらしたくなかったので、この技法の採用には、じつに慎重だった。その記事を読んだ後、彼はまず、ＥＥＧスペクトラムの会員名簿に載っていた最も評判の高い専門家二十人にＥメールで問い合わせたのだ。十五人から、ニューロフィードバックに関与して良かったと思っており、それが有用な道具であって、現在では臨床実践に不可欠のものになっている、という返事が返ってきた。それで、コースに参加することにしたのである。クアッケンブッシュが装置と訓練コースに一万二千ドルを投じ、さらに数ヵ月かけて装置を立ち上がらせ、運用し始めた後に、私は彼に電話してみた。前に会った時から九ヵ月経っているが、その間、ニューロフィードバックに関して後悔したことは一度もなかった、と彼は答えた。「素晴らしいものですよ。もう八人も待機している人がいるので、二台目の装置を注文しようとしているのです」と、彼は言った。患者の六十パーセントにニューロフィードバックを使っているとのことである。

不満があることは、確かである。五日間の訓練コースでは装置の使い方も理解できないと、クアッケンブッシュは言った。表面的なことしかわからないという。「絶対に、もっと訓練が必要です。マニュアルを読んでも、わからないままのことがたくさん残るのです」と言うのだ。月額百ドルの会費を払っているのに、症状への対処法に関する質問になかなか答えてもらえないとも言う。「質問したいことがどんどん出てくるんですけどね、ＥＥＧスペクトラムは、それをリストサーバーに回して答えさせようとするだけなんです。でも、私が必要としてるのは、専門的知識なんですよ。それを提供してもらえると言われたはずなんですけどね」と、クアッケンブッシュは言うのである。

オスマー夫妻がよく批判されることの一つは、彼らの提供する専門家訓練が、脳波トレーニングの時に起こる事態に多様な可能性があるという現実を、ほとんど教えるに至っていないということである。十年間、オスマー夫妻のニューロサイバティクス装置を使い、それが素晴らしいものだと信じているスティーブ・ロスマンも、専門家訓練の内容を徹底的に見直してもらいたいと思っている。「五日間集中的な訓練を受けただけでは、たいていの人は、ほんの初歩的な知識しか得られません」と言うのだ。そして、装置は、精神衛生か医療関係の修士あるいは博士の学位を持った者にしか提供せず、経験を積んだ実践家について、数日間の実習を含めた厳格な訓練を受けさせるようにするべきだと提唱しているのである。

それでも、ニューロフィードバックは非常に強い力をもたらしてくれたと、クアッケンブッシュは言う。これまでに彼が処置した十五人のうち、一人だけにはなんの効果もなかったが、学習障害が主だった他の人たちにはかなりの効果があったというのである。患者には前後にテストを行っているが、IQなどの得点が増大しているという。ある若者は、うつ状態で不安が強く、事前のテストでは、不安の度合いが九十九だった。十セッションの後、それが四十九になった。「完全に平均値ですよ」と、クアッケンブッシュは言う。

最も奇跡的な効果があったのは、父親を航空機事故で亡くした、知能の高い十歳の少年の場合だと、クアッケンブッシュは言う。その少年は、手足が動かなくなるパニック発作に悩まされるようになった。発作は、たいてい二〜三時間続き、その後、少年は胎児のような姿勢でベッドに横たわる。その発作のせいで学校に行かなくなり、服も着替えなくなった。いつも半ズボンに突っ掛けを履いた姿で過ごしていた。精神科医たちが抗不安剤などの薬剤による治療を試みたが、なんの効果もなかった。ところが、ニューロセラピーを数セッション行った後、その少年が変化し始めたことに、クアッケンブッシュは気がついたのである。「その少年が初めて、突っ掛けではなく靴を履いて来た時のことは、忘れられませんよ。その少年が、また以前のようになった――それも、以前よりも良くなったと、母親が言ったんです」と、クアッケンブッシュは言う。十四セッションの後、クアッケンブッシュはもっと治療を続けたかったのだが、その少年は、すっかり治ったような気がするといって、来なくなった。この少年の場合は極端な感情が原因でストレス物質が分泌され、それが障害の原因となったきわめて生理学的な症例なので、カウンセリングだけでは障害を解消できなかったのだと、クアッケンブッシュは言う。「父親の死について、話もしたのです。でも、単なる心理的な問題ではなかったんですよ。彼の脳が変化してしまってたんです。それを、ニューロフィードバックが元に戻したのです」というのである。

第7章 注意の集中

リンダ・ベルガラは、通勤途中に毎日、ドラッグ濫用による人間の残骸を目にする。彼女が校長をしているエンリコ・フェルミ芸術演奏およびコンピュータ科学学校へは、ニューヨーク市のすぐ北にあるニューヨーク州ヤンカーズの街路を車で通り抜けていくのだ。あちこちの街角で、板を打ちつけた窓々の前に少人数の人々がこそこそと集まり、金とドラッグを交換している。学校の前の通りにも、割れたガラス瓶が散乱していた。このあたりでは、発砲事件も珍しくはなく、朝、子どもたちが登校してくる時に、古いレンガ建ての学校の前の歩道に血痕が残っていることも多い。フェルミ校の生徒たちには、そういうことに慣れてしまっている者もいた。千人の生徒の多くはその周辺に住んでおり、両親の一方、あるいは二人ともがドラッグの犠牲者となっている者もいたからである。

ベルガラが自分自身のドラッグ・ジレンマに直面した時、真先に思い浮かべたのは、毎日通勤途上に見かける、悲劇の断片のようなその光景だった。一九九二年、六歳になる息子のジョン - マイケル・ノイロンが通っている私立学校の先生から、ベルガラは、息子には行動障害があると言われたのだった。ベルガラは落胆したけれども、ひどく驚いたわけではなかった。ジョン - マイケルは乱暴な子どもで、いつも姉に喧嘩を仕掛けたり、ソファーに飛び乗ったり飛び下りたりしていたからである。食事や宿題をするというような単純なことでも、じっと座ってするということができなかった。熟睡することができず、夜も目を覚ましていることが多いので、寝起きが悪かった。「ああいう子がいると、いつのまにか神経衰弱になってしまいそうなんです」と、四十七歳になるシングル・マザーのベルガラは、私に語った。彼女は、息子を、コネチカット州イーグルヒルにある、学習障害を専門に扱う学校にいる心理士のもとへ連れて行った。クリスマス休暇中に、千五百ドルを払って三日がかりでテストを受けた結果、息子は、注意欠陥／多動性障害、つまりADHDと診断された。

注意欠陥障害（ADD）の子ども（あるいは大人）は、注意を集中することが苦手である。ADDに多動と衝動性が加わったものが、ADHDと呼ばれる。ADDという診断は近年急速に増えて、その増加原因と治療法について、さまざまな激しい論議が交わされるようになった。専門家の中には、学齢初期の児童の一〜三パーセントが完全なADHD、三〜十パーセントが部分的にADHDで、うつ症状や不安などの他の問題を抱えている者もおり、十五〜二十パーセントがADHDになりかけ、あるいは、症状が顕在化していない状態だと推測する者もいる。ＡＤＨＤと診断される子どもの五人中四人が、男の子である。ＡＤＤがどういう病気で何が原因かということは、誰にもわかっていない。専門家の中には、遺伝性の問題だと言う者もいるし、情緒的なものだと言う者もいる。その子どもには何の問題もなくて、子どもたちの学習意欲を中心とするのではなく、大規模校の大学級の秩序を保つことを中心とした、時代遅れの教育の「工場化」の問題にすぎないと思っている者も多い。

ＡＤＤがどのように見えるかについては、一般的に合意されている。公式症状リストには、じっと座っていられない、何かの力に突き動かされるように行動する、非常によくしゃべる、他人の言動を遮ったり言動に割り込んだりする等の項目があげられている。しかし、ある意味で、ＡＤＤもＡＤＨＤも、他者から見た状態に過ぎない。血液検査でそれが確定されるわけではない。両親や医者が、ひどく主観的な診断で、そう断定するのだ。ある人が正常なやんちゃぶりだと思うようなことでも、別の人は問題行動だと思うかもしれない。

ベルガラは、息子の問題に関する自分の苦悶を忘れられない。「これは、遺伝子的なものなのだろうか？　私のせいなのだろうか？　私にはたった一人の息子なのに、その息子が六歳にしてこんな問題を抱え込み、もう落ちこぼれそうになっている。この子をどうすればいいのか、私にはわからない。専門家はこの子に薬を飲ませろとしか言わないのだけど…」と、思い悩んだのだ。ＡＤＤに関して最も激しく論議が戦わされているのは、それをどう治療するかという点である。大多数の専門家は、薬物療法と行動療法と家族療法を総合して行うことを推奨しているが、他の二つは無視して薬品だけを頼りにすることが多い。「私もあの子に、彼を鎮静させるものを与えなければならない、と言われたのです」と、プエルトリコ人の血をひいた聡明な女性であるベルガラは、持ち前の早口で言う。「与えなければならないもの」というのは、リタリンだった。多くの多動児をうまくおとなしくさせるリタリンは、現在、多くの学校で使われており、皮肉をこめて「ビタミンR」と呼ばれたりしている。現在、合衆国の学齢児童の三パーセントがリタリンを服用していると推定されており、その数は、一九九〇年から一九九五年の間に三倍にもなっている。年間生産量が八トンを超えるリタリンの九十パーセントが、合衆国内で使われているのである。

リタリンとシラートとデキセドリンがＡＤＤの薬としてよく処方されているが、これらは、逆の効果をもたらしそうな興奮剤である。強力な興奮剤なので、ドラッグ濫用者たちはスピードと同じようなドラッグとして日常的に売買し、濫用している。麻薬取締局では、正規に処方された児童よりも多くの児童が、これらのドラッグの不法な取引にさらされることになるだろうと推測している。現に、特に都市部では、注射や、子どもに発行された処方箋の売買が広く行われているのである。リタリンがどのように作用するのかは明確になっていないが、二つの重要な神経化学システム――ドーパミンとノルエピネフリン――に作用するのだと考えられている。これらの薬は、教室の場で機能できない数万の子どもたちを救った。四十パーセントぐらいの子どもたちには劇的な効果を発揮して、不適切な時にしゃべる、他の子どもにちょっかいを出す、注意を集中できないといった障壁から子どもたちを救い出し、じっと座っていられるおとなしい子どもに変化させた。二十五パーセントの子どもたちには、それほど劇的ではないまでも、一応の効果があった。しかし、これらの薬は治療薬ではなく、服用した時だけしか効果がないので、たいていの場合、何年も服用し続けなければならないのである。

メチルフェニデート（リタリン）の副作用には、不眠症、食欲減退、発育の遅れ、胃痛や頭痛、うつ症状、不安、苛立ち、気分の揺れ、心拍数の昂進などがあり、極めて重症の場合もある。この薬が広く使われるようになったのは最近のことなので、長期使用による影響はまだ明らかでなく、その点も論議の的になっている。リタリンを使用した子どもは将来ドラッグを濫用するようになりやすいという研究結果も出ている。カリフォルニア大学バークレー校の教育学の教授ナディン・ラムバートは、五百人の児童を二十六年間追跡調査した結果として、リタリンの使用は脳をコカイン嗜癖にしやすくし、その子どもがコカイン常用者になる可能性は二倍になる、と論じている。同じように、同僚と共に五百人の児童を調査したティム・ウィレンズというハーバードの精神科医は、それとは異なった見解を述べている。ＡＤＨＤを薬物治療しないと、将来、もっと多くの子どもを、表面的な気晴らしのための興奮剤濫用に導くというのである。

薬物治療の支持者がニューロフィードバックを「実験的なものにすぎない」と批判するのに対して、「目くそ鼻くそを笑う」の類だと批判する者もいる。リタリンがある種の子どもたちに効果を発揮するという研究がある一方で、ＡＤＤやＡＤＨＤの正体を追求する研究が決定的に不足している。それが遺伝的なものか、心理学的なものか、あるいは、その両方が関与しているのか、誰にもわかっていないのである。強力な薬物治療の長期的な影響についての研究も、あまり行われていない。これらの薬の使用が急速に増えてきたので、一九九五年、麻薬取締局も関心を持つようになった。一九九〇年以来、メチルフェニデートの処方が五百パーセント増加したことを指摘して、副事務官代理のジェン・R・ハスリップは、次のように警告している。

これらの薬が、それを必要とする少数の割合の子どもたちを救っていると医学の専門家たちが認めていることは、私も承知している。しかし、我が国の一部で、これらの薬が問題行動の万能薬として過剰に処方されてきたという強力な証拠もある。これらの薬は過剰に宣伝され、過剰に市場に出され、過剰に売られて、年間四億五千万ドルほどの利益を生むに至っている。この状態は、多くの子どもたちの健康を脅かすとともに、新たな薬物濫用と不法な取引を生み出す可能性がある。…これらの薬は正当な役割も果たしているが、我が国は、コカインと実質的に同じ特性を持っている興奮剤をそれほど多量に子どもたちに処方している、世界に類のない国になってしまったのである。急速に洪水のようになっていくこの流れを、我々は、くいとめなければならない。

こうした事実を知って、ベルガラは、息子にリタリンを服用させるのを拒否した。都市部の小学校の千人近い児童の秩序を保つことを仕事にしているベルガラの決心は、固かった。「私は、だめだと言ったのです」。校長室の前の雑然とした廊下で、一時間目の教室に向かう生徒たちの列を見守りながら、ベルガラは私に話してくれた。「そんなことはできませんよ。一方では『この薬を飲めば気分が良くなるのよ』と言いながら、生徒たちがマリファナやコカインをやると悲鳴をあげて、そんなことをしてはいけないと叫ぶなんてね。そんなことにはなりたくなかったんです。興奮剤を使うのがいいのか、それとも悪いのか、どちらか一方なのです」。そして、「ドラッグ禁止」の標語に囲まれてドラッグを服用する生徒がいるという皮肉な現実を語ってくれた。フェルミ校では、リタリンなどの薬を服用している生徒が百人ほどいるのだ。リタリンがもたらす影響を、ベルガラは学校で直接目にしていた。それによって、おとなしくなり、救われる者も確かにいるのだが、その一方で、目の下に隈をつくって、大儀そうで、人生への情熱をなくしてしまったようになる生徒もいるのである。

ベルガラは、別の対処法を探し求めた。多くの親も同じことを考えるのだが、代替療法は見つからないし、学校や先生たちが押しつけように勧めるので、結局はリタリンやシラートやデキセドリンを選んでしまうのである。けれどもベルガラは断固として拒否し、偶然、新聞広告で、ニューロフィードバックが代替療法として書かれているのを目にした。ベルガラが、ニューヨークのサファーンでバイオフィードバック・コンサルテーション・インクという会社を経営している心理学者メアリ・ジョー・セイボに電話すると、セイボは、自分の患者たちの何人かにニューロフィードバックを使った結果を話してくれた。ベルガラは興味を引かれて、少し疑わしいと思ってはいたが、ジョン・マイケルに試してみることにし、放課後に何回か連れて行く予約を入れた。驚いたことに、七セッション後には変化に気がつくようになったと、ベルガラは言う。朝がずっと楽になった。「それ以前は、起きて着替えなさいと二十回も言わなければならなかったんですよ。それが、変わってきたんですね。朝、叫んだり暴れたりしないで起きるようになってきたんです」と、ベルガラは言う。ジョン - マイケルは、夕食の食卓にも長い間座っていられるようになった。宿題をする時間も長くなった。「ある日帰ってくると、何も言われないうちに座って宿題を始めたんですからね。私は、卒倒しそうになりましたよ」とも言う。オスマー夫妻の場合と同じように、ベルガラも、もしかするとあまりに強く願っていたので、良くなってきたような気がしているだけなのではないかと疑ってもみた。しかし、その後もどんどん良くなっていく。半信半疑が驚嘆に変わった。そして、オスマー夫妻と同じように、こう思った。どうして、これが広く知られていなかったのだろう？ どうして、もっと多くの人たちがこれを利用しなかったのだろう？ そしてベルガラは、大胆な計画を立てたのだった。自分の小学校の生徒たちに、薬を使わせるのではなく、彼らの脳をトレーニングすることを教えようという計画を…。

その計画のために後にベルガラが仕事を依頼することになる専門家の一人に、ジョエル・ルーバー博士がいた。ルーバーは、ニューロフィードバックによるＡＤＤおよびＡＤＨＤ治療の主要な大家で、研究および臨床の場で、三十年以上にわたってこの障害を研究してきたのである。

ルーバーは、天体物理学者になるつもりで、一九五七年にシカゴ大学に入学した。そして、三年生の時に、新しい総合的プログラムの中の、その大学が新設したばかりの生物心理学のコースをとった。感情が人体の生理機能にどのように影響するかを研究する学問分野である。「そのコースをとって『脳の方が天体物理学より面白そうだな』と思ったんです」と、ルーバーは言う。そして、専攻科目を変更した。学部を卒業した時、他の大学には良い総合的プログラムがなかったので、そのままシカゴ大学の大学院に留まった。そして、八年間の過程を六年間で終了し、一九六三年、二十四歳で生物心理学の博士となった。この国では、まだできたばかりの学位の一つであった。その後数年間ロチェスター大学の教壇に立ったが、彼よりも年上の学生がたくさんいた。一九六七年に、研究室としてフロア全体を提供するという条件で、ナクスビルにあるテネシー大学に招かれ、二十九歳で正教授になった。それ以来ずっと、テネシー大学で、行動医学、神経解剖学、生理心理学、それに、脳の電気的活動を単なるEEGよりもずっと複雑な方法で計測する定量脳波学、すなわちQEEG等を教えている。九人の大学院生が一緒に研究している。一九七一年には、客員教授として、ノルウェーの主要な医学大学であるベルゲンのノルウェー大学に招かれた。一九八〇年以降、ルーバーは、臨床ソーシャル・ワークの修士、中世史で美学学士、外国語で修士の学位を持つ妻のジュディスと一緒に研究活動を続けてきた。

ルーバーがこの三十年間最も力を注いできたのは、簡単に言えば脳の生理機能——脳の細胞・血液補給と物理的特性——が、どのように人間の思考と感情に影響するかということ、つまり、基本的に脳がどのようにして心を創り出すかということであった。たとえば、知性は、ニューロパイル（神経交織毛）、つまり脳の中の細胞の集まりの密度に部分的に支配されていると、ルーバーは言う。知性のもう一つの主要要因は、脳が、特定の仕事に必要とされる脳の部分に、いかに素早く血流を配分・再配分できるかだという。頭のいい人ほど、脳の必要とされる部分に素早く血液を送ることができる、つまり、他の部分への血流を素早く止めて、それをそちらへ回すことができると言うのである。

一九六七年、ルーバーは、シカゴ大学の大学院の実験室で、ネコを使って、脳の物理的損傷が行動に及ぼす影響の基礎的な研究を行った。その実験の一つとして、金属の餌入れに電線を繋ぎ、飢えさせられたネコが餌を食べようとすると「口にある程度の電気ショックを与えるようにしたのです。ネコは飛び退いて毛を逆立て、そういう時にはいつもそうするように、二度とその餌入れに近づかないようになります」と、ルーバーは言う。だが、ルーバーは、その例外となるネコを創り出した。何匹かのネコの頭骨を切り開き、前脳にある隔膜部に、吸引によって小さな損傷を作ったのだ。電気ショックを受けても、その損傷のあるネコたちは、そして、それらのネコたちだけが、何度も何度も餌入れに戻って行った。「損傷のないネコたちと同じように、息を喘がせて鳴き声をあげますが、それでも、餌入れに戻り続けるのです。同じことを何回も繰り返す多動の子どもと同じように…」と、ルーバーは言う。なぜなのか？「脳のこの部位は、罰を受けた時には止めるという運動皮質の能力をコントロールしているからなのです」と言うのである。（隔膜部は感情にも影響を及ぼし、そのネコは非常に人懐こくなると、ルーバーは言う。「小犬のように、どこへでも付いてくるようになりますよ」と言うのである）。その隔膜部は、人間の場合は、副脳梁皮質と呼ばれているブドウぐらいの大きさの小さな組織片で、二つの大脳半球を繋いでいる細くなった部分である脳梁の前方下部にある。小さな部分だが、脳の重要な「交差」区域であり、三つの主要な神経伝達物質——ドーパミンとノルエピネフリンとセロトニン——を使った、辺縁系、運動皮質、および、扁桃核から前頭葉への通信の要所となっている。脳の前頭葉は、人間が社会的存在としてどのように行動するかに決定的な役割を果たしている、いわゆる文明の器官であり、将来の計画を立てたり、失敗から学ぶというようなことを支配している。基本的に、前頭葉皮質は、感情をコントロールする部位、知覚・運動の部位や、その他の区域からの入力を受け取り、それらを統合して統一性のある行動をもたらすという役割を果たしているのである。多動の子どもは、副脳梁皮質が小さかったり、機能が弱かったり、あるいは血液の供給が不足したりしているために、前頭葉皮質が完全に機能せず、行動を緩和したりコントロールしたりする役割を果たしていないのかもしれない、とルーバーは考えている。「注意欠陥／多動性障害」という言葉が使われるようになったのはここ数十年のことだが、その前から「行動コントロール欠陥」という概念はあり、一九〇五年にジョージ・フレドリック・スティルが『Lancet』誌に発表した論文では、運動過多症と呼ばれている。「理由のない破壊性を持ち、道徳的行為に欠けているという特性の」子どもたちがいると、スティルは書いているのである。ルーバーの初期の研究は、コントロールされない行動が生理機能に基づくものであって、意思の欠如や悪い人格に基づくものではないのかもしれないことを示している。「ＡＤＨＤは、神経生物学的障害です。行動が適切なものになるか否かのカギは、副脳梁皮質が握っています」と、ルーバーは言う。

ルーバーは研究の幅を広げて、次には、三群のネコを使うことにした。一群は、前と同じように隔膜部に人工の損傷を負わせた。次の一群には、抑制反応を行う能力をコントロールする脳内の部位である脳梁回に人工の損傷を負わせた。これらのネコの活動抑制は増大し、恐がりで非常に苛立ちやすくなった。多動になったネコの群れとは、じつに対照的だった。第三群では両方の部位に損傷を負わせると、その影響が相殺された。

一九七二年、ルーバーが吸引によってネコの脳に損傷を与えるのに追われている時に、てんかん患者をニューロフィードバックでトレーニングすることに関するスターマンの最初の論文が『EEG and Clinical Neurophysiology』誌に発表された。ルーバーはその論文を読んで衝撃を受けた。自分の研究に応用できるとすぐに思って、興奮したのだ、とルーバーは言っている。「スターマンの論文は、感覚運動リズム、つまりＳＭＲがあって、てんかん患者の場合はそれがうまく機能していないのかもしれない、このリズムがある程度回復すると発作が起こり難くなる、と述べていたのです。それを読んですぐ、私は『これはすごい。回路構成が非常に似通ってるのだから、子どもたちの多動をコントロールするのにも効果がありそうだ』と言ったんですよ」と、ルーバーは語っている。てんかんの運動反応を和らげることができるのなら、多動の子どもの運動反応を和らげることも簡単にできるにちがいない、と推測したのである。ルーバーと、同僚のビル・バーラー、大学院生のロン・シーファートは、スターマンのてんかん研究の追実験を行った。別々に行われたいくつかの追実験の中の、最初のものであった。ルーバーは、ニューロフィードバック技術を学ぶためにスターマンのもとで一年間研究生活を送るために奨学金給付研究員の申請をし、ＮＳＦから認められた。そして、一九七六年、スターマンと一緒に研究できるように、妻のジュディスと三人の子どもと共にロサンゼルスに転居したのである。

それ以来、ルーバーは、主にＡＤＤとＡＤＨＤに関する研究を続け、ニューロフィードバックの分野では主要な大家と見做されるようになった。すでに百以上の論文を書き、この技法による二十五以上の実験研究を行っている。一九七五年、ルーバーはロン・シーファートと一緒に、患者にシータ波の抑制を教えるスターマンＳＭＲプロトコルを作りあげた。これは現在、ほとんどすべてのプロトコルに取り入れられている。最も重要な研究の一つに、一九七五年に行われたＡ‐Ｂ‐Ａ形式のものがある。四人の子どもが、まず、ＡＤＨＤがなくなるまでトレーニングされ、次に、逆方向に、テストで元の状態に戻ったと判定されるまでトレーニングされた。それから、ふたたび、テストと脳波によって症状がなくなったと判定されるまで、トレーニングされたのである。「見事な成果が得られましたよ」と、ルーバーは言う。ルーバーの実験研究はすべて、統計的な計測ができるように、慎重に精密に行われている。

ルーバーの仮説によれば、ＡＤＤの脳の中では、注意欠陥をもたらすいくつかの特殊型によって、代謝と、副脳梁皮質への血流が低下しているのだという。「スイッチが切られたような状態ですね。それによって、これらの区域は、ノルエピネフリンなどの神経伝達物質が充分に得られなくなっているのです」と、ルーバーは言うのである。てんかんの場合、脳をニューロフィードバックでトレーニングすると、血が前頭皮質の細胞群を浸して、遺伝子的なものか、あるいは、感情のストレスが原因となったコルチゾル欠損による機能不全を細胞群が克服するのを助ける肥料のような働きをするのだと、ルーバーは確信している。既存の結びつきが強化あるいは再組織されるか、または、新しい分岐が育っていくのだと言うのである。どちらにしろ、隣接した細胞間の結びつきが以前よりも良好で強固になり、血液と神経化学物質の移動がずっと速く、効率的に行われるようになる。「私たちがしていることは、その区域のスイッチを入れることになるのだと思っているのです」と、ルーバーは言っている。しかしながら、副脳梁皮質は脳の奥深くにあるので、ルーバーは、ニューロフィードバックがそれを直接治療するとは思っていない。「私たちがトレーニングするのは、中頭および前頭皮質の中の、注意の集中・参加の意思・適切な行動の評価などに関連した区域です。副脳梁皮質が張り出したり結びついたりしているこの区域をトレーニングすることによって、それが、機能の仕方に反映していく。私たちは、そういう仮説を立てているのです」と、ルーバーは語っている。

ニューロフィードバックによってトレーニングされた細胞群の機能変化を示すことのできる脳内状態画像解析技術――SPECTスキャン、f-MRI、あるいはPETスキャン――を使った、ADHDに対するニューロフィードバックの研究は、これまでのところまったく行われていない。単に、費用がかかりすぎるからである。

ルーバーの概算では、彼がナクスビルにあるサウスイースタン・バイオフィードバックおよび神経行動研究所で治療したADDの人の数は、九百人を上回っている。典型的な例を示すと、患者にはまず三時間半かけて、事前のテストとQEEGが行われる。このQEEGは、EEG研究者がよく行っているもので、頭骨上の十九の部位のうち、どの部位が振幅が高すぎたり低すぎたりする振動数の脳波を示すかを調べるのである。次に、患者に、その特定の部位の脳波を調整することが教えられる。前後のテストによって、その症状に関する客観的な評価が得られる。この分野にルーバーがもたらした大きな業績は、シータ波対ベータ波比率、つまり、ベータ波に比較してシータ波が多すぎるのは、注意障害と多動の原因になりかねないことを明確化したことである。（低振動数の脳波が多すぎると子どもの多動の原因になりかねないというのは、ちょっと考えると逆のように思えるかもしれないが、脳の働きが遅すぎて充分な刺激物質が得られないと、その子どもは、自分の脳に報酬を与えるために外部からの刺激を求めるのである）。ＱＥＥＧを使っているニューロフィードバック臨床家は比較的数少なく、三百〜五百ドルの費用をかけてそんなことをする必要があるのかということが仲間うちで論争の種になっている。反対する人たちは、症状によってはＱＥＥＧが必要だろうが、それによって、詳細で叙述的な情報が得られるわけではない、と言うのだ。そして、たいていの臨床家は、成功の判定基準に、ＴＯＶＡや両親の報告を使っているのである。

ＡＤＤのない多動の場合、ルーバーの患者は、たいてい、四十〜四十五分のセッションを四十回受ける。ＡＤＨＤの場合は、セッション数が、それより十〜十五回増える。テストによる診断と治療の費用を合わせて、三千〜四千ドルになる。「これは、リタリンを五年間服用するより安いんです」と、ルーバーは言う。（価格の変動はあるが、五年間リタリンを処方されると、医師への支払いは別にして、三千六百ドルぐらいかかる）。ルーバーは、Ａ - ６２０というコンピュータ式のバイオフィードバック・システムを使っている。これは、ルーバーが設計して、最も早く設立された最大のバイオフィードバック会社の一つであるシカゴ地区の電子工学企業ステルティング・カンパニーの子会社オートジェニクスが作成したものである。Ａ - ６２０とオスマー・アイエーズ装置は、ほとんど同時期に売り出された第一世代のコンピュータ式装置と言えよう。オートジェニクスの装置も、オスマー夫妻の装置と同じように、ゲームの進行が患者にトレーニングを進めさせるようになっており、燃料を引き出して他の宇宙船と競い合う精巧なスペース・ゲームや、いろいろなパズルのものがある。この分野で評判のいい装置である。四〜八ヘルツの低振動数脳波と六〜十ヘルツの脳波の双方を抑制し、十六〜二十ヘルツの脳波の活動を高めさせるルーバーのプロトコルは、この分野で広く使われるようになっている。

ニューロフィードバックは、つねに、家族および教育カウンセリングと組み合わせるべきだとルーバーは確信しており、カウンセリングの方は妻のジュディスが受け持っている。「ニューロフィードバックで起こることは、なんであれ、家族との関わりの中で起こるのです」と、ジュディス・ルーバーは言う。「バイオフィードバックは、個人に対して行われるのではなく、その家族が知ろうとしなければならないことに関係しているのです。そのプロセスの最も重要な部分は、それを知ろうとする意思なのです。多くの家族は、子どもが問題を持っていることを、それがどんなに重症であっても認めようとしないし、それにどう対処すべきか知ろうとしません。家族の皆が、怒り、狼狽していれば、子どもは、その問題が何か、知ることもないのです」。脳波トレーニングは、家族内の関係を構築しなおすことにもなり、カウンセリングがそれを手助けする。「一人の人間が変わっていけば、いろいろなことが変わっていくのです」と、彼女は言うのである。

ルーバーの治療所は、そこに送り込まれた人たちの七十パーセントほどを治療して、うつ病や人格障害から解放している。治療した人たちの九十パーセント以上が、ニューロセラピーにとても良く反応したと、ルーバーは言う。脳波トレーニングの後、その人たちは、思考が明晰になり、よく注意を集中できるようになり、学校での成績も上がる。ルーバーは大胆にも、彼が治療した人たちは、IQも平均して十一ポイント上がったと言明する。「これは、彼らの意欲が上がったことが主な原因だと思うのです」と、ルーバーは言う。改善していくのが日々に見られ、たいていの人がルーバーの言う「無症状」になるにもかかわらず、ニューロフィードバックが脳を正常化するのではないと、ルーバーは主張する。「私たちは『治癒』という言葉を使いません。絶対にです。治癒は、症状がなくなるだけでなく、その底に潜んでいた問題がなくなったということです。この場合は、そうではありません」と、ルーバーは言う。ストレスがあれば、問題が再現するかもしれない。ただし、症状は軽くて、追加セッションが一〜二回必要な程度だろう、と言うのである。スターマンも、そういう例に出会ったことがある。何年もの間発作から解放されていた女性が来て、もうすぐ離婚するのだが、どうもまた発作が起こりそうな気がする、と言ったのである。彼女は追加セッションを受け、増大していた発作の前兆は影をひそめた。追加セッションは、たいていの場合一〜二回だということである。

ルーバーは、一九八〇年代から、医者と精神医療の専門家を対象に、独自の専門家養成コースを開講している。これまでに三百人ほどが、このコースを終了した。

ルーバーがしなければならないと思っていて、まだしていないことの一つに、二重盲検対照研究がある。これを行えば、ルーバーとその技法は、科学内に確実な地歩を得ることになるだろう。自分の確信を深めるためではなく、彼の研究には二重盲検の結果が欠けていると、しつこく容赦なく責めたてる一握りの批判者たちを納得させるために、そういう研究が必要なのだと、ルーバーは言うのである。ニューロフィードバックに関して、スターマンのてんかん研究以外にそのような研究が行われていないのには、いくつかの理由があるのだと、ルーバーは言う。最大の理由は、資金である。真の二重盲検研究を行うには、スターマンの場合と同じように、数年の年月と、数十万から数百万ドルの費用がかかりかねない。ニューロフィードバック臨床家のほとんどが小規模な経営であって、大会社ではない。そのような研究に資金を提供できるような数十億ドル規模の大企業は、この業界には一つもないと、ニューロフィードバック臨床家たちは言っている。二番目の理由は、ニューロフィードバックで二重盲検対照研究は行いにくいということである。錠剤の中身が何であるかは誰にもわからないが、本当にバイオフィードバック・トレーニングを受けているのか、見せかけだけなのかは、臨床家にも患者にもすぐにわかってしまうからである。

ニューロフィードバックを行っている人たちの中には、脳波トレーニングに薬品のテストと同じ基準を適用すべきではないという者もいる。トロントのニューロフィードバック臨床家リンダ・トムプスンも、その一人である。「運動が心臓のために良いことを示す研究は、誰もが受け入れています。それらは、二重盲検研究ではなく、結果を示しているだけです。これと同じように、ニューロフィードバックの場合も、薬品の基準ではなく、結果によって妥当性を認めるべきだと、私は思っています。薬品研究と同じ基準に私たちを縛りつけるなんて、不公平ですよ」と、トムプスンは言う。実際、合衆国議会の機関の一つである技術評価局の概算では、現在行われている医学的処置の中で、二重盲検対照研究によって徹底的にテストされたものは、三十パーセントに満たない。たとえば、心臓バイパス手術から扁桃腺の摘除に至るほとんどの外科手術は、そのような研究なしに行われるようになった。結果によって認められたのである。効果が実証される前に使われる薬品もある。ハーバード医科大学のレオン・アイゼンベルク医師は、一九九九年の『American Psychological Association Journal』に、次のように書いている。「現在使用されている抗うつ剤が、未成年者の治療に、プラシボ効果以上の効果を発揮することを示すことができなかった二重盲検プラシボ効果対照臨床実験が、十三公表されている。しかし、医師たちは、一九九二年には、十八歳以下の患者に対して、それを四～六百万回処方していた」。たしかに成人に対する効果を示す二重盲検研究はあるが、リタリンの場合のように、薬効の子どもへの影響と大人への影響がまるで違っていることもあり得るのである。また、適応外処方と言われているが、本来の目的で効能が確認された以外の症状に対してその薬が処方されるということも、広く行われている。たとえば、発作をコントロールするために開発された抗けいれん剤が、パニック発作、偏頭痛、統合失調症に使われ、さらに癇癪にまで用いられている。また『カッコーの巣の上で』で有名になった電気ショック療法の例もある。（電気ショックが脳に及ぼす主な効果は、「テレビを蹴飛ばす」あるいは「リセット・ボタンを押す」ようなもので、ニューロフィードバックのことを考慮する前にそんな乱暴な手段をとるなんて信じられないと、スターマンは言っている）。野蛮だということになってあまり使われなくなったが、その後、ショックを弱くして、ある種の治療困難なうつ病には非常に効果的だと考えられるようになっている。しかし、想像を絶するほど繊細で微細な脳の回路に、見境なく電気的衝撃を与えるという点に変わりはない。それに、その効果に関する二重盲検対照研究はまったく行われていないのである。医師たちが、実証する研究がほとんど行われてないのに効果を認めてその療法を実行に移すのは、臨床判定と呼ばれるものに基づいている。だから、バイオフィードバックに厳格な基準に合った証拠が求められているのは、科学的な根拠ではなく、不合理な偏見に基づいているのだと、ルーバーも、他の人たちも感じているのである。

問題の別の側面として、バイオフィードバックが、どのカテゴリーにもうまく適合しないということがある。てんかんとＡＤＤに関するスターマンとルーバーの研究は、ニューロフィードバックに、薬品に替わる医学的干渉の役割を果たさせようとしたもので、この技法は、そのような形で評価されることが多い。「そういうものだと言うのならば、医薬と同じような正当化の立証をしなければなりません」と、クリス・キャロルは言う。「ＦＤＡ（米国食品医薬品局）は、二重盲検対照研究の行われていない医療品を認可することはありません。だから、これを認可することはないでしょう。この現実は避けられないのです。しかし、別の考え方もあります。これがリタリンの代替品として売られるのではなく、認知療法や行動療法のような、もっと心理学的なものだという見方がされれば、心理療法としての基準が適用されることとなります。そうなれば、これが認可される可能性が出てきます」。

これらに対するＦＤＡの役割には、やや曖昧なところがある。新しいバイオフィードバック装置は、５１０Ｋ除外品と呼ばれていたもののような昔のバイオフィードバックの装置と同じように一九七六年制定の法律によって規制されているが、この法律は、ベータ波やSMRトレーニングのようなものを想定していなかった。したがって、バイオフィードバックは、一般的なリラックスと筋肉のリハビリのために用いられるものとして法的に認可されているので、製造業者は、注意欠陥障害（ADD）やうつ病、頭蓋内損傷などを治療できると公言することはできない。（ただし、治療者がそれを公言するのは、法律違反にならない）。

FDAは製造業者を監督しているだけであって、バイオフィードバック装置がどう使われるか、あるいは誰が使うかを監督してはいないのである。「私たちは、医療行為を規制しているわけではないし、バイオフィードバック機器は、他の医療機器と同じように扱われているだけです」と、FDAのある女性係員が、匿名を条件に話してくれた。「私たちの目的は、その製品が当初の使用目的に関して安全で効果があるということを確認することなのです」。もしも、製造業者がADDやてんかんの治療に効果があると申し立てるなど「明確に医学的な申し立てがあれば、私たちは、安全性やその効能についての臨床研究を調べることになります。これは、どの医療機器についても言えることです」。装置が広く医学的状態の治療に用いられているにもかかわらず、オスマー夫妻の会社であるニューロサイバネティクスや、オートジェニクス、レキシコル（別のニューロフィードバック装置製造業者）など、どの製造業者も、その申し立てをしていない。

そのプロセスが、ある意味で非常にオープンに行われているのに、どのニューロフィードバック製造業者もFDAのレーダーをかいくぐって飛び続けており、みな、規制が強化されるのを恐れている。

これまでニューロフィードバックについての規制がうるさく言われなかった理由の一つは、たいていの人がその効能を信じていないということなので、臨床家たちは、この技法の威力が明らかになれば、これに対する監督が厳しくなるのを恐れているのである。ＦＤＡと正面きって事を構えると、ＥＥＧスペクトラムなど、薄利でこの仕事を続けているところは、経営が成り立たなくなるかもしれない。あるいは、この技法が「医療化」されて、医師か訓練を受けた専門家にしか脳波トレーニングが行えないようにＦＤＡが規制するかもしれない。悪い副作用が起こることは滅多にないので、オスマー夫妻も他の人たちも、誰でもが臨床家のオフィスや自宅でニューロフィードバックに接し、自分で自分をトレーニングして、症状を治療したり、正常に機能しているものを強化したりしてかまわない、と確信しているのである。

ある意味では、二重盲検対照研究がまったく行われていなくとも、たいした違いはない。ＡＤＤやＡＤＨＤの子どもを持った親、特に子どもたちを薬漬けにすることを嫌い、興奮剤の長期的使用の影響が明らかになっていないことに関心を持っている教育程度の高い中産階級の親たちが、そうでない人たちよりも格段に強くニューロフィードバックの市場を推進しているからである。特に、興奮剤を突然用いるようになる子どもたちがたくさんいることや、ダイエット薬のフェンフェンがＦＤＡに認可された後にそれによる死者が出たというような薬害がいくつか報じられると、薬物に対する反感が強くなった。カナダの当局は、ＡＤＤの薬であるシラートを、肝臓障害の原因となり、ある若い男性の死因になったと見られることを理由に、使用禁止にした。一九九八年に『Journal of the American

Medical Association』に掲載されたある研究は、病院で処方された医薬の逆反応によって毎年十万六千人が死亡し二百二十万人が障害を起こしていることを明らかにした。そして、専門家たちは、医薬の使用が増大するにつれて、付随する問題も増大していることを指摘している。しかしながら、医薬に対するような研究が決定的に不足していることが、第三者の機関に、この療法に対する支払いを躊躇させている。ルーバーは、そのうちに保険会社の半数——他の人たちは、もっと少ないと思っている——が、バイオフィードバックへの保険での支払いを認めるようになり、それに従って、この技法は、その保険に加入する財力のある親たちに主に利用されるようになるだろう、と推測しているのである。

どちらを選ぶか秤にかけて比べてみた結果、ニューロフィードバックを、彼女の言い方によると「私の子どもたち」であるフェルミ校に導入することに、なんのためらいもなかった、とリンダ・ベルガラは言う。彼女の息子は、まだ少しＡＤＤではあるが、もう多動ではなかった。「あの子が多動だったと言っても、先生たちは、誰も信じないんです。今はとても落ち着いてますからね。攻撃的でもないし、乱暴でもありません。自分の子が攻撃的な子どもになるところだったんだと、つくづく思うんですよ」。得るところは非常に大きく、失うものはほとんどないと、ベルガラは言う。自分の学校の生徒たちだけでなく、この辺りの子どもたち全体のことを考えているのだ。リタリンなどの薬は、多くの子どもたちにとって、害はあるけれども放っておくよりはまだましなのだと、彼女は思っていた。ところが、悪い影響のまったくない、別な選択肢があったのである。ベルガラは、役所に勤めている友人に会いに行った。その友人は、ベルガラの計画には賛成だが、資金援助はできないと言った。そこで、ベルガラは、スペイン語を話す子どもたちに英語を教えるのを助成するために存在するリミティッド・イングリッシュ・プロフィシエンシィという州のプログラムに助成金を申請して、二万ドルを獲得した。そして、英語教育のための新しいコンピュータを三台購入すると同時に、二千五百ドルで四台目のコンピュータを購入した。それは、ニューヨーク州オサニングにあるアメリカン・バイオテック社が製造したキャップ・スキャンというニューロフィードバック・システムであった。基金の監督官が電話してきて、何だかわからないが言語教育に関係なさそうな物に基金を使うのは認可できないと言った。ベルガラは、自分がしなければならないと思ったことをした。「私は、嘘をついたのです。これは言語ソフトウェアだから、当然認可されるはずだと言ったのですよ。それで、認可されました」と、ベルガラは言う。ベルガラは、ガイダンス・カウンセラーと心理職員と助教員を各一名、訓練のためにメアリ・ジョー・セイボのもとへ送り込んだ。彼らが、校長室の近くの小部屋に、その装置を据えつけた。

ベルガラとセイボが最初に行ったことの一つは、ニュージャージー州の聖ペトロ大学の臨床心理士デニス・カーモディーの計画に基づいた小規模な実験研究を行うことであった。八人の子どもを被験者グループとして、毎日二十五分ずつニューロフィードバックを受けさせた。別の八人を、トレーニングを受けない対照グループとした。各グループは無作為に選んだが、男女は同数になるようにした。事前と四十セッション後に、ベルガラを含む観察者たちが教室に行って、特製の罫線を引いた用紙に、見たままの行動の様子を記録したと、ベルガラは言う。「劇的な変化が見られたんです。注意を集中している時間が長くなりました。課題に長時間取り組むようになりました。破壊的な行動が少なくなりました。激発的な行為も少なくなりました」。被験者グループは、ぐずぐずしている時間・態度のはっきりしない時間が減り、積極的に参加している時間が増えた。フェルミ校でのトレーニングは、他の所と同じように、低振動数の脳波を抑制し、注意の集中を示す脳波を強めようとするものであった。

この研究は非公式のものであったが、同校の父兄たちは熱狂した。なかでも、息子のモハムドがやや犯罪者的な傾向を示していたフェイテン・フセインの熱狂ぶりは、飛び抜けていた。彼女は、最初、トレーニングに協力的ではなかった。迷った末、その態度は和らいだが、まもなく、最も熱心な支持者の一人となったのである。「私の生活は、哀れなものでした」と、彼女は、エジプト語訛りの強い早口な英語でまくしたてた。「我が家の哀れさの元は何かですって？　モハムドですよ。どうしてあの子を私に与えたのかって、私は神様に訊きましたよ。手に負えない子だったんです。何かに集中するってことができませんでした。手に負えないんです。座って何かをするってことができませんでした。頭の中が、すごく混乱してたんです」。モハムドは傷つくことの多い幼少期を送り、よく自分の部屋の壁に自分の頭を打ちつけたりしていた。学校ではいじめっ子として有名で、まわりの子どもたちを殴ったり、従兄弟に襲いかかってその首を締めたりした。そして、一九九七年に、ニューロフィードバックを五十八セッション受けた。「今は、すっかり普通の子どもになりました」と、母親は言う。「問題を起こすこともありますが、『ごめんなさい』と言う時、ほんとうにそう思っているんです。このニューロフィードバックというのは、いったい何だろうって、私は言うんですよ。魔法みたいなものです。それがモハムドに起こったんです」。フセイン夫人はこの技法の旗手となり、役所に対して、もっと助成金を出すようにと、精力的に陳情活動を行っている。

モハムドも同じように思っている。「バイオフィードバックって、すごいものさ」と、ずんぐり太ったこの十歳の少年は、その言葉を強調するように両手を揺り動かしながら、私に語ってくれた。「そう言えって言われたんじゃないよ。僕が、ほんとにすごいって思ってるんだ。僕はね、学校で一番の、すごく悪いいじめっ子だったんだ。僕より身体の大きい子をいじめたことだってあるよ。でも、今は、すっかり変わった。落ち着いてきたんだ。気分のいいものだよ」。セッションの後はずっとリラックスするので、セッションが待ち遠しいと、モハムドは言う。

フェルミ校で変わったのは、ADDとADHDだけではなかった。四年生担任のレイチェル・カムパネラ先生の学級に、ネルソン・メルカドという、社会環境にまったく適応できない少年がいた。問題を起こす生徒ではなかった。ただ、自分の殻に閉じこもっているだけなのだ。自尊心も自信もなく、言語能力は幼稚園児並だった。一日中机の上に顔をうつ伏せている。一九九七年三月、この少年のためのニューロフィードバック・セッションが開始された。「六月になる前に、私は大変化に気づいたのです」と、カムパネラは言う。「話すようになりました。笑うようになりました。手を挙げて、きちんと話すようになりました。あんなに惨めだった子をこんなに変えたのだから、私は完全な支持者になりましたよ。ぜんぜん笑わないので、あの子の歯を見たこともなかったんです。今は、そばを通るとニッコリ笑って『カムパネラ先生、おはようございます』って言うんですよ」。

　ニューロフィードバックだけでは救うことのできない子どもたちもいる。毎日放課後には、混乱を極めた、時には暴力が横行する家庭、あるいは、その子どもをまったく無視する家庭に帰っていく子どもたちである。九十一パーセントの家庭が低所得水準あるいはそれ以下で生活しているこの地域の外的圧力を緩和しようとして、同校は、健康に良い朝食・昼食・夕食を提供し、職業訓練やカウンセリングも行っている。しかし、学校でできることというのは、それぐらいのものだ。同校で何とか救おうとしているある少年は、じつに深刻な家庭環境に置かれている。母親はクラック常用者で父親はヘロイン常用者。祖母とそのボーイフレンドと一緒に住んでいるのだが、両方ともアルコール依存症で、その少年に性的ないたずらをする。少年の行動には異常なことが多く、毎晩ベッドを濡らし、寝室内に持ち込んだ空き缶に排尿していた。「排尿の問題はなんとか解決したのですけれど、他の問題については、どうなることか…。様子を見るしかありませんね」と、ベルガラは言っている。

　ヨンカーズ校の役員は、フェルミ校の実績を見て感心した。同校には配分された資金があったので、全部で十台のニューロフィードバック装置を購入、他にも、公立第九と公立第十三の二校が、その装置を購入した。そして、この地区全体の予算は、初年度の二千五百ドルから、十四万三千ドルに増額された。ヨンカーズ校の理事の一人であるラファエル・ディーアスは、ニューロフィードバック・トレーニングの熱心な推進者で、自分の権限の及ぶかぎりそれを普及させようとしている。「少数民族の子どもたちは、行動障害というレッテルを貼られて薬を与えられることが多いのです。彼らの両親は、医者に言われたことに素直に従う傾向があります。私たちの学校では、そういう例がいくらでも見られますよ。生徒たちの多くは、薬以外の方法を選ぶことができません。子どもたちに薬を与えるのは、他に適切な手段がない場合に限られるべきなのです。そして、バイオフィードバックは、適切な他の手段なのですよ」と、彼は言う。

ジャーナリストたちがニューロフィードバックの分野をあまり取り上げたがらないのは、それが極めて新しいものであり、既存のどの療法とも大きく異なっているので、正確な知識に基づいた批評が極めて少ないからである。多くの専門家は「バイオフィードバック」という言葉を聞くと、目をぎょろつかせて、すぐに、オーラとかチャクラとかいうのと同類のものとして片づけてしまう。専門家たちがどうしてニューロフィードバックをよく調べもしないで批判するのかは、理解できなくもない。彼らは、二十年も三十年も専門分野の中で過ごし、有名になって、信頼できる情報の提供者として敬意を払われているのだ。そこへ、自分たちが行っていることとはかけ離れた、調べてみたどころか聞いたこともない療法が登場して、彼らが専門としてきた療法よりも遙かに効果があると称しているのである。

ニューロフィードバックについて何も知らない人たち、特に一流の資格を持った人たちが、そんなことはあり得ないと非難することが多い。だから私は、この種の専門家たちの言葉を引用しようとは思わない。実際にこの技法を使ってみて、くだらないものだと思った人は一人もいなかったのである(ただし、大げさに言われていると思った人は、何人かいた)。ニューロフィードバックに関する論文をいくつか読んだうえで批判している人は、何人かいた。その一人が、ラッセル・バークレーである。

ニューロフィードバックの分野の多くの人たちは、ラッセル・A・バークレー博士を闇の王子のように思っている。ニューロフィードバックに関するどんな会合においても、誰かがバークレー博士の名を持ち出せば、確実に、共通の敵に対する力を結集させることになるのである。マサチューセッツ大学医学部の心理学者であるバークレー博士は、ＡＤＤとＡＤＨＤに関するこの国の主要な専門家の一人である。この問題に関して『ADHD in Adolescents』『Diagnosis and Treatment and Defiant Children』『A Clinician's Manual for Assessment and Family Intervention』等、多数の著書もある。また、製薬会社のために数多くの実験研究を行っており、ＡＤＨＤの治療に、行動療法・家族療法と共にリタリン等の薬品を使うことの提唱者でもある。そして、ニューロフィードバックを、実験的なものであって効果が証明されていないと、激しく非難してきた。インタビューした時、彼は、ニューロフィードバックに関して「数年前に論文をいくつか読んだ」が、この技法をよく調べたことはなく、治療に使ったことはないと、私に語った。スターマンの研究のことはあまり知らなかった。

「あれが悪影響を与えるという研究結果は出てないし、私も、害はないだろうと思ってます」と、バークレーは言う。「しかし、すでに安価な治療法があるのに、それに取って代わるべきものだとは思いません。薬物治療と同等あるいはその以上の効果があるなんていうのは、まったく根拠がありませんよ。脳の生理機能を変えるなんていうのは、まったく根拠がないばかりでなく、非倫理的です」。

そして、もちろん、そのことこそが、スターマンやルーバーなど多くのニューロフィードバック研究者が主張していることである。つまり、ニューロフィードバック・トレーニングは、少なくとも、脳内の機能を組織しなおして、細胞間の結びつきを前よりもしっかりしたものにする、と信じているのである。

バークレーは、実際に作用しているのはプラシボ効果ではないかと思っている。多くの批判者たちは、そう信じているのだ。「ケーススタディーがいくらあっても、まったく対照されていないので、なんの証明にもなりません。医学的介入には、独特な雰囲気が付き物なのです。医学的干渉にハイテクノロジーが使われれば、プラシボ効果が強くなります」と、バークレーは言う。「問題は、装置ではないのです。形式——彼らがその子どもたちにするようにと告げる精神的な形式なのです」。子どもたちの中には「発育しただけで」好転する者もいると、バークレーは言う。「それに、もともとADDではなかった者もいるのでしょう」。バークレーは、ルーバーの研究も、被験者の数が少なく、二重盲検が行われていないという理由で批判する。「両親には、研究が充分に行われていないことを、包み隠さずに知らせなければなりません。利用者は、それを知る権利があるのですから…」と、バークレーは言うのである。

ソルトレイク・シティにあるユタ大学の神経心理学の助教授で、自分のクリニックも開業しているサム・ゴールドシュタインも、ニューロフィードバックを遠慮会釈なく批判している。彼には『Attention Deficit Disorder and Learning Disability: Reality, Myths and Controversial Treatments』などの著書もある。

ゴールドシュタインは、脳波トレーニングに効果がないとは言っていない。効果があるかどうかを判断するデータがないと言っているのである。「ルーバーの古い研究は、良いものではありません」と、ゴールドシュタインは言う。「被験者の選び方に、明らかに問題があります。目立った者を選んだだけなんですよ」。被験者を無作為に選ばなければ、良い研究にはならないと言うのだ。また、被験者たちがその後どうなったのか、追跡調査がほとんど行われていないと言うのである。

奇跡のような実例話がいくらあっても、それでいいというものではないと、バークレーと同じように、ゴールドシュタインも言う。「そういう話は魅力的です。なんらかの関連はあるかもしれないけれど、原因や効果を証明するわけではないのです。説明しろと言われれば、可能性はいくつでも考えられますよ。一つ。本当に効果があった。二つ。プラシボ効果。三つ。我々には理解できないメカニズムが作用した」。決定的な研究をせずに大言壮語したがっているのだと、ゴールドシュタインは言う。「あの分野の主な連中を見てごらんなさい。彼らの主張は、自分たちの商売に密着しているのです。もしもスターマンが効果がないと言えば、彼は失業することになります。ルーバーが効果がないと言えば、彼は大学に戻らなければならなくなります。オスマー夫妻が効果がないと言えば、仕事がオシャカになります。連中が『ほら、すごいだろう』と言うのは、密接な利害が絡んでいるからなのですよ。連中には、もっと研究してもらいたいものですね。彼らが研究助成金を申請するなら、私はそれを支援しますよ」。

トレーニングを完了した子どもたちのＩＱ得点が高くなったというルーバーの言葉を特に攻撃する

批判者もいるが、ゴールドシュタインは、ニューロフィードバックに効果があるか否かに比べれば、IQのことはたいした問題ではないと言う。「薬物療法を受けた子どもたちも、IQテストをすれば、当然、バイオフィードバックを受けた子どもたちと同じぐらい——十ポイントぐらい——上昇しているのは間違いないと思いますね。真面目に取り組むようになったからで、頭が良くなったからではないんですよ」。

バリー・スターマンは、ニューロフィードバックの効果が、少なくとも部分的には、プラシボ効果によるものかもしれないということを認めている。実際、ニューロフィードバックは、プラシボ効果と同じメカニズム——治癒するような変化をもたらす脳内の同じ機能——に作用するのかもしれない、と思っているのである。これが正しいかどうかは、誰にもわかっていない。プラシボ効果は、まだあまり研究されていないからである。しかし、それがプラシボ効果なら、それこそが問題のカギを握っているのだと、スターマンは言う。「非常に具体的で永続的な身体的変化が、脳内で起こるのです。何かが起こっているという最初の徴候は、私が意図した方向に脳波が変わっていっているのをQEEGが示すことです」。最も重要なのは、その変化が持続することだと、スターマンは言うのである。

資金が不足しているにもかかわらず、特にADHDの分野で、スターマンとルーバーが始めた研究を確認するような真剣な科学的研究が始まりだした。現在までの最も優れた研究の一つが、一九九九年夏に、信用のある科学書『Neuropsychology』として米国心理学会から刊行されている。ニューヨークのエンディコットに住む心理学研究者で家族療法士、それにニューロフィードバック臨床家で、ジョエル・ルーバーの協力者でもあるビンセント・モンストラ博士は、ＡＤＨＤにおけるシータ波の役割を調べる研究を行った。八人の研究員が四八二人の被験者の特定の部位――頭頂、すなわちＣＺ――の脳波を調べたのである。（後に、別の四四〇人の被験者による追研究も行われた）。そして、ぼんやりしたシータ波状態と機敏なベータ波状態の時の時間を読み取り、平均して、その割合を算出した。六歳から十一歳の子どもたちにおいて、その違いが最も著しかった。伝統的な診断基準に基づいて医師や両親に注意散漫なＡＤＤやＡＤＨＤと診断されていた子どもたちは、どちらも、シータ波の時間がベータ波の時間の九倍であった。これに対して、対照グループは、シータ波の時間がベータ波の時間の三倍だったのである。「無線通信を聞いたり電話で話したりしていて、その通信が、平均的な人たちの三倍もの時間途絶えてしまっているのだと考えてもらえばいいでしょう」と、モンストラは言う。ＡＤＨＤの子どもの脳と正常な脳との著しい違いが、きわめて明確になってきたという。ＡＤＤの子どもの脳波を測定しながら「何か読むものを与えると、十秒もしないうちに、その子どもの脳波がシータ波に下がって、まるで白昼夢を見ているような状態になりますよ」と言うのである。

この研究はニューロフィードバックの効果を証明するものではないが、このシータ波・ベータ波比率によってＡＤＨＤの診断や脳波トレーニングの効果をその前後に測定するのに、ＥＥＧが――両親の主観的な報告やあまり正確とは言えないＴＯＶＡとは対照的に――強力で正確で客観的な方法として使われるようになったのである。モンストラは、現在、うつ病・行為障害・反抗挑戦性障害・不安に関して、同じような脳波指紋を発見しようとする研究を行っている。

ノーマル・データベースという発想は、将来、脳波バイオフィードバックの重要な役割になると考えられ、この分野は、現在、その方向を目指している。患者のQEEGを取って、その脳波活動の指紋を、正常なものと比較する。そうすれば、その患者の脳波活動をどのように変える必要があるのか——どの部位をトレーニングして脳波の振動数をあげさせる、または下げさせる必要があるか——が、臨床家にすぐにわかるようになるのである。脳波指紋のライブラリーとも言えるものが、すでに存在している。ニューヨーク大学の脳研究者E・ロイ・ジョン博士が、世界中から何千人ものQEEGを集め、それを、臨床利用のために有料で提供しているのである。

ニューロフィードバックの分野の研究に対する批判として、それが、旧式なものばかりで、f-MRI、PETスキャン、一二八チャンネルEEGなどの最新技術を利用したものがないという指摘もある。こうした技術を利用すれば、ニューロフィードバックに関する多くの疑問が解消され、脳がどれだけ変化したかを十九チャンネルEEGよりもずっと詳細に描き出すことができるであろう。マディソンにあるウィスコンシン大学で高く評価されている心理学研究者リチャード・デビッドソン博士は、先端技術研究所で脳画像解析を行っているが、ニューロフィードバックにも通じている。そのデビッドソンは、次のように語っているのである。「(ニューロフィードバックの)分野の研究は、全体的に良いものとは言えませんね。求められる水準に達していないのです。真面目な神経科学者なら、あれらの研究のほとんどを、屑みたいなものだと思うでしょう。EEGと脳画像解析の複雑微妙な進歩を、ぜんぜん考慮していないのですよ。重要な真理が含まれてないと言っているわけではありません。たしかに、真理が含まれています。あそこには、真剣な研究に値する真理が、充分に含まれているのですよ」。

いろいろな点で、資金の不足がジレンマを生み出している。しっかりした研究を行える大きな組織がないので、資金を調達しにくい。そして、資金がないから、大きな研究組織を作りにくいのである。資金が得られないことがバイオフィードバックの評判に影響し、政府の研究基金の獲得にもかかわってくる。「政府は、研究資金を提供する場合、信用できる組織であるか否かを問題にします。だから、国際的な権威のあるお墨付きみたいなものが必要なのです。たとえば、誰かが、ADD研究とニューロフィードバックのために資金を付託したとしても、それを受給するために必要なのはADDの専門家ということであって、ニューロフィードバックの専門家だということではありません。そして、ADDの専門家は、ADDの治療には薬物療法の方が良いと信じているのです」と、クリス・キャロルは言う。

アラン・ストロマイアー博士は、ニューヨーク州マンハセットにあるノースショア大学病院のバイオフィードバック療法の主任であり、長年にわたって、従来のバイオフィードバックを含む行動医療を行ってきた。そして、数年前、上司から、新しい脳波バイオフィードバックについて調べることを要求された。ストロマイアーは脳波トレーニングに懐疑的だったが、それに関する科学的な文献を少し読んでいたので、上司に、彼らの主張を裏付けるものはあまりないと答えたと言う。ルーバーの研究は、少数のバイオフィードバック学術情報誌に発表されただけだったのだ。上司からもっと調べるように言われて、ストロマイアーは、デンバーで開催されたＡＡＰＢ大会に行った。「これを治癒できる、あれを治癒できるというような誇大な話を、さんざん聞かされましたよ。それを見て『とんだホラ話だ。まともじゃない』と思ったものです。多くの批判者たちも、まったく同じように思ったことでしょうね」と、ストロマイアーは、その時のことを思い出して言う。「みんな熱狂的で、我こそは真理を語っているという感じでしたけど、データがぜんぜん示されないんです」。その後、少しデータが入って来ると、ストロマイアーは試してみようという気になって、病院で使ってみることにした。その結果は非常に強烈だったと、ストロマイアーは言う。「同じ現象が起こったんです。たとえばトゥレットという、たえず椅子に飛び乗ったり飛び下りたりしている子どもがいたんですが、あのゲームの途中で、じっと座っているようになったんです。プラシボ効果かもしれないと思って、何も言わずに装置との接続を切るというような小細工をしてみると、その子はまた椅子に飛び乗ったり飛び下りたりし始めたので、本当に効果があることがわかったんです。自分の研究室で起こったのだから、当然、納得しますよ」。ルーバーの研究の多くには欠点があることを、ストロマイアーも認めている。無作為抽出が慎重に行われていない、追跡調査があまり行われていない、被験者数が少ないなどの点である。しかし、ＱＥＥＧやその他の手段によるテストは、慎重に、充分に行われている。変化は、全面的に、予測された通りに起こっているし、たいていのプラシボ効果と違って、その変化が持続している。他人の研究を認めたくないと思っている科学者は、厳密に調べれば、どんな研究にも欠点を見つけることができるのだと、ストロマイアーは言う。「肝心なのは、ルーバーがじつに誠実だということです。誤魔化しなんてしようともしないでしょう。じつに慎重です。ルーバーは、効果があること、治療に役立つことを示したのです」。他の人たちが行った研究も――二重盲検対照研究ではないけれども――ニューロフィードバックに効果があることを示していると、ストロマイアーは言うのである。

ニューロフィードバック批判には「なにか別な要因が働いているんですよ」と、ストロマイアーは確信している。「医療費が削減されて、医療費内の縄張り争いが行われているんです。伝統的な訓練を受けて取る資格を持たない者は、みんな迫害されてますよ。ニューロフィードバックは、医薬産業にとって、最大の脅威なんですね。大産業向きではないんですよ。薬品のように、つぎつぎと梱包して売り、莫大な金を稼ぐことができませんから…」。もしも、彼らが治療してきた症状の大部分がストレスに起因したもので、ストレスの治療に効果的な、これまでのものに取って代わる方法が発見されたら、従来の医療に何が残されるのだろうかと、ストロマイアーは思っている。「莫大な金の行方に関わっているのですよ」と、ストロマイアーは言うのである。

テキサスの神経科医で、頭蓋内損傷、頭痛などの症状にニューロフィードバック・トレーニングを使っているジョナサン・ウォーカー医師は、ニューロフィードバックがもっと広く使われるようにならない原因は明らかだ、と言っている。てんかん発作の原因となっている脳内の組織小片を摘出する前頭葉切除手術の費用として、約二十万ドルが、神経科医、手術医、それに病院にもたらされる。「だから、ニューロフィードバックを使おうという気にはならないんですよ」と言うのである。

ＡＤＨＤの治療におけるニューロフィードバックの役割は、学校での子どもたちをおとなしくさせ、注意を集中させるだけに留まらないだろうと、支持者たちは言っている。研究が進むにつれて、ADHDの子どもたちは、犯罪者やスリル追求者にすごくなりやすいということが明らかになってきた。計画や社会関係の認識を支配して行動を組織する前頭葉皮質の脳波が正常より遅いために、前頭葉が、中脳と効果的に連係できず、日常生活の中で感情を適切に調整できないからだというのである。前頭葉に鉄の棒が突き刺さり、それまで勤勉で礼儀正しかったのに、口汚くていい加減な男になってしまったフィニアス・ゲイジのことを覚えておられるだろうか？　それと同じようなメカニズムが働いているのである。「社会環境の中での適切な行動を評価することができなくなるのですね」と、ルーバーは言う。「刹那的に生きるようになるのです。眼前の欲求しか考えられなくなるのですよ」。

前頭葉皮質の損傷——事故・母親の飲酒・虐待・遺伝因子・出生時の酸素不足などに基づく——は、明らかに、大脳前部の脳波が正常な脳波より遅くなり、他のシステムと関わり合えなくなる原因となる。脳の感情中枢が外界と適切な関わり合いを持てなくなるので、そうした子どもたちや大人は、通常のレベルの恐怖や自責の念、あるいは悲しみを持たなくなる。こう考えれば、ADHDの子どもの多くが社会的に適切な行動をしないことが説明できるのである。

前頭葉の脳波活動が遅くなったために、脳の内部通信システムが不活発になると、外から入ってくる通信が同じレベルの刺激をもたらすためには、正常な場合よりも刺激的でなければならない。前頭葉皮質内で遅い脳波が優勢な子どもが、成長したらすべて犯罪者になるわけではない。たいていの場合、成育環境とか社会環境とか、別の要因が絡んでくるからである。危険や冒険を求めることが、職業的な成功の基になったり、登山やスカイダイビング等スリリングで危険なスポーツに挑戦させたりすることもある。しかし、それよりずっと多くのＡＤＨＤの人たちが、犯罪者として逮捕されることになるだろう。南カリフォルニア大学の心理学者アドリアン・レインは、非行青少年の興奮水準を研究してきた。その研究の一つに、レインが同僚たちと共に、一〇一人の子どもを十五歳から二十九歳まで追跡調査し、彼らの休息時心拍数、精神発汗、中枢神経系の興奮状態を示す脳波を調べたものがある。その結果わかったのは、前頭葉皮質が興奮しにくい子どもは非行に走ることがずっと多いということであった。つまるところ、そうした子どもたちは、刺激に対して中毒症状になっているというのである。「興奮しにくい子どもたちは、興奮の度合いを正常に戻すために、刺激を追い求めるのです」と、レイン博士は言う。「青年たちが群れをなして、家に押し入ったり、誰かを殴りつけたりするのは、一時の興奮状態を得るための方法なんですよ」。

オスマー夫妻、ルーバー等、ニューロフィードバックの主唱者たちは、脳波トレーニングがＡＤＨＤを治療することによって、犯罪行動への傾斜を減らすことになると言う。非行に走り始めていた若者――たいていは男――がニューロフィードバック・トレーニングの後、それまでよりも衝動的ではない良い選択をするようになり、生活態度がすっかり変わったという実例報告――研究結果ではない――は、いくらでもある。一例を挙げると、少年時代にＡＤＨＤだったバルンという名の若者がいる。彼は十代でドラッグをやるようになり、親が充分な小遣いを与えているのに、たえず盗みを働くようになった。母親がニューロセラピーのことを聞いて、さんざん迷った末、週に三回セッションを受けさせることにした。「三週間経たないうちに、落第生だったのが優等生になりましたよ」と、その母親が私に話してくれた。「昼食代を持っていることも忘れないようになったし、教科書のことも思い出したのです」。バルンは、街をうろつきまわることに興味を持たなくなったという。「注意を集中できるようになり、気を散らさずに、ちゃんと話を続けられるようになりました。好奇心も旺盛になりました。私は、初めて、あの子をちゃんと理解できるようになったんです」。バルンは、現在、まともな仕事に就いて、犯罪行動はすっかり過去のものとなっている。レイン博士は、そのような行為障害にニューロフィードバックを使うことに魅せられている。「ケーススタディーは、手始めにすぎません。しかし、これまでだって、『行為障害』の減少に関する組織だった科学的な研究は行われてなかったのですから、バイオフィードバック・トレーニングの効果と比較検討することもできないんですよ」と、レインは語っている。

薬物療法などで治療できない、あるいは、満足に治療できない問題を解決するためにニューロフィードバックに目を向ける人が増えてくれば、科学的な研究などは問題でなくなるかもしれない。漢方薬など代替療法の急激な増大は、医療システムが、真先に、大きく需要に左右されることを示している。両親や学校からのニューロフィードバックに関する肯定的な報告が今後も増え続けるかどうか――それにすべてがかかっているのかもしれない。

第8章 ディープ・ステイトへの復帰

一九九〇年、ワシントンD.C.で開かれた応用精神生理学およびバイオフィードバック協会の年次総会に出席したバイオフィードバック臨床家たちは、ユージン・ペニストン博士の話に耳をそばだてた。物柔らかな口調で話す著名な臨床心理学者であるペニストンは、バイオフィードバックの分野では数少ないアフリカ系アメリカ人の一人だが、その彼が、特別な調査研究の話をしたのだ。科学研究者というよりはバプテストの伝道師のような抑揚で、ペニストンは、南コロラド大学のポール・J・クルコスキーと共同で、コロラド州フォートライアンの退役軍人病院のアルコール依存症患者を対象に行った研究について詳述した。初期のディープ・ステイト・バイオフィードバックの砦であったメニンガー・クリニックで学んだ技法を用いている。そのプロトコルは、使用者を、深いリラックス状態を意味するアルファ波とシータ波が増大した恍惚とした状態に導く。ペニストンは、これらの振動数の脳波が、アルコール依存症からドラッグ嗜癖、うつ病まで、多くの症状に利用できる治癒状態を増進することに気がついたのであった。

その対照無作為抽出研究には、三十人の被験者が使われた。二十人は、生命にかかわるほどの長年のアルコール依存症患者で、すべて退役軍人、しかも、アルコール依存症の入院治療のために再度病院に戻ってきた人たちだった。これらの患者は二つのグループに分けられた。十人には、十二段階の型通りのトーク・セラピーが行われ、他の十人には、すべての従来の療法の他に、以後ペニストン・プロトコルと呼ばれるようになる新しい一連の治療が行われた。対照グループとして十人の非アルコール依存症者も用意された。彼らには治療は行われなかったが、検査はすべて行われた。

まず、実験グループには、標準的なハンドウォーミング・バイオフィードバックによるリラックス・トレーニングが八セッション行われた。それぞれに二セッション連続で、指先の温度を三十五度に上げられるようになるまで――冷たい手は不安症状である――リラックスの仕方が指示された。その後、アルファ・シータ脳波ニューロフィードバック療法と呼ばれるものが行われた。ベータ波およびSMRトレーニングの場合と同じように、アルファ・シータも、使用者を特定の振動数あるいは振動数範囲の脳波に導き、その範囲内に留まらせるために、コンピュータかアナログ装置を用いる。しかしながら、アルファ・シータは、まったく異なったアプローチである。ベータ波およびSMRは、大脳皮質に症状を緩和する力を与えるがその原因には関与しない、かなり生理学的なアプローチだと考えることができるのに対して、アルファ・シータ・トレーニングは、心理療法的なモデルが原型となっているのだ。患者は、安楽椅子にもたれかかって座り、目を閉じて、セラピストの声やニューロフィードバック装置の音に導かれて、深くリラックスした「アルファ・シータ交差」状態になるようにする。アルファ波（八〜十二ヘルツ）とシータ波（四〜八ヘルツ）の、まさに眠りの淵にある状態である。このトレーニングの主な要素は、その患者が長年悩まされ続けてきた苦痛に満ちた抑圧された記憶の心象で、それが、この状態にある時に表面化し、解決されるのだと、多くの人は信じている。アルファ・シータという名は、スクリーン上に示される脳波の動きからきている。アルファ波は、通常、シータ波よりも振幅が大きく、強力である。施療中に、アルファ波の振幅が下がり、シータ波の振幅が上がってアルファ波と交差するようになった状態――より強力になったことを意味する――が、アルファ・シータ交差と呼ばれている。これは、トラウマ的な記憶の解消と関連づけて考えられている、非常に特殊な状態なのである。

二十八日間の施療コースの前に、三つのグループの全員に、ＥＥＧと、ベックうつ病尺度、ＭＭＰＩ2、ＭＣＭＩ、十六因子人格スケールなどの標準心理学テストが行われた。また、採血して、血清ベータエンドルフィン値も計測された。これらのホルモンは、身体および感情にストレスがある時には、著しく上昇するのだ。一ヵ月にわたる施療の後にも、三つのグループ全員に同じテストが行われた。

脳波トレーニングを受けた被験者に起こった結果は、劇的だった。彼らの脳波は、アルファ波とシータ波がかなり増大しており、彼らがずっとリラックスしたことを示していた。ベックうつ病尺度の得点は、うつ症状がずっと減少したことを示した。MMPI、MCMI、人格スケールも、すべて望ましい方向に大きく変化していた。これに対して、従来の療法のグループは、ほんの少し望ましい変化を示したにすぎなかった。血中のベータエンドルフィン値を計測した結果は、別種の変化を示している。従来の療法を受けたグループはベータエンドルフィンが増大しており、これは、素面でいさせるために脅すような、いわゆるホワイトナックル・アプローチでアルコールを遠ざけられたことによるストレスの結果だと推測されている。これに対して、脳波トレーニング・グループの人たちのエンドルフィン値は安定していた。しかしながら、最も劇的な違いは、従来の治療を受けたグループは十人全員が十八ヵ月以内に再び入院加療されるようになったのに対して、ペニストン・プロトコルを受けた十人のアルコール依存症者のうちの八人が、飲むのをやめてしまったことである。それだけでなく、この禁酒は継続的で、三年後に、八人のうちの一人が元に戻っただけだった。嗜癖の分野で、こんな数字は聞かれたことがない。二十〜三十パーセントで素晴らしい成果だと考えられ、その数字も、飲酒の機会にさらされることが多い場合には、六ヵ月後には下がってしまうのが普通だからである。

この研究の成果が認められて、『アルファ・シータ脳波トレーニングとベータエンドルフィン値』と題されたペニストン・クルコスキー研究論文は、この分野では最も信頼されている学術情報誌の一つである『Alcoholism: Clinical and Experimental Research』に掲載された。

この研究は、バイオフィードバックの小さな世界を揺り動かした。多くの人たちは、この報告を、アルコール依存症治療の新しい強力な手法であり、バイオフィードバックの研究を活気づけるものだとして歓迎した。ディープ・ステイトの力を再確認し、一九六〇年代と一九七〇年代に流行していたアルファ・シータ・トレーニングへの復帰を励ますものだったからである。しかしながら、多大な懐疑の念で迎える人たちもいた。結果が素晴らしすぎて、とても信じられなかったのである。

そして、これが古傷をあばくことになった。ディープ・ステイト・トレーニングは、かつてバイオフィードバックの分野を席巻し、良かれ悪しかれ、衰退へと導いたのだ。「アルファ族が崩壊した時」と、シーグフライド・オスマーは言う。「バイオフィードバック界は、それぞれ自分の殻にこもって、それに背を向け、自分たちはただ脳波トレーニングをしたいだけだと主張したのです。今また、それと同じことが起こりそうだという気がしたのですね」。アルファ・シータと高振動数脳波の双方を研究し続けた人もいたが、ベータ波とSMRの研究者たちは、科学的にかなり慎重な態度をとる傾向があった。ところが、アルファ波あるいはアルファ・シータの研究者たちは、信頼性を高めるために、ペニストンが行ったようにもっとずっと慎重に研究し、その結果を統計的に――科学の言葉で――分析しなければならなかったにもかかわらず、前よりもいっそう自分たちの手法と信念に自由に従う傾向を示していたのだった。

アルファ・シータ脳波トレーニングは、生真面目な研究者たちが反感を持つような、奇妙で不思議な働きをする。無意識の時の言葉は隠喩的・シンボル的だが、セッション中に氷山や鳥の群れを見たりした人に、何を見てどんな気持ちなのかが訊かれることになる。アルファ・シータ状態になった人は、なんとも奇妙な、精神的な体験——キリストや、死去した親兄弟、その他の霊に会ったりする——を報告することがしばしばあるが、これは、特別な事例ではない。突然なにかに気がついたり、創造的になったりすることもある。これらの体験を、つまらないこと・突飛な空想として無視するべきではない、と臨床家たちは言う。むしろ、深い心理学的体験であり、変化をもたらしてくれる強い力を持っていることが多いというのだ。「私は、重度のうつ病患者が（アルファ・シータ状態で）子どもたちと一緒に遊ぶ体験をしただけで、完全にうつ病から脱した例を、いくつも目にしたことがあります」と、ＥＥＧスペクトラムで施療者にアルファ・シータ・プロトコルの指導をしているウィリアム・Ｃ・スコットは言う。「肉親が死んで、その人との間に未解決の問題があったりした場合、アルファ・シータ状態になった人の五〜十パーセントが、明るい光のトンネルがあって、そこに、愛していたその人と一緒に入っていくというような体験をします。言葉によらない交流があることが多いようですね。その患者が、罪悪感を抱いていたり、自分を恥じていたりするような場合には、言葉によらない交流で、その故人が『そんなに悩まなくていいんだ。もっと気軽でいればいい。お前は、物事を真面目に受け取りすぎるんだ』みたいなことを言うようです。それで、解消されるんですよ。つねに、カタルシス的なのです」。そのカタルシスは、永続するのだと、スコットは言うのである。

この状態で患者の直観力が強まり、施療者が考えたり見たりしたことを「拾い上げる」ことがよくあると、専門家たちは言っている。ある施療者が、患者に装置を接続してから自分のオフィスに引っ込み、自分の家の庭に蒔くつもりの種のカタログを見ていた。セッションの終わりに、装置を外しために戻って行くと、その患者は、セッションは申し分なかったが、どういうわけか、セッションの間じゅう、心の眼にいろんな種類の野菜が見えていた、と言ったということである。スコットは、施療者たちに、自分で二十セッションあるいはそれ以上のセッションを受けて、患者のセッションを汚染しないように自分の不安や心配を処理しておくことを推奨している。

ペニストンは、一九七〇年代にインディアン・ヘルス・サービスの仕事をしていて、ユタ州のユタ特別保留地のインディアンたちのアルコール依存症が恐ろしく高率なのに刺激されてその研究を始めたのだが、一九九〇年の大会の後も研究を続け、またしても、アルファ・シータが非常に有望なことを明らかにした。一九九一年に、ペニストンは、一流の学術情報誌『Medical Psychotherapy』に研究の結果を発表したが、それは、十二〜十五年前の戦闘に関連した心的外傷後ストレス障害、すなわちＰＴＳＤに苦しむベトナム帰還兵たちに、同じ手法を適用したものだったのである。ＰＴＳＤは、恐ろしい記憶が原因となった衰弱性の疾患であり、しばしば、悪夢やパニック発作、不安、うつ病、恐怖症、フラッシュバックのような継続的な疾患の原因となる。たとえば、ＰＴＳＤに苦しんでいるある帰還兵は、毎晩、悪夢にうなされて飛び起き、戦闘のまっただなかにいると思い込んで、指は激しく銃の引き金を引き続け、汗びっしょりで激しく震えながら、ベトナム語で叫んだりするのだ。患者たちはこのような症状を示しながら、その原因となった出来事を普段は思い出さない。こういうＰＴＳＤに、五十万人近くのベトナム帰還兵が悩まされていると推定されているのである。

この研究は、二つのグループを対象にしている。対照グループは十四人で、グループ・セラピー、個人セラピー、向精神薬の投与など、従来の療法が行われた。実験グループの十五人には、従来の療法の他に、脳波トレーニングが行われた。一ヵ月に近い研究が終わった時、実験グループだけが、MMPIの正常の範囲内にあった。それぞれの悪夢もきわだって少なくなり、同様に、それぞれの向精神薬の量も減っていた。対照グループの変化は劇的と言うにはほど遠く、悪夢やフラッシュバック、投薬量の減少も見られなかった。三十ヵ月後の追跡調査によると、アルファ・シータ・トレーニングを受けた十五人の帰還兵のうちの十二人が正常な生活を送っていたのに対し、対照グループの十四人全員が、元の状態に戻っていた。

それればかりでなく、この研究によると、脳波トレーニングは、PTSDの原因となっている出来事の抑圧された記憶を意識に表面化させ、それを処理して、その患者に及ぼしていた支配力を終結させることを可能にしているのである。ある患者は、手足を切断されるという恐怖に囚われていた。ところが、脳波トレーニングの最中に、完全に抑圧されていたPTSDの原因となっていた出来事を思い出したのだ。戦争中、保安部隊に所属していた時に、彼は同僚と二人で、ベトコン捕虜二人を尋問していた。その時、その捕虜たちが、隙をついて同僚を殺した。その患者はショットガンを素早く掴み、一方のベトコン兵士の頭を吹き飛ばし、もう一人を銃で殴って殺し、その死体の手足を切断したのだった。別の例では、ある兵士が仕事中にフラッシュバックに襲われ、激怒して暴れまわって、鎮静剤で鎮静させなければならなかった。アルファ・シータを行っている最中に、彼は、ある出来事を思い出した。友人が負傷したので、彼はその友人を茂みの中に隠し、すぐ戻ってくるつもりでヘリコプターを呼びに行った。夕暮れが迫っていたので、ヘリコプターの乗員は、今から戻って行くのは危険だし、その友人は茂みに隠されているのなら朝まで待っても大丈夫だろうと言った。そして、翌日、その患者とヘリコプターの乗員が戻って行くと、裸にされ切断された友人の死体が、木の枝に逆さまに吊るされていたのである。その患者は、もっと早く友人を連れ戻しに行かなかったことで、強い罪悪感に囚われていたのだった。

ペニストン・プロトコルの力は、もしも臨床家たちが信じているように働くのなら、人々が飲んだくれたり、ドラッグに頼ったり、感情障害を起こしたりする原因の根源に作用するらしい。このプロトコルは、ある意味で、コンピュータの力を借りた心理療法と言えなくもないが、外面的には、トーク・セラピーよりもずっと強力である。従来のトーク・セラピーは、患者を、意識していない題材にアクセスしやすい深くリラックスした状態に導き、トラウマの源となっている出来事を表出させて処理できるようにする。アルファ・シータ・プロトコルは、明らかに患者を特定の振動数の脳波――四～十二ヘルツ――に導くが、その状態になると、抑圧された幼時の記憶や感情面で苦痛に満ちた出来事にアクセスしやすくなるのだ。トーク・セラピーとアルファ・シータ・プロトコルの大きな違いは、アルファ・シータの場合、被験者は、そのトラウマを追い出すのに、具体的な追体験をしなくてもいいという点である。アルファ・シータ・セッションの間、患者の生理機能は非常に落ち着いているので、苦痛に満ちた記憶でも、静かに表面に浮上してくる。それを再体験するというよりも、アルファ・シータ状態の患者は、眼前のテレビや映画の画面上でそのトラウマが演じられているのを見ているように感じるのだ。これは「目撃状態」と呼ばれている。こういう目撃状態で再体験することによって、その出来事が、いつまでも感情面の反応を引き起こし続けるのではなく、その人の歴史的・逸話的な記憶の一部となっていくのである。

このプロトコルの生理学的メカニズムは誰にもわかっていないが、抑圧された記憶や解消されていないトラウマが脳にストレスを及ぼして機能の正常な働きを阻害していることは明らかである。たとえば、アルコール依存症者が、適切なタイプのアルファ波——リラックスした快適な感情の時に特徴的に見られる振動数の脳波で「内部麻酔」と呼ばれることもある——を作りだすことができないことは、研究で明らかになっている。適切な種類のアルファ波がなければ、保護されていない剥き出しの状態で外界にさらされ、接触すると傷つくように感じるのである。アルコールは、アルファ波の良い流れを一時的に人工的に創り出す化学物質だが、それと一緒にさまざまな問題を運んでくる。そして、どういうわけか、トラウマ的な出来事は、アルコール依存症者の脳が充分な量のアルファ波を発生させるのを阻害してしまうのだ。アルファ・シータ・トレーニングを経た人たちは、非常にリラックスした気分になり、もう飲みたいという圧倒的な衝動には駆られなくなるような気がする、と語っている。

ビル・スコットは、アルコールとそれが創り出すアルファ波への渇望がどういうものか、よく知っている。彼は、ミネソタ州ヒビングの労働者階級の、彼の言葉によれば機能不全な家庭の、六人兄弟の下から二番目だった。十四歳になったころには、アルコール依存症になっていた。それから六年間に、何回も禁酒しようとしたが、いつも失敗していた。そして、ついにガールフレンドから、酒をやめるか別れるかだと、最後通告された。相談にいったカウンセラーに説得されて、断酒のための三十一日間の入院治療プログラムを受けることにした。他にも、彼に決断させる要因がいくつかあった。一つは、こういう疑問を切実に抱いたからだった。「俺は、しょぼくれた酔っぱらいの人生を送るのだろうか？　それとも、未知の責任のある世界に入っていって、俺の力を建設的に使っていこうとするのだろうか？」。もう一つは、兄のマイクが、あるパーティーから帰宅する途中、飲酒運転の自動車事故によって死亡したことだった。「そのことが、私にこういう研究をしたいと思わせたのです」と、スコットは言う。二十歳の時に、彼は立ち直ったのだ。ミネソタ州の州立バミジー大学に通い、理学士として卒業した後、最初の嗜癖治療の仕事に就く。そして、一九九一年、ミネソタ州北端のボイシ・フォート・インディアン特別保留地の近くの小さな町ネットレイクで、小規模な薬物依存治療プログラムを指導する仕事をするようになった。多くの原住アメリカ人特別保留地と同様、アルコール依存症が蔓延して六十パーセントにも達し、そのプログラムは崩壊寸前の状態だった。そこにいた二年間に、スコットは百六十人をアルコールと薬物問題の治療施設に送り込んだ。「その百六十人のうち、正直に言って、完全に立ち直ったのは二人しかいません」と、スコットは言う。そんな惨めな成功率だったので「私はいつも、もっと良い治療法を探し求めていたのです」。一九九三年、スコットはペニストンの最初の論文を読んで、興味を引かれた。偶然、同じ日にある同僚が電話をかけてきて、スコットに、ペニストン・プロトコルのことを聞いたことがあるかと訊いた。スコットは声をたてて笑い、それを天啓のように思って、グランドラピッズの近くにあるペニストンの手法を実践しているというノースランド・メンタル・ヘルスというクリニックを利用することにした。最初に送り込んだのは、長期にわたる強度のアルコール依存症の原住アメリカ人男性で、彼はそれまでに、さまざまな治療を受けていた。「送り込んで二週間後に、様子を見に行ったんです」と、スコットは言う。「すると、彼はすっかり変わってました。すっかり落ち着いて、集中力もずっと強くなってました。変化を目の当たりにすることができたんですよ。本当にびっくりしました」。「素晴らしすぎて、とても本当とは思えない」と、スコットは思った。そして、その療法をテストするために、さらに二人の慢性アルコール依存症患者を送り込んだ。「二人とも、今までで出会った中で最も強度な人格障害でした。私は『これにはお手上げだろう。この二人にどの程度のことができるのか、見てやろう』という気持ちだったのです」と、彼は言う。ところが驚いたことに「一週間もたたないうちに、いいかげんな態度がなくなったんです。二人とも、ずっと率直で真面目になり、一人は私にこう言ったんですよ。『まわりの人を気にするようになってきたよ。いろんなことを気にするようになってきた。まともに生きるようになったんだ』って…」。

猛然と興味をかきたてられて、スコットは、この技法に関して、手に入る限られた文献をむさぼり読んだ。そして、ノースランド・メンタル・ヘルスのアルファ・シータ・プログラムを監督する仕事を引き受けることにし、そのプログラムの指導者で今はミネソタ州のエドナでクリニックを開いているジョン・ナッシュ医師から、八時間にわたる講習を受けた。また、スコットは、自分で二十時間のアルファ・シータ・トレーニングを体験した。それは強力な効果があった、と彼は言っている。スコットにはパニック障害があり、それが起こった時——毎日のように起こった——には、何もできなくなった。心臓の鼓動が速まり、周囲の壁が迫ってくるような気がする。いろんなことが気になり、何も食べられなくなって、手近なトイレに飛び込んで気を静めなければならなかった。「わずか二セッションで、そのパニック発作が減ってきたんです」と、スコットは言う。そして、二十セッションを終えた時には、パニック障害はすっかり姿を消していたのだった。

一九九三年の暮れに、スコットはペニストン（テキサス州ボンハムの退役軍人管理VAセンターに転任になり、そこでは官僚主義的な理由によって、彼のプロトコルを実地に用いることが許されていなかった）に電話をかけ、自己紹介した後に、ノースランドで行おうとしている非対照研究を電話で指導してくれるように頼んだ。そして、一緒に計画を練った。ペニストンが前に使ったのと同じプロトコル——八〜十二ヘルツのアルファ波と四〜七ヘルツのシータ波を強化する——を使うことにした。そして、後に、被験者が眠ってしまうのを避けるために、二〜五ヘルツのデルタ波の抑制を追加した。この実験研究は、二十四人のアルコール依存症者を対象にした。一ヵ月の治療の後、二十四人のうちの十四人が飲むのをやめた、とスコットは言う。「十人は、また飲もうとしました。五人は、ほんの少し飲もうとしたのですが、気分が悪くなって、飲むのをやめてしまいました」。二十ヵ月後にスコットは現場を離れたので、その患者たちの追跡調査はできなかった。だが、この実験研究が終わって二年近く後にも、前のペニストンの成果と同程度の成果があったと、スコットは言っている。

薬物依存症の現場仕事に疲れ果てて、一九九五年、スコットはロサンゼルスに行き、コンピュータによるグラフィック・デザインの仕事に就いた。そして、ＥＥＧスペクトラムに関する話を聞いた。オスマー夫妻は、自分たちの臨床実践にアルファ・シータを取り入れようとしていたが、あまりうまくいかず、施療者が不安に思っていたのだった。「これには、施療者の影響が大きくかかわっています」と、スコットは言う。「もしも、その施療者が多大な不安と心配を抱えていれば、患者は、この感じやすい状態になった時に、それを拾い上げてしまうのです。そして、その状態を続けられなくなってしまうのです」。オスマーは、アルファ・シータ・プログラムを運用するために、スコットを雇った。

ＥＥＧスペクトラムでスコットが真先にしたことの一つは、アルファ・シータ・トレーニングの効果についての大規模で長期にわたる研究を行うことのできる大きな治療施設を探すことだった。今度はアルコール依存症ではなく、深刻なドラッグ嗜癖を対象にするつもりだった。多剤嗜癖と呼ばれている人たちがいる。彼らには、好みの主要なドラッグがあるが、他のドラッグ、特にアルコールとマリファナにも手を出すのだ。嗜癖には、アルコール依存症とは違った問題がある。彼らの脳波には、アルファ波が少なすぎるのではなく、適切でないアルファ波が多すぎて、そのために現実感が乏しく、ぼんやりしていて、周囲の世界から隔たっているという傾向が見られる。同じようなプロトコルを使うのだが、課題は、彼らの「悪い」アルファ波を減らし、「良い」アルファ波を育むことであった。

スコットは、ＣＲＩヘルプという嗜癖治療センターに話を持ち込み、肯定的な反応を得た。このセンターの理事長マーカス・ソーラは、ロサンゼルスのホールマン・グループという精神保健のＨＭＯ（アメリカの健康保健維持機構）の副理事長も兼務していて、ＥＥＧスペクトラムでスー・オスマーからベータ波ＳＭＲトレーニングを受けたことがあった。「自分の抱えていた不安に、速効的な反応があったのです」と、ソーラは言う。「だから、すぐシステムを購入して、ホールマンのスタッフに、トレーニングを受けさせ始めたところだったのですよ」。スコットがＣＲＩヘルプでの研究の話を持ち込んだ時、彼はすでにニューロフィードバックの威力を知っていて、理事会に受け入れを納得させたのである。

ＣＲＩヘルプは、一九六九年に、「やめよう」と決意した嗜癖患者たちのグループとして発足した。彼らは、元に戻らないように互いに支え合うために、一軒の家で共同生活をしたのだった。「規則は、ただ一つ」と、スコットは言う。「ドラッグをやらないということだけでした」。そこから発展して、一二〇床の、最高水準の、最新設備を備えた入院治療施設としてノース・ハリウッドの三千三百平方メートルの土地に化粧しっくいの建物を構えるまでになったのだった。ヘロインからコカイン、アルコールまで、あらゆる種類の薬物依存症を、基本的にアルコホリック・アノニマスやナルコティック・アノニマスの十二段階プログラムの原則によって治療している。

ＣＲＩヘルプは、旧式のコールド・ターキー（患者を突然禁断状態にすること）以外のあらゆることを行っている。入院・外来の双方で心の治療をする、快適で支持的な場所なのである。このセンターの各セラピストは、患者を十人以下しか受け持たない。患者対セラピストの比率が、際立って低いのだ。どの部屋も簡素で清潔、自然光がたっぷりと入り、一室に二〜三床が置かれている。ロビーには螺旋階段と彫刻があり、壁の一面には巨大な水槽が埋め込まれている。階上には、まったくなにもない円形の大きな部屋があり、そこは瞑想だけに使われている。野外には、バスケットボール・コートなどの運動施設だけでなく、木陰でバーベキューができるピクニック用の場所もある。私が訪れた時、陽射しの中で小鳥がさえずっていた。

スコットと主任セラピストたちは、非公式に、六人の患者に対してアルファ・シータを行ってみた。「ミネソタで起こったことと、ほぼ同じ結果になりそうなことがわかってきました」と、スコットは言う。「同じ種類の変化が見られたのです」。数ヵ月後、ソーラが申し込まれていた研究を承認し、スコットは、ＥＥＧスペクトラムの理解ある神経科学者デビッド・カイザー博士の助力と、この研究計画の倫理性を認めるＵＣＬＡの人体実験審査委員会の承認を得て、国立衛生研究所に、二年間で四十万ドルの助成金を求める申請書を二通提出した。どちらの申請書も拒否されたので、ＣＲＩヘルプは、ＥＥＧスペクトラムからの協力はあったものの、結局、約三十二万ドルの資金を投入しなければならなくなった。

この研究は、男女取り混ぜて、無作為に選んだ五十五人の実験グループと五十五人の対照グループを対象に行われた。約三分の一がヘロイン、三分の一がクラックとコカイン、三分の一がメタンフェタミン常用者である。最初の十四日間は、それぞれの好みのドラッグについて、なんの制約も課されなかった。治療を始める前に、全員に、注意力や反応の仕方を測定するＴＯＶＡなどの標準心理学テストが行われた。アルファ・シータによる治療は、どの療法とも同じように、科学であると同時に一つの技術であり、スコットのやり方は、ペニストンのやり方と少し違っていた。スコットは、ＥＥＧ

スペクトラムが行っているベータ波SMRトレーニングとアルファ・シータとを組み合わせたのだ。埋もれた記憶が呼び覚まされた時のトラウマの再発を防ぐには、神経系を安定させるために少なくとも十セッションのベータ波あるいはSMRトレーニングが必要だが、それがペニストン・プロトコルには欠けていると、スコットは信じていたからである。高振動数脳波トレーニングを用いたので、CRIヘルプのプロトコルには、セッションの前に被験者をリラックスさせるためのハンドウォーミングや深呼吸は含まれていなかった。

一九九六年十一月、この研究は実施に移された。高振動数脳波トレーニングが行われた後、各患者は、静かな小部屋に連れて行かれ、座り心地の良いリクライニング・チェアにもたれかかって座らされる。患者がアクセスしようとするのは、四～十二ヘルツ。ここには、子ども時代の苦痛に満ちた、抑圧された記憶がよびさまされる窓口となるシータ波状態、つまり催眠状態も含まれている。トラウマ的な記憶を持っている人たちの多くは、最初のうち、なかなかこれらの振動数の脳波にアクセスできない。目を閉じて、脳が自然に反応するようにしていると、患者たちはやがてリラックスするようになる。ニューロサイバネティクス社の装置とソフトウェアは、患者の脳波が五～八ヘルツ、すなわちシータ波の範囲に漂っていくと、心地好いゴーンという音、八～十二ヘルツのアルファ波状態になると、心地好いチーンという音を発するように調整されている。これは、この二つの状態を行きつ戻りつさせるためのアイディアである。「道を歩いて行くと、両側に果物がなっているみたいなものだと、彼らに話すんですよ。両方から、好きなだけ取ればいいんです」と、スコットは言う。脳は、この心地好いチーンという音とゴーンという音が好きなので、それらの音が聞こえなくなると、聞こえる状態に戻って行くようになる。患者がどちらかの状態に長く留まりすぎると、心地好い音が消えるようになっていて、それが、眠り込んだり筋肉を緊張させたりするのを防ぐようになっている。また、患者がシータ波の方に向かうと心地好い波の音が聞こえ、アルファ波の方に向かうと小川のせせらぎの音が聞こえるようにもなっている。誰でも毎晩、眠りに落ちる前にこれらの振動数の脳波を経過するものなのである。「酒を飲んだりドラッグを用いたりする人は、失神に似たような状態にあるのです」と、スコットは言う。「これは、彼らの脳に、それから抜け出す方法を教えるんですよ」。実験グループの被験者は三週間にわたって一日に二回、アルファ・シータ・ニューロフィードバックの四十五分セッションを受けた（ベータ波SMRを十回から二十回、アルファ・シータを三十回）。

セッション中に、二つのことが起こっていた。まず、生理機能が落ち着いているので、問題の記憶を表面化させるのに抵抗する力が弱くなっているということである。「セッションごとに深い状態になっていって」と、スコットは言う。「その記憶に、起こっていることに近づいていくのです」。スコットに言わせれば、心は、処理できるだけの量の情報を解き放つという力を本質的に備えていて、すべてを噴出させてその人を圧倒してしまわないようにしているのだという。「だから、落ち着いた状態にある時には、そのトラウマのフラッシュバックや再体験は起こらないのです。感情が昂ったり、泣き叫んだりしますが、再体験はしないのです。それを、皮質で処理するんですね」と言うのである。その記憶が、意識的に皮質で再処理されてしまえば、脳に対するショックは、ほとんど終わってしまうらしい。スコットに言わせれば、患者は、その処置から何かを得ようとする心構えを持つ必要はなく、深遠なアルファ・シータ体験が起こるのは、患者の四十パーセントほどにすぎないという。「PTSDのある人がセッションを受ければ、その人が心構えを持っていようといまいと、もはやPTSDとは言えなくなってしまうのです」と言うのである。

これらのセッション中に起こるとスコットとペニストンが言う二番目は、その人の潜在意識が書き直されるということである。トーマス・ブジンスキーとヨハン・ストイバが一九六〇年代に軍のために行った研究によると、シータ状態にある人は、催眠術にかかった時のように「非常に暗示を受けやすく」、新しい情報を非常に素早く無批判に受け入れるが、これは、明らかに、眠っているのに近い状態が意識を迂回させることを可能にしているからだという。どうやってドラッグやアルコールから抜け出すかというアイディアの新しい「スクリプト（台本）」が、アルファ・シータになる直前に患者に与えられ、それが彼らの心の中で新鮮なうちにディープ・ステイトになると、そのスクリプトが、素早く、彼らの信条の一部分になってしまうのだ。実際、その新しいスクリプトがしっかりと根づいてしまうので、ドラッグ常用者の二十五パーセント、アルコール常用者の半数が、アルファ・シータ・トレーニングを受けた後に再び手を出そうとすると、生理的に気分が悪くなってしまう。この症状は、ペニストン風邪と呼ばれている。「そういう人を見れば、気分が悪いんだってすぐわかりますよ。簡単にわかるんです」と、ペニストンは言う。好みの薬物から以前に得られたようなハイな状態になれなくなってしまう、と言う人もいる。オスローのニューロフィードバック臨床家オイシュタイン・

ラースンは、ヘロイン嗜癖のある女性を治療した。治療の途中で、その女性はそのプログラムを中断して、ヘロインを探しに街に行った。だが、ヘロインは、彼女が慣れ親しんでいたハイな状態にはしてくれなかったので、彼女は、告訴すると言ってラースンを脅したということである。

私は、エンチノのEEGスペクトラムのオフィスで、ビル・スコットから、アルファ・シータ・セッションを数回受けた。スコットは、私がパニック障害を伴う薬物依存症の持ち主であるかのように扱ったので、私は、この研究の対象となった人たちと同じプロトコルを体験したのである。

「さあ、ジム、この椅子にすわって、眼を閉じて…」と、スコットは言った。三十三歳のスコットは、黒い髪で、あごひげを生やし、もの柔らかな、人を安心させるような雰囲気を身につけている。どの程度と言うことはできないが、カリスマ性は、心理療法的なプロトコルでは重要な要素なのだ。被験者と研究者の間の信頼感は、被験者にとって、アルファ波を創りだすための最も決定的な要因かもしれないというジョー・カミヤの言葉は、そういう事情を反映している。被験者が、微妙で、なんとなく傷つきやすいこの状態になって安心していられるためには、リラックスして、精神的に支えられ、自信をもっていられなければならない。

コンピュータ画面の青白い光だけで照らされている暗い小部屋で、スコットは私に首まで毛布をかけ、眼をアイバッグで覆った。私の前にはスピーカーつきのコンピュータ画面があったが、当然、それは見えなくなった。スコットは、私の頭の後ろの枕をあてる所の少し上、EEG技手たちがPzと呼んでいる位置にセンサーを貼付した。バイオフィードバックが始まると、スコットは、ビジュアライゼイションを始めた。アルファ・シータ脳波トレーニングと組み合わせてこれを行うことがペニストン・プロトコルの最も積極的な要素だと、彼は信じているのだ。それは、催眠療法で使うスクリプトと非常によく似ている。「心の中に、あなたの理想的な生活を思い描いてください」と、スコットは囁くように言った。「どの特性を、あなたはもっと強化したいですか？　運転中に、もっと心の中を穏やかにして、もっと落ち着いていたい。薬物嗜癖から解放されて、もっと幸せな、もっと充足した生活を送りたい。仲間や、あなたの家族との関係を建て直したい」。その言葉をしみ込ませるために、スコットは、少し間を置いた。「では、もしあなたが薬物との関係を元に戻したら、あなたの生活はどんなふうになりそうか、思い描いてください。前の治療体験でどんなことが起こったか、わかってますね。あなたは、尿検査か、押し込み強盗で捕まり、仮釈放中だと言いました。最初の一ヵ月にどんなことが起こりそうか、想像してみてください。三ヵ月後には…。一年後には…。もっとずっと先まで…。そして、あの世でどんなことになると思うかも、想像してください」。それを想像させるために、スコットはまた口を閉ざした。

それから、スコットは、節制投影場面と呼ばれているものに入っていった。「あなたが、どんどん回復していくことを想像してください。健康な生活は、どんなものでしょう？　規則正しい生活をして、保証人に会い、いろんな人にあなたのことを知ってもらうことを想像してください。いろんな集団の中でも、孤独ではなくなっていきます。孤独の度合いが減っていって、いろんな関係が戻ってきます。一ヵ月後にはどんな良いことが起こるか、想像してみてください。三ヵ月後には…。一年後には…。

そうすれば、あの世ではどうなるかなんてことは気にならなくなります」。また、しばらく間を置いた。

「では、アンクル・ティモシーが近づいてくるところを想像してください。彼は、あなたの好きな薬品を持っています（スクリプトのこの部分は、セッション前に、患者が、またドラッグをやるきっかけになりそうだと語った内容に基づいている）。彼が言います。『元気か！　小僧！　お前の大好きなものを持ってきてやったぞ』。あなたは、『彼の機嫌を損ねたくない』と思います。そして、最初に彼と関わりを持った時のこと、それがとても楽しかったことを思い出します。今は、出会って気まずい思いをしていること、でも、自分自身を大切に思っていることを想像してください。アンクル・ティムにこう言っている自分を想像してください。『いや、俺はもう足を洗ったんだ。もうやめたんだよ。もうやらないんだ』。彼がこう言うのを想像してください。『なんだって？　あのくだらないアル中集会に、また行きだしたのか？』。こんどは、あなたがこう言っているのを想像してください。『そうさ。自分の面倒は自分でみることにしたんだよ』。そこを立ち去るとか、車を出すとか、困難な道だということを彼にわからせて、かまわないでくれと頼んだりしているところを想像してください」。スコットはしばらく間を置いて、今度は、パニック発作の治療に切り換えた。「では、あなたが車に乗っているところを想像してみてください。何かを買うために、その店へ行こうとしています。車に乗って、落ち着いてリラックスしているあなたを想像してください。馬鹿げているかもしれませんが、心の中に描いてみてください。思い描けなければ、こんなふうに言葉で考えてください。『私は自分の車に乗って、あの店に、アイスティーを買いに行こうとしている。バルボアに着いたら、パニック発作になるかもしれないと思った。でも、バルボアの出口を通りすぎた。ちょっと緊張してたけど、私は冷静だった。私は、店の中に入っていって、アイスティーを買い、車で家に帰ったけれど、何の問題も起こらなかった』」。

「今考えたような、こういう状況が、みんな、あなたの潜在意識が再生の仕方を知っている特別のビデオカセットテープに録画されていると想像してください。あなたは、そのテープを全部、手に持っていると想像してください。それから、そのテープを持ち上げて頭に押しつけるところを想像してください。頭に押しつけられると、そのテープが光に変わって、頭蓋骨を通り抜けて、あなたの潜在意識に入って行き、すっぽり入って、潜在意識に届き、あなたの意図が伝わって、あなたは自分に必要な経験をして、それによってあなたは、無意識に抱えていた葛藤、それがあなたの障害でしたが、それを解きほぐしていきます」。スコットは、間を置いて続けた。「では、あなたが創り出した安全な場所、ハワイの島にいるところを思い描いてください。あなたは、なんの心配もなく、とても安全で、すごく幸せです。満足しています。とても充足しています。その情景を、一分くらい心の中に留めておいてください」。それからスコットは、フィードバック・セッションを始める準備をした。「では、これから三十分ぐらい、心を空っぽにするようにしてください。二十七分後に、あと三分だとあなたに知らせて、その後であなたを連れ戻します。それまで、ただ楽しんでください」。

スコットは、その時治療している患者が一人だけなら、その部屋で患者と一緒に座っていることにしている。「途中で逃げ出そうとする人がいるなら、ついていなければなりません」と、スコットは言う。「ついているのを嫌がる人もいます。たとえば、暴行されたことのある女性なんか…。そういう可能性があると思うと、くつろげないんですね」。

三十分ほど、私の心は夢を見ているようなぼんやりした気分の中を彷徨った。眠りの淵から出たり入ったりしながら、心地好い音を、かすかに意識しているだけだった。セッションが終わりに近づくと、スコットが戻ってきて、静かに言った。「あと三分です。ゆっくりと、自分に戻りはじめてください。そういう気持ちになったら、どんな経験をしたか、話してもいいですよ」。眼を閉じたままにしていることを勧めるのだと、スコットは言う。「彼らの心象を話すことを、こちらから求めるようなことはしません。そんなことをしたら、他のことをみんな忘れてしまうからです。どこかをドライブしていて、前方に洞窟があるように感じる人もいます。浮遊しているように感じる人もいます。また、二人の人が話していた内容を思い出す人もいます」。

このぼんやりした状態を、言葉で言い表すことは難しい。この体験の性質上、意識から切り離された、より内面の世界だからだ。しかし、あらゆる形の心象が、滝のように、あらゆる方向から降り注いできたような気がする。たいていは断片的なものだが、ときどき、記憶に残るようなイメージが漂ってくることもあった。私はスコットに、どこかをドライブしていたら前方に洞窟が現れて、その洞窟に行き当たると自分がコントロールを失ってしまうような気がして怖かった、と話した。こうした体験を処理することが非常に重要だと、スコットは言う。そして、私の場合には、自分の体験を私が考えやすくなるような形で、その心象を私に投げ返してきた。「その情景を覚えていますか？　その時の感情を思い出せますか？　洞窟はどんなもので、それは何を表していると思いますか？　あなたはどんなところから出発して、それは何を表しているのでしょう？　車はどうですか？　コントロールというのは…？　あなたは、どんなふうに、その道にいたのですか？」。これらの質問に私が答えると、スコットは、それらを私の環境に当てはめて考えさせようとはせず、ただ、それらについていろいろなことを考えさせ、それが私の心の中でどのように作用するかに任せるようにしただけだった。「たいてい、結果は、ただ起こるだけです」と、スコットは言った。「その心象からの結果は、自然に起こってくるでしょう」。

この過程の最も主要な局面として、心象の五つの面がある、とスコットは言う。理想的な人格を創り出すこと、立ち直りを思い描くこと、薬物を拒否すること、薬物にどう対処するかを潜在意識に教え込むこと、それに、安全と幸福を思い描くことの、五つである。アルファ・シータに「浸る」だけでは、強度な嗜癖を充分には治療できないと、専門家たちは言う。成功を収めるために重要なのは十二ステッププログラムで、それにはたいてい、嗜癖というものをよく知っていて嗜癖患者の相談に乗ることのできる指導者と、定期的な仲間同士の会合も必要とされる。しかし、最も重要なのは、より多くのアルファ波を創り出せば心地好く感じることを、オペラント条件づけによって脳が教え込まれることだと、スコットは言う。それだからこそ、なりふりかまわずにドラッグを求めることがなくなり、治療が効果をあげるというのである。「ニューロフィードバックを受ける人たちは、受けない人たちに比べると二倍の時間、治療を受けます」と、ＣＲＩヘルプのカウンセラーをしているドン・シオドルは言う。「長い時間治療を続ければ、それだけ、彼らのチャンスが増えるのですよ」。

このCRIヘルプ研究の結果は、ペニストンたちの業績と同じぐらい劇的だったと、スコットは言う。この研究結果はまだ刊行されていないので、正確な数字は発表されていない。治療プログラムが終わって三〜二十三ヵ月経った人たちについて言えば、実験グループは、対照グループの四倍の回復率を示している、とスコットは言っている。実験グループの被験者たちは、治療の期間も長かったのである。

一九九九年の末、このCRIヘルプでの研究に関する論文はまだ注目を集める学術情報誌に発表されておらず、したがって仲間たちが評価する状態になっていなかったが、科学情報誌に採り上げられた。「じつに感動的です」と、その研究の結果について、ソーラは語っている。「直後の結果も、それが長続きする点においても、成功率が増大したことは明らかです。治療が、信じられないほど強力になったんですよ」。

このアルファ・シータ・プロトコルによって、細胞レベルでどのようなことが起こったのだろうか？ ヨセフ・ラドゥーのニューヨーク大学における研究に基づいたビル・スコットのモデルが理解しやすい。トラウマ——たとえば、人のたくさんいるレストランで爆弾が爆発した——に直面した場合、その情報が脳に入り皮質に伝わって選別される時間はない。それに取って代わって、本能的なサバイバル・メカニズムが働くのだ。皮質は回路から外され、その情報は恐怖反応を支配する扁桃核に直接伝わって、その人は、自動的にそのレストランから逃げ出す。そのトラウマが終わった後でも、ときには、扁桃核が直接関与し続けて、不適切な恐怖反応を引き起こすのである（この恐怖反応は、嗜癖患者が治療を受けようとする時にも働くと、スコットは信じている。依存している物質から引き離されようとしているからである）。

推測にすぎないが、スコットは、アルファ・シータ・トレーニングがトラウマ的な記憶を感情から解放すると、それに伴って脳の中のトラウマに関連した有害なストレス物質が除去され、皮質内の細胞機能が正常化するようになるのだと考えている。正常化すれば、皮質は回路に復帰して、再び処理機構の中で機能するようになる。そうなれば、記憶が恐怖と不安に支配された状態ではなくなるのである。

この研究に付随して、興味深いことがいくつかわかった。EEGは一種のうそ発見器なのだ、とスコットは言うのである。治療が進むにつれて、その人が快方に向かっていれば、アルファ波とシータ波の振幅が同じようになっていく。その人が後退に向かっていれば、以前の「行動」の記憶に近づくにつれて、アルファ波とシータ波のリズムがどんどん離れていく。この警戒すべき兆候が現れ始めたら、その人に治療を続けさせるようにする、ある種の介入をしなければならない、と言うのだ。「アルファ・シータは、夢の見方も変えます」と、スコットは言う。「アルファ・シータの後、たいていの人が、見た夢を思い出すんですよ」。創造力が非常に強化されたと報告する者も多い。

メニンガー研究所のエルマーおよびアリス・グリーンの後を継いだ人たちによっても、大規模な研究が行われ、近いうちに発表されることになっている。スティーブ・ファリオン博士と、その妻で元

ＡＡＰＢの会長だったパトリシア・ノリス博士（エルマーおよびアリス・グリーンの娘の一人）は、一九九四年、財政上の理由でメニンガー研究所が脳波トレーニングなど多くのことを切り捨てた時に、メニンガーを去った。そして、他の人たちと、心身保健生命科学研究所を作り、患者を治療するとともに、調査研究も行っている。最も最近行った研究は、カンザス州立刑務所の受刑者八一〇人を対象にアルファ・シータ・プロトコルを用いた研究である。そのグループの全員が、従来のアルコール依存症治療を受けた。三分の一は、その他に、脳波トレーニングを含むペニストン・プロトコルも受けた。そして、出所した後も酒を絶つように言われ、無作為抽出で尿検査などのチェックが行われた。

「たいへんな違いで、アルファ・シータ・トレーニングを受けたグループが好結果を示しました」と、ファリオンは言う。「従来の治療のグループより、三倍もの好結果だったのです」。スコットの場合と同じように、ファリオンも、うつ病のあった人たちがアルファ・シータ・トレーニングで正常な日常生活を送るようになったことに気がついていた。

ロジャー・ベルホルツはトピーカ刑務所の受刑者更生担当の副部長で、医学的および心理学プログラムを監督している。更生局は、最近、他の二つの刑務所にも脳波プログラムを取り入れたが、これは将来性があると、ベルホルツは言っている。「肯定的な結果を見て、もっと取り入れようと思うようになったのですが…」と、彼は言う。「まだ、全面的に取り入れようと思うほどではありません」。一〇九人の受刑者について調べたところ、治療の三年後で、再犯率は脳波グループでは約五十三パーセント、従来の療法の方は約六十七パーセントであったという。そして、このトレーニングで最も印象的だったことは、脳波グループのほとんどが、治療を最後まで受けたことだというのである。「費用が高いんですよ」と、ベルホルツは言う。「でも、成功に終わった割合から考えれば、最も安価なプログラムですね」。これまで、刑務所では認知療法が最も効果を発揮してきたが、現在は、刑務所システム全体が、認知療法とアルファ・シータ・トレーニングとの効率を比較検討していると、ベルホルツは言うのである。

ペニストン・プロトコルに関して、強く印象づけられたことが二つあると、ベルホルツは言う。一つは、メニンガーでの週末ワークショップに参加した個人的な体験である。「いろんなことがあって、いつのまにか、すっかり変わってしまい、これが強力な介入手段であり、試してみるべきだと思うようになってたんです」。二つめは、このプログラムを経たアルコール依存症者やドラッグ濫用者が、またやろうとすると生理的に気分が悪くなると聞いたことだった。カンザスではそのような例はなかったが、その可能性はあるとベルホルツは信じていて、この手法を注意深く見守り続けているのである。

実際に嗜癖者たちと直接接触している専門家たちの多くも、期待している。ボブ・ディクスンにとって、ペニストン・プロトコルは天からの賜物であった。彼は、カウンセリングの名手として、一九八七年から一九九三年まで、テキサス・アルコールおよび薬物濫用委員会の監督官をしていた。そして、ペニストン・プロトコルを使って行われた研究三つに関係して、テキサス州の刑罰システムの中の暴力犯罪者たちに、このプロトコルが深甚な変化をもたらしたのを目の当たりにした。ディクスンは一九九三年にそこを辞め、治療所を開設して脳波ニューロフィードバックを行うようになった。

現在は、サウスウェスト保健技術財団と共同で、アルコール依存症者ではなく、ホームレスのクラック嗜癖者を対象にして、ペニストンが行ったのと同様な研究をしている。「嗜癖の分野で、これほど効果のあるものは他にありません」と、ディクスンは言う。「私たちの使命は、あの研究を追試験して、保険会社や民間企業に受け入れさせることです」。

ペニストン・プロトコルを含めたニューロフィードバックを用いて個人で開業している精神科医はあまり多くないが、その一人に、ワシントン州マウントベルノンのJ・アラン・クック医師がいる。精神科医として二十三年間仕事をしてきたクックは、二年前からニューロフィードバック・トレーニングを取り入れ、約四十人を治療してきた。高振動数脳波とディープ・ステイト・トレーニングの両方を用いているが、どちらも治療の基本になっているという。認知療法や投薬と並べて「私が行っている最も重要なことの一つですね」とクックは言った。「ニューロフィードバックの効果には、特に感動しました」。クックは、アルコール依存症患者や嗜癖患者をあまり扱っていない。外来では難しいことがわかったからだ。しかし、うつ病などにベータ波とSMRとディープ・ステイトを組み合わせて用いた結果は、素晴らしいものだった。ある女性は、週に一度、一時間の治療に七年間、彼のもとに通い続けていた。トーク・セラピーや投薬もそれなりの効果はあったと、クックは言う。「しかし、彼女を束縛していたものを完全に打ち破ることはできなかったのです」。ところが、一連のディープ・ステイト・トレーニングの後「彼女は、それを打ち破ったのですよ。この臨床効果は、まさに奇跡ですね」と言うのだ。しかしながら、脳波トレーニングを両方とも数十セッション行ったにもかかわらず、その症状にまったく変化のみられなかった患者も一人いたということである。

ペニストン・プロトコルは、いろいろな角度から、数多く批判されている。ノーマン・ホフマン博士は、マサチューセッツ州のケンブリッジにあるAbtアソシエイツの心理学者だが、過去二十年にわたって嗜癖治療に関する研究の評価をし、八百以上の科学的研究に関するデータベースを集めている。私が電話で話をした時、彼は、ペニストン・プロトコルのことを聞いたことがないと言っていたが、ペニストンの研究について説明すると、答えてくれた。大きな問題点は、被験者の数が少ないことだと、彼は言う。「百人以下の場合には、私はあまり信用しないのです。できれば、二五〇人から四五〇人ぐらいを対象にしてもらいたいものです」と言うのだ。三十人が対象では「予備実験としては良いけれども、その後に本格的な実験が行われなければならない。その理由は二つあります」と、彼は言う。「まず、もっと多くの人を対象にしなければなりません。少なくとも三百人は必要です。次に、ペニストン自身ではなく、彼に訓練された人たちにやってもらいたいものです。心理療法をやっている人の中には、特に技術に優れた人がいるのです。その技術を科学にすることができなければ、実践上、限界があります。そういう人を捜し出さなければ、どうにもならないからです。それに、他の人に教えることもできないからです」。

自分を良い状態に整えようとする分野におけるニューロフィードバックの威力を信じ、ペニストン・プロトコルが苦痛に満ちた記憶を解消し、嗜癖を治療する効果的な方法だと信じたがっている科学者たちの中にさえ、批判する人たちがいる。あの研究には、基本的な欠陥があるというのだ。バーミンガムのアラバマ大学の心理学の教授エドワード・トウブ博士も、その一人である。彼は、一九七〇年代に、アルコール依存症リハビリテーションセンターおよびコロンビア地区退役軍人ホームで、バイオフィードバックを使った独自の無作為抽出二重盲検対照研究を行ったが、それは一九九四年まで発表されなかった。その研究は、四つのグループに分けて行われた。それぞれ基本療法を受け、その他に、一グループはＥＭＧすなわち筋肉バイオフィードバック、一グループは超越瞑想、一グループはロシア式睡眠機と呼ばれている、電極を額につけて電流が頭の中を通るのをかすかに感じさせる（ただし、催眠効果はないとトウブは言っている）装置を使っての治療を受けた。一グループは基本療法だけだった。一年半後、基本療法グループの断酒者は三十三パーセントだったのに対して、ＥＭＧグループと瞑想グループは、ペニストンの数字に近い六十六パーセントを示したのである。

トウブは、ペニストンの手法を、いくつかの点で批判している。まず、その研究が「一連の療法の組合せ」を用いていることである。「アルファ・シータ・バイオフィードバックだけではありません」と、彼は言う。「体温バイオフィードバックも、心象誘導も、認知療法も含まれているし、私の考えでは、継続的な筋肉リラックスさえ行われていると思います。注目されている主体は、アルファ・シータ・バイオフィードバックなのです。私は、ペニストン・プロトコルの効果を疑問視しているのではありません。効果はあると思っています。しかし、その中のどれが、あるいは、どれとどれが効果を発揮したのかわからないし、それに、アルファ・シータ・フィードバックが威力を発揮したという証拠は、まったく何もないのです」。ペニストンの研究には、少なくとも二つの重要な要素が欠けているという。まず、なんらかのタイプのハイテク装置——たとえば、ロシア式睡眠機のような、彼らを断酒させると被験者に思わせるような複雑な装置——を使ったプラシボ効果の対照グループがないことだと、彼は言う。それに「ペニストンは非常にカリスマ性のある人物で、そういう個性が大きな働きをして、患者に作用するものなのです」。ペニストンの研究の対照グループは、ペニストン、あるいは、カリスマ性のある別の人物から、実験グループと同じような注目を浴びてないのに、その点のプラシボ効果も考慮されていないと言うのである。

アトランタのエモリー大学心理学部博士課程のケン・グラープも、ペニストン・プロトコルを批判している。数年前、彼は仲間と一緒に、ペニストンのＰＴＳＤにおける成功を追実験してみようとした。実施内容に大きな違いがいくつかあったことは、グラープも認めている。被験者は、外来患者だった。ペニストンが対象にした人たちよりも高齢だった。投薬を受け続けていた。それに、二十一人の被験者の半数が研究が終了する前に去っていったので、サンプル数が少なすぎて統計上の歪みが生じたかもしれない。しかし、その治療には、アルファ・シータ・プロトコルが含まれていたのだ。「ＭＣＭＩにもＭＭＰＩにも、なんの変化も見られませんでした」と、グラープは言う。ペニストンの場合、この二つに劇的な変化が見られたのだった。また、治療を待っている対照グループの人たちにも、実験グループと同じような反応が見られることに、グラープたちは気がついた。「私たちの得たデータでは、治療自体の効果は見られませんでした」。グラープは、すごくがっかりしたと言う。この研究にものすごく時間をかけたし、また、この療法の効果を信じていたからだ。でも、彼は、「一つの研究だけで、このプロトコルの命運を左右することはできない」と言い続けている。

ペニストンの研究には、他にもグラープとその仲間のデビッド・フライデス博士――エモリーの心理学者――を当惑させていることがある。ペニストンとカルコスキーの論文を詳細に検討したところ、明らかな誤りや偶然がいくつも見つかり、それが説明されていないので疑問を抱かざるを得ないと、自分たちの論文で指摘したのである。たとえば、実施内容に被験患者は向精神薬を投薬されていないとされているのに、論文中に、対象となった退役軍人のうちの四人が「研究の間に三環系抗うつ薬をやめた」と書かれているのは、彼らが投薬されていたことを示している。また、別の場所で、ペニストンは、頭骨上から脳波を拾い上げるセンサーの先には、電導装着剤として「オムニ・プレップ」が使用されたと書いている。しかし、グラープたちは、オムニ・プレップは研摩性の浄化剤であって、電導体ではないと指摘しているのである。

これらは些細なことであり、単純なミスかもしれないが、こうした問題が適切に処理されないかぎり、ニューロフィードバックの分野は主流科学に絶対に受け入れられないだろうと、グラープは思っている。「この療法は、全体的に、行動療法に大きな意味を持つだろうと私は思うのですが…」と、グラープは言う。「データがきちんと整理されて、支持できるはっきりした根拠が示され、公認された療法として簡便に利用できるようにならないかぎり、支払い機構にこの療法を認めさせるのは、非常に難しいでしょう」。

これに対して、ペニストンは、グラープはこのプロトコルの訓練を受けていないことを指摘する。

いくつかの主要な部分で方法論を外れているのだから、グラープが失敗したのは驚くにあたらないと言うのである。特に、被験者が向精神薬を投薬され続けているのが問題だという。「効果をあげるためには、薬から解放された状態で行わなければならないのです」と、ペニストンは言う。グラープが書いている通りだとすると「彼がペニストン・カルコスキー・プロトコルを正確に実施していないことは間違いありません」と言うのである。

スコットの研究など、ペニストンの業績を確認する実験が行われたという話はいくつか聞かれたが、公表されたのはケーススタディーだけであった。大規模な、多くの場所で行う全国的な研究が絶対に必要だと、ペニストンは言う。「医療機構や保健機関から必要な支持が得られさえすれば、これによる助力を必要とする人は誰でも、適切に訓練された臨床家から、簡単にそれを得ることができるようになるのですが…」。

ペニストンの研究はディープ・ステイト・トレーニングを治療に利用した一例にすぎないのだが、この研究が行き届いていて、うまく計画されており、名声のある科学情報誌にも取り上げられたので、すごく注目されることになった。一九六〇年代と一九七〇年代にバイオフィードバックが注目された当初から、ディープ・ステイトに関する研究は、他にも数多く行われている。レスター・フェーミ博士をはじめとする少数の長期にわたるアルファ波研究者たちに言わせれば、アルファ波トレーニングは、科学の舞台に最初に登場した、まだ幼くて成長の途中にあった時に、誇大な宣伝によって科学の外にはじき出されてしまったのだという。

フェーミに言わせると、バイオフィードバックに誇大なことがいろいろ言われたので、その跳ね返りとして、この分野に対する科学的および財政的な支持が得られなくなり、赤ん坊のうちに産湯から放り出されてしまったのだというのである。深いリラックス——ストレスと不安から解き放たれて、超越と言ってもいいような落ち着きを感じる——状態は、まさに存在するのだと、フェーミは主張する。そして今、一九八〇年代にコンピュータ式のバイオフィードバックが出現し、この三十年間に手法も発展してきたので、アルファ・シータ脳波トレーニングは、非常に強力な、自由に再現できる自然な治療法として本来の力を発揮することができるようになったと、フェーミたちは言っている。

「私たちは三十年間このダイアモンドの上に座っていたのですが、誰も信じてくれなかったので、それを取り出して世界に見せることができなかったのです」とフェーミは言う。「しかし、アルファ波トレーニングは、人々の生活を変えます」(ペニストン手法に組み込まれているアルファ波トレーニングは、深いリラックスの感覚を生み出すが、たいていの場合、シータ波状態のようにトラウマの記憶や感情を含んではいない)。

ニュージャージー州プリンストンにあるフェーミの治療所は、簡素な郊外住宅の自宅に隣接して、交通の激しい、並木のある二車線の道路に面している。心理学博士で、元カレッジの物理学と工学環境の教授、それに座禅のベテランであるフェーミは、親しみやすい人柄である。静かな声で、ゆっくりと慎重に話す。あごひげを生やし、上着を着てネクタイをしめた姿は、映画俳優のロバート・デ・ニーロに似ている。彼の妻スーザン・ショー・フェーミは、資格を持った精神療法士で、フェーミ式の脳波トレーニングの訓練をしっかりと受けており、一緒に仕事をしている。治療所のどの部屋にも、電子装置やテープレコーダー、CDプレイヤー、ストロボ・ライトなどがあふれかえり、さまざまな色の電線が繋がっていた。フェーミは、脳波トレーニングの世界で非常に注目されており、ストーニーブルックにあるニューヨーク州立大学の助教授をしていた若い頃に発見した同期性アルファ波トレーニングと呼ばれるものの世界的な権威の一人である。

一九六一年から一九六六年にかけて大学院生だったフェーミは、UCLAの研究室で、脳波研究のパイオニア、ドナルド・B・リンズレーと一緒に、サルの視覚情報処理を研究していた。サルを椅子に座らせ、その前にあるパネルに、後方から、特製のプロジェクターによって、千分の数秒間、正方形やひし形が投影される。ひし形が投影された時にサルがボタンを押せば、バナナで作った餌が得られる。正方形が投影された時には、餌は得られない。サルたちは、学習によって、百パーセント成功するようになった。

正方形やひし形を投影した直後に光を閃かせると、前の情報を取り消しにできることがわかった。しかし、正方形やひし形の投影の後、最低どのくらいの間をおいて取消しの閃光を与えれば効果があるのだろうか？　正方形やひし形を投影した二百五十ミリ秒後、二百ミリ秒後、百ミリ秒後、五十ミリ秒後と、試していった。サルたちは、それでも正しく反応した。十七ミリ秒後にした時、サルたちは、やっと迷うようになり始めた。研究者たちは当惑した。こんな短時間に、取り消しの合図が視覚神経を刺激して脳の回路に達するはずがないと思ったからだ。しかしながら、彼らは、その情報が眼から視覚神経に達し、それから脳内のある部位、次に別の部位へと順に運ばれて行くと、誤った推測をしていたのだった。そうではなくて、脳の活動を示す信号を拾い上げるセンサーをいくつか、頭の異なった部位に付けると、脳はその情報を同時に処理していることがわかる。これは同期性と呼ばれている。これが、脳――動物と同様、人間の場合も――がどうして情報を素早く処理できるのかを理解するカギなのである。脳波は、すべての電気的信号と同じように波動しており、同期性は、その信号が上下に同時に達することを意味している。同期性を理解するには、人間の脳の電気的特性に対する理解を根本的に変えなければならない、とフェーミは言う。

昔、アルファ脳波トレーニングは、脳に二つのセンサーをつける二極設置で行われていた。そして、二つの部位からの数値の引き算をしなければならなかったが、それが複雑なプロセスなので、フィードバックで誤りに導いたり、研究結果を無惨なものにしたりすることも多かったと、フェーミは言う。一時、フェーミは単極設置方式を使っていたが、その方がずっと簡単だったという。しかし、サルで研究しているうちに、フェーミは、アルファ波発生のカギは同期性にあると確信するようになった。つまり、脳全体を同時にトレーニングすることになるので、それが一時に同じ振動数を最高潮に生み出すというのである。こうして創り出された同期性脳波は、頭の五つの異なった部位で別々に測定することができ、他のタイプの脳波よりも強い力を持っている。ベータ波は、脳の別々な場所で同時に、もっと高い振動数で機能するが、同期性アルファ波は、淀みなく共鳴するように脳全体を覆うのである。一九七〇年代からキャップ・スキャンと呼ばれているコンピュータ式の同期性アルファ・トレーニング・システムを製造販売しているニューヨーク州オサニングのアメリカン・バイオテック社の社長アダム・クレインは、アルファ同期性を、こう説明している。「子どもたちがブランコで手をつないで揺れていれば、彼らは同期状態（synchronous）です。四つか五つのブランコを一列に並べて、その揺れ方を同期させれば、ブランコを引き抜いてしまうこともできます。それほど強力になるのです。同期性は、力を強めることに関係しているのです」。

ＵＣＬＡで同期性の研究をしている間に、フェーミは、カクテル・パーティーで会ったジョー・カミヤのアルファ波研究結果としてのバイオフィードバックに興味を持った。一九六七年、フェーミはストーニーブルックのニューヨーク州立大学の心理学の助教授となって、ＵＣＬＡを離れる。そして、独自の脳波バイオフィードバック装置を作って、バイオフィードバックに同期性脳波という考えを取り入れようとした。まず、自分のＥＥＧをモニターで見ながら、同期性アルファを作りだす努力を、二時間ずつやってみた。自己催眠、リラックス状態、瞑想などと、いろいろ試してみた。だが、十二セッションにわたってどんなに努力しても、継続的にアルファ波を増大させることはできなかった。十三セッションめの時には、腹が立ってきて、こんなことをしても何の役にも立たないと思った。「そう思った時、脳波に、振幅の大きなアルファ波のパターンが現れたんです」と、フェーミは言う。あきらめが、望ましい結果をもたらしたのだ。成功は注意集中の仕方にかかっていたのだ、と気がついた。一所懸命集中して目標の達成ばかりを考えるのではなく、集中力をリラックスさせて、成り行きに任せたのだった。成り行きに任せるのがこの手法のカギとなったので、これをオープン・フォーカスと呼ぶことにした。

深い感情がフェーミとその生活に溢れるようになり始め、劇的な変化が起こりはじめたと、彼は言う。ずっとリラックスして、身軽になったように感じ、「まるで空中を歩いているような気分でした」と言う。「学究に取り憑かれた研究教授」という性格が和らぎ、ずっとリラックスして、人生に対して積極的な態度をとるようになった。これまで彼を苛立たせていたことが気にもならなくなり、その結果、知的な生活が強化された。「難解な生理心理学の講義も研究指導も、かつてなかった気楽さで教えられるようになりました」と、彼は言う。「ずっとよく笑うようになり、深刻に考えないようになったのです」。自分の身体と感情に、それまでになかった親密さを感じ、かつてなかったほど気軽に、好きなスポーツのラケットボールを楽しむようになった。また、家族や友人・学生たちとの付き合い方もすっかり変わって、みんながそれに暖かく応じてくれた。「自分が魅力的な個性になったような気がしましたよ」と、フェーミは言う。身体的な変化も起こった。長い間患っていた手の関節炎が消え去り、視覚・嗅覚が鋭くなった。興味深いのは、いつも感じていた緊張が気にもならなくなったことだという。人生はこうあるべきなのだと思うようになった。

一九七三年、フェーミは、ニュージャージー州のポール・ウェバーという精神科医の臨床に加わるようになった。三年間、二人は脳波トレーニングを用いて、患者の痛み・不安・ストレスを治療した。研究者として働いていた初期の頃に、フェーミはもう一つ重要な発見をしていたが、それが彼のオープン・フォーカス手法に取り入れられそうだった。アルファ波を発生させるための方策を探す一環として、フェーミは、脳波に変化を起こすかどうか調べるために、学生たちに二十八問のリラクゼーション・イメージの調査を実施していた。ＥＥＧ装置で脳波を読み取っている状態で答えるその調査項目の中に、カギとなる質問が二つあったのだ。一つは「あなたの両眼の間の空間を想像できますか？」であり、もう一つは「あなたの両耳の間の空間を想像できますか？」だった。学生たちが目を閉じたままその空間を想像するだけで、彼らが作り出す同期性アルファ波がたちまち増大することを、フェーミは発見した。強力なリラックス手段だったのだ。そのことを、フェーミは次のように説明している。目的物を見つめていると、あるいは、目的物を想像するだけでも、その人は、記憶や感覚などを通じてその目的物の意味をはっきりさせるために、脳のいろんな部分を働かせる。その時、脳は「各部分の動きが同調していない状態」にある。つまり、脳の各部分で異なった振動数の脳波が活動しているのだ。目を閉じて——さらに空間を想像することによって——そのイメージが完全になくなると、脳全体がせっせと働くのをやめ、その後を同期性アルファ波が引き継ぐ。これが癒しとなり、ストレスに強い効果を発揮するのだと、フェーミは言う。身体および感情面でのストレスの抑制は、ある程度、頭から足までの筋肉の緊張に依存している。この緊張はほとんど常に存在するが、だれも気がつかない。背景音に慣れてしまうとそれに気がつかないのと同じようなものである。アルファ波トレーニングで何が起こるのか、正確なところは誰にもわかっていないが、同期性アルファ波が筋肉を完全な休息状態にして、何年も続いていたストレスや緊張を取り除くのだと言う説もある。この深くリラックスした状態が脳を支配すると、人体のシステムが「解放」される。瞑想と似てなくはないが、それよりも速く、簡単に効果があると、フェーミは言っているのである。

現代文明の基本的な問題点は、焦点を絞りすぎた見方で外界に接することを子どもの頃に教え込まれることだと、フェーミは信じている。心と眼で、対象物や外界を真剣にとらえすぎるのだ。しばらくすると、眼も脳も、神経系の他の部分も、そのような緊張状態を続けることに疲れ果ててしまう。「手を、ずっと、できるだけ強く握り続けていれば、しばらくすると、手の筋肉がうまく作動しなくなります」と、フェーミは言う。「硬直した仕方で注意を払い続けていると、同じことが起こるのです」。それが、不安やうつ病など多くの問題につながるのだ。フェーミは、注意をリラックスさせることを秩序立てて指導し、それができるようになると、他の生理機能も同様にリラックスさせることを教える。同期性アルファ脳波トレーニング装置は、解放させるとどんな感じになるかを教え、その感覚を持続させる方法を教える、強力な手段の一つなのである。

ブロードウェイの雑踏をはるかに見下ろすフェーミのマンハッタン治療所で、私はフェーミ自身によって、彼の装置を体験した。現在の彼のプロトコルは、ストロボ・ライトと音響によってフィードバックするコンピュータ式バイオフィードバック装置を使っている。椅子に座っている私の頭皮の五ヵ所にセンサーが取り付けられ、ヘッドバンドで固定された。目を閉じてストロボに向かう。光った時には、まぶたを通して、その光が見える。イアフォンを着けて、フェーミがいろんな種類の空間を述べているテープに耳を傾ける。椅子に座って外の空間に囲まれた状態で、たとえば、自分の頭や胸の中の空間を想像するのだ。私が心に空間を思い浮かべると、ストロボと音の点滅がどんどん速くなってゆく。数分後には、私の身体が、眠りに落ちようとする時のように自然に揺れ動き、椅子から転げ落ちそうにまでなった。それが、三十分のセッションの間に二〜三回起こった。蓄積されていた筋肉の緊張が解放されているのだと、フェーミが言った。セッションの後一時間ぐらい、私はふらふらしていた。フェーミの説明によると、これもストレスから解放された影響だということだった。一回のセッションの後、それ以外の変化には気がつかなかった。しかし、家で、電子装置なしに、数週間、二本のオープン・フォーカス・テープを使った結果は、本書を書くために体験したことの中でも最も深遠で、劇的なものだった。セッションごとに（一日に二回、自分で行った）かつてないほど完全にリラックスしたと感じるようになった。頭・顔・首・頭皮の筋肉の、この十五年間に多くの時間コンピュータの前に座ってタイプしていたことが主要な原因だと思われる慢性的な緊張が解放されるのを感じることができた。眼のまわりや顎の筋肉が解放され始めた。数週間後には、フェーミが言っていたのと同じような変化に気がつくようになり始めた。快活な気分になった。よく笑うようになった。身体のことが気にならなくなり、時には、ずっと滑らかに動けるようになった。昼の休憩時間の気軽なバスケットボールの試合にも、エネルギーが溢れるようになった。日によって、冷静で集中できると特に感じることがあり、嗅覚が非常に鋭くなった。半ブロック先のライラックの花の香りを嗅ぐことができた。陽射しが、子どもの頃に感じたように、金色に、濃厚になったような気がした。そんなに気分の良いことは、長年の間なかったのに…。そのうちに、そういう変化が日常生活の一部になり、統合されて、劇的だとは感じなくなったが、私の感じ方が全面的に変わったことは間違いない。

この原稿を書いている今はそれから六ヵ月ほど経っているが、そのテープを使い続けているので、変化は今も続いている。一ヵ月ぐらいテープを使わずにいるとストレスが溜まり始める。私が述べていることは、科学者たちが逸話的な報告と呼んでいるものにすぎない。同期性アルファ波トレーニングに関する二重盲検対照研究はほとんどないが、ケースレポートは説得力を持っている。それに、ニューロフィードバックに関して私が何回も言っているように、他に何があるのだろうか？

六十五歳になったフェーミは、最近、半ば引退したが、これまでに脳波トレーニングとオープン・フォーカスの指導で、何千人もの患者を治療してきた。トーク・セラピーはほとんど必要ないと、彼は言う。どの種類のバイオフィードバックでもそうだが、変わる準備ができている人、あるいは、なんらかの理由で他の人たちよりも変わりやすい人がおり、彼らの脳をアルファ波でちょっと揺り動かせばいいだけだと言うのである。私は「熟れて」いて、このトレーニングに反応しやすくなっていたけれど、他の人だったら、もっと多くの時間のテープおよび脳波セッションが必要だろうし、結果もそれほどではなかっただろう、とフェーミは言った。しかし、何千人ものケースを扱った経験からすると、誰にでもある程度の効果はあり、たいていの人はかなりの好結果が得られるという。ただし、フェーミはまったく論文を発表していないので、それを確認することはできない。

一九七〇年代にジョー・カミヤと一緒に仕事をして以来、独特の方式のアルファ波および他の振動数の脳波トレーニングを臨床実践してきたジム・ハートは、現在カリフォルニア北部でバイオサイバナウト研究所というものを開いているが、アルファ波トレーニングはストレス解消法だと言っている。

アルファ波は、身体の知性を、人間の中に潜んでいる生来の癒し状態にして、社会の一般的な弊害の多くと闘えるようにすると言うのだ。「アルファ波は、適切に用いれば不安を打ち倒す銀の銃弾みたいなものなのです」と言う。ハートは何千人もの人を、アルファ波トレーニングで治療してきた。「さまざまな身体的変化が起こりますが、その中の一つに、我々がアルファ焼けと呼んでいるものがあります。バルバドスで一週間過ごした後みたいになるんですよ。血行がすごく良くなって、顔が赤らみます。よく眠れるようになります。消化力も高まります。気分が良くなります。血圧が大幅に変わる人もいます。呼吸も変化します。手足が温かくなります。アルファ波トレーニングは筋肉を正常化する傾向もあります」と、彼は言う。ハートの手法は、フェーミの手法とはかなり異なっている。脳波トレーニングが始められた初期のころ、ハートは、バイオフィードバック装置に接続されたまま数時間放っておかれたことがある。施療者が、忘れて昼食に行ってしまったためだった。この体験によって、脳波トレーニングの威力をしみじみと劇的に感じたと、ハートは言う。現在、彼は、患者たちを、一日に十二時間、七日間にわたって治療しているが、そのほとんどの時間、アルファ波状態にしている。前後に慎重に検査を行い、心拍数から呼吸数、気分、脳波まで、あらゆることを調べるが、その数値が劇的に変化することもあるという。そして、その変化は持続するというのである。百万ドルもする最新式の装置で集中的に人格を改造するという彼の治療は、安くはない。一週間にわたる一セッションが、九千ドルである。途方もない値段だと思えるかもしれないが「二十年間にわたって心理療法を受ける費用と比べてください」と、ハートは言うのである。

アルファ波トレーニングに関する調査研究の中で最も注目を浴びたのは、シカゴのノースウェスタン大学の心理学教授で脳波トレーニングのベテランのJ・ピーター・ローゼンフェルド博士によるものだろう。ローゼンフェルドは、ウィスコンシン大学で脳の画像解析を研究した。それによると、額のすぐ後ろにある左前頭葉皮質は肯定的な感情の回路を支配し、右前頭葉皮質は否定的な感情の回路を支配する。どちらもアルファ波範囲の脳波で機能している。右側が支配的になり左側の力が衰えると、うつ病につながる不均衡が起こる。左側が、肯定的な感情を起こすのに必要なだけの脳波を発生できなくなるのだ。ローゼンフェルドの「アルファ波均衡プロトコル」は、患者に、左側を育み右側を弱めることを教え込むのである。まだ対照研究で検証されてはいないが、臨床報告は非常に肯定的である。「躁うつ病以外のあらゆる種類のうつ病に効果があるようです」と、ローゼンフェルドは語っている。

ペニストン・プロトコルのもう一つの側面としてシータ波状態があり、これについても多くの研究が行われたが、シータ波状態では人間は意識が明瞭ではないので、アルファ波よりもずっと研究しにくい。アルファ波状態とシータ波状態では、特質が異なっている。アルファ波は、深く休息した状態である。その時、満足感や心象が得られるかもしれないし、得られないかもしれない。私の場合は、得られなかった。しかし、もっと深いシータ波状態に向かって行くと、心象がずっと得られやすくなるようである。

シータ波は非常に暗示を受けやすい状態であり、その状態でペニストン・カルコスキー式スクリプトの書き替えが行われるということが示されてきた。他にも、興味深い特質がある。ずっと前から、深い創造性の閃きと関係があるとされてきたのだ。インスピレーションの閃きによって、難題がたちまち解決されることがしばしばあると言われてきた。トーマス・エジソンは、原始的なバイオフィードバックを利用していた。伝えられるところによると、彼は、よく、右手に石ころを持って安楽椅子に座っていたという。そして、右手の下の床には、ブリキのパイ皿が置いてあった。その椅子に座って、まどろんでくると、手から石ころが落ちてパイ皿にぶつかり、その音で目を覚ます。すると、その時浮かんでいたアイディアを急いで書き留めるというのである。化学者のフリードリッヒ・ケイクレイは、同じような状態で瞑想していて、原子が鎖状に並んで、尻尾を噛んでいるヘビの姿になるのを見、そこからベンゼン環の形を発見したと言われている。

エルマーおよびアリス・グリーンは、ベテラン瞑想家のエルマーが創造的な状態に移行するたびに脳波がシータ波状態を示し、手が完全にリラックスしていることに気がついて、シータ波の研究を始めた。二人は大急ぎで、指輪の形で中に水銀スイッチがついている、独創的なバイオフィードバック装置を作りあげた。被験者は椅子に座って、リラックスする。その腕が二十度以上傾くと、どちらに傾いてもドア・チャイムが鳴り、その被験者の意識を引き戻すようになっている。グリーンの研究所でシータ波状態を体験した人たちは、老賢人・トンネル・階段・洞窟などの心象を報告したが、これらはいずれも、昔から意識を失う時に見ると言われている、典型的なイメージである。

このようなアルファ・シータのディープ・ステイトは昔から知られていて、多くの文化がその状態を容易につくりだし、利用してきた。シャーマニズムの儀式やその他の先史時代の信仰では、踊りや歌で眠らない状態を続けさせてアルファ・シータ状態を誘発し――呼び方はさまざまに異なっていたが――宗教的および個人的な成長・癒しなどを目的に無意識状態になるようにしていたと、人類学者などの専門家は報告している。儀式として、人々が横たわっている間じゅう太鼓でシータ波の振動数のリズムを打ち鳴らすこともあったし、特別な身体ポーズ・断食・深呼吸・祈りなどを利用する人たちもいた。最もよく知られている例は、もちろん瞑想である。一九七〇年に、ジム・ハートが禅僧たちの脳波を調べたことがある。その結果、長年瞑想してきた人はアルファ波が普通の人たちと異なっていて、振幅が大きく同期していることを発見した。長年瞑想してきた人ほど、アルファ波が同期していたのである。

自分の体験からディープ・ステイトの創造的な力を強く信じている人の一人が、ユージン・ペニストンである。じつは、彼のプロトコルのアイディアが浮かんだのは、トピーカで行われたエルマー・グリーンと一緒のワークショップで、シータ波になっていた時だと、ペニストンは言っている。「メニンガー研究所にいた時――特に皆さんに打ち明けるのですが――私は、催眠状態のような心象を体験しました」と、フロリダ州オーランドで一九九八年に開催されたＡＡＰＢ大会において、基調演説の中でペニストンは語っている。「シータ状態の時にすごく鮮明な心象を見て、私は死ぬほど怯えたのです。実際にその場にいて、互いに見つめ合ったような気がしました。それで、私は、またそのような状態に陥ることを拒否しました。ところが、エルマー・グリーンが長々と私を説得して、こう言ったのです。『人によっては、珍しいことじゃないんだ。ここではよく起こるんだから、君はもう一度体験するべきだな』。次の日、私はエルマーに、もう一度やってみようと言いました。まあ、たいして時間のかかることでもないので、さっそくシータ波状態になったのです。すると、前日の心象の続きを見ましたが、今度は、それほど恐ろしくありませんでした。三回目、四回目とやってみて、自分に何が起こっているのか、すぐにわかりました。五回目には、これまでになかった創造的な体験であることがわかりました。それが、私に、効果的だと思われる治療法を示していたのです。それが、ペニストン・カルコスキー・プロトコルの治療法です」。

プレストンが垣間見たものが、未来を予知するものだったのか、単なる幻想だったのかは、今後の研究によって明らかになっていくにちがいない。

第9章 ニューロフィードバックは、どこへ行くのか？

ミネアポリスの下町にあるニュービジョンズ・チャーター学校では、毎日、子どもたちが床を這いまわったり、梯子を登ったり、平均台の上を歩いたりしている。その後、子どもたちは、EEG装置を接続してパックマンで遊ぶことになる。これは、休み時間でも体操の時間でもなく、おそらくこの国でも最も風変わりな、英語力補修方法なのだ。ニュービジョンズ校の創設者であり校長でもあるボブ・デブーアは、ブースト・アップ読書力プログラムと呼ばれる方法の考案者でもある。デブーアは、ハイスクールのガイダンス・カウンセラーをしていたころ、多くの生徒たちが、六学年ぐらいの英語能力しかないまま、ハイスクールを卒業していくのを見てきた。「私には、痛ましく思いながら彼らを見送る以外、なにもできませんでした」と、デブーアは言う。どうしようもないのだと思っていた。ところが、一九八〇年に、デブーアは、脳を変えて癒す方法をがむしゃらに求めることになった。理由は、オスマー夫妻などがより良い方法を探さざるを得なかったのと同じように、従来の医療では対処できない問題が、自分の家庭内で起こってしまったからだった。

ジェシー・デブーアは出生時の酸素欠乏によって、脳に重度の損傷を受けていた。三歳になってもいつもよだれを垂らし、視線は虚空をさまよい、言葉らしい音を十語ぐらいしか言えなかったのだという。「本当に痛々しい状態でした」と、銀髪で大きな口髭をはやしたデブーアは語った。医者たちは、自分たちにできる治療方法はまったくないと言い、施設に収容させることを勧めた。しかし、デブーアは、その診断を受け入れることができなかった。調べた結果、ペンシルベニアに、アート・サンドラーというセラピストがいることがわかった。デブーアは、神経心理学的刺激プログラムと呼ばれるものをよく知るために、予約して、娘のジェシーと一緒にサンドラーのもとを訪れた。

子どもたちの脳内に三つの基本的な――視覚・聴覚・触覚の――回路があることを、デブーアは学んだ。例えば、幼児が音にさらされると、脳内の神経回路が少しずつ発達して、聴覚の種々な面を支配するようになる。脳に損傷があると、こうした神経回路が形成されなかったり、あるいは、不適切に形成されたりする。機能がこの脳の構造を築き上げるので、サンドラーのプログラムでは、患者に、運動と音と視覚刺激をくりかえして与えるという治療を長期にわたって強力に行い、脳内の損傷した部分、あるいは未発達でそれまで回路のなかった部分に、新しい回路を、ゆっくりと作り上げていくのだと、デブーアは言う。「充分な回数刺激を与えていけば、結びつきができていくのですよ。それまでなかったところに神経回路ができていくのです。木々を切り開いていくと、そこに小道ができる。それがだんだん踏みならされた道になり、砂利道になり、やがては四車線の立派な道路になっていくみたいなものですね」と。娘を家に連れ帰ったデブーアは、それから三年半の間、六十人のボランティアに頼んで、週に六日間家に来てもらうようにした。いつも三人が一日じゅうジェシーと一緒にいて、ベッドで横になったままのジェシーに、這ったり、転がったり、モンキーバーに登ったりするような手足の運動をさせたのだった。サンドラーのこの方法は、一九六〇年代にグレン・ドーマンとカール・デラケイトによって開発されて話題となった「精神運動性パタニング」と呼ばれる方法の一部を借用したものだった。

娘の変化は遅々として、簡単ではなかったが、大きな成果が得られた、とデブーアは語っている。当初言われたよりも、可能だと思ったよりも、もっと大きな成果が得られたのだった。現在十九歳になったジェシーは、最近ハイスクールを卒業した。標準的だとは思われてはいないが、ＩＱは七十である。自転車に乗れるし、飼っているセントバーナードをドッグショーに連れて行ける。学校では、三種類のスポーツもした。「訓練を受けた身体障害者といったぐらいの行動ができます。話せるようになったことが、特に嬉しいですね。できるとは思わなかったのですが、やりとげました」とデブーアは語っている。

従来の医療がほとんど何もできないと思っている分野にこそ、この手法を適用すべきだと、デブーアは思っている。デブーアと妻のキャシーは、それまでの仕事を辞めて、医療行為の認可を得たホームケア・プロバイダーになり、神経心理学的刺激による脳障害の治療にあたっている。また、デブーアは、学習遅滞児にも、この手法が適用されるべきだと思った。彼らの問題は怠惰だけでは説明できない、彼らの脳と知覚回路は、ストレスによって、適切な結びつきを形成できなかったのだと考えたのだった。「神経の発育の九十パーセントは、生後一年の間に起こります」とデブーアは言う。「寒くて汚れた家に住んでいたり、世話してもらえなかったり、あるいは、ゴキブリがいるなどの理由で這うことができなかったりすると、赤ん坊の運動回路が適切に発達しないのです」。脳の基底部にあるこれらの回路は、他の感覚の発育にも関与している。そういう子どもたちの読み書き能力を高めるためには、単に教えるのではなく、奇形になっている脳を根本的に変えることが必要だろう。そこでニュービジョンズ校では、読み書き能力が特に劣っているスラム街の子どもたちに刺激を与える技法を系統的に適用するプログラムを考案したのであった。ミネソタ州は一九九一年にチャーター学校法を可決し、ニュービジョンズ校はチャーター学校となった。現在二一〇人の生徒がいるが、そのほとんどはミネアポリスの最も貧しい階層の子どもたちである。

神経心理学的手法が、ニュービジョンズ校プログラムの中心となっている。デブーアの話によると、たとえば読む能力の問題は、「p」と「b」のような子音の聞き分けができないことによるものもあるという。聴力テストによって、そういう子どもたちを選別することができる。デンマークの研究者カールド・ヨハンセンの研究に基づいて、そういう子どもたちには、テープが与えられ、聞き分けにくい音を何回も反復して聞くようにさせる。そうすることによって、それらの音を適切に聞き取れるような神経回路を形成させることができるのだと、理論的には考えられているのである。また、同校では、検眼医を三人雇っている。読む能力の障害になるもう一つの大きな問題、視覚障害を調べるためである。眼鏡が必要かもしれない。あるいは、特別な眼の訓練が必要だと診断されるかもしれない。また、運動と眼球運動は脳幹内の同じ神経回路に付随して一緒に発達するので、この学校の子どもたちは、這ったり、登ったり、平均台を渡ったりしながら、床や壁にテープで貼られた単語を見るようになっているのである。「這ったり、注意を集中しながら足を運んだりするのは、ページを追っていく眼の動きに、重要な役割をはたしているようなのです」と、デブーアは言っている。

ニュービジョンズ校では、「混合支配」と呼ばれているものを治療することでも、学習不振児の対策に成果をあげている。通常の神経発育は一方の大脳半球が支配的になっているのが特徴で、それによってその人の右手・右目・右耳が優勢になるか、左が優勢になるかが決まってくる、とデブーアは言う。ところが、ニュービジョンズ校では、七十パーセントの児童が、どちらの大脳半球も支配的ではなく、その結果、ある児童は左利きで右目・右耳が優勢というようなことになる。「こういう場合、脳の両大脳半球間で支配力が競合しているので、能率が悪いのです」と、デブーアは言う。「混合支配で成功している人も、たしかにいます。しかし、成功はずっと困難なのです。ですから、私たちは、それを確認して、私たちの神経心理学的プログラムで転換させるようにしているのです」。一方に優位な支配力を築いた方がいいという考えを支持する研究はほとんど行われていないが、ニュービジョンズ校の実践がしばしば目覚しい成果をあげている、とデブーアは言う。「うまくいった時には、児童の頭の中に電灯が灯ったようになりますよ」と言うのだ。

数年後にデブーアはニューロフィードバックのことを聞き、ニュービジョンズ校の学習不振児対策の武器として、一九九一年にそれを取り入れた。現在同校では、六台のニューロフィードバック装置を使っている。「ニューロフィードバックとブースト・アップは、ものすごく互いの効果を高めるのです」と語るデブーアは、バイオフィードバックが脳を学習しやすい状態にして、ブースト・アップ読書力プログラムをより効果的にさせるのだと信じている。同様の治療プログラムを実施しているジョージア州アトランタの家庭学習研究所の所長マーティー・ブーケも、「ニューロフィードバックは、脳を白熱化させる鍛冶屋の炉のようなもので、刺激技法は、白熱化した脳を成形する道具のようなものだ」と言っている。子どもたちは、不安・学習不振・ＡＤＤ・うつ病などについてもニューロフィードバックでの治療を受け、それが、学習効果を非常に高めている。生理学的な問題の多くが、ストレスに関係している。たとえば劣悪な環境の中で育った子どもたちの中には、恐怖心が非常に強く、たえず警戒心を抱いてきたために視野が極端に狭くなり、そのためにページの中の一つの単語しか見ることができず、文章を追うことができなくなっている者もいる。バイオフィードバックによってストレスを減少させると、彼らの視野は、少しずつ広がっていくのである。

ニュービジョンズ校の平均的な生徒は一年に一年半ぶんの読書能力を獲得しているが、これは、この分野では異例のことである。このプログラムは――眼科医の費用を別にすれば――あまり費用がかからないので、どんな学校ででも模倣できることを、デブーアは特に自慢に思っている。ニュービジョンズ校の生徒たちのような、社会経済学的に最下層にいる子どもたちにこそ、こういう助力が必要だと言うのだ。「ニューロフィードバックの費用を惜しまない中流階級の親は、たくさんいるでしょう。しかし、大切なのは、この学校の生徒のような子どもたちのために、この技術を活かすことなのです。年の初めにここに来た子どもたちは、腹を立てたり、悪ふざけしたり、おどけ者になったりしています」と、デブーアは言う。「しかし、二月になるまでに態度が変わります。いっそう努力するようになるし、読書力も増していきます。すべてが変わってくるのです」。ミネソタ州当局も、明らかにそれを認めている。数年前、ブースト・アップ・プログラムをミネソタ州の他の二校に導入するためにニュービジョンズ校に七万ドルが与えられたが、昨年は、ニューロフィードバックを含めた全プログラムをさらに十二校に導入するために、四十五万ドルが与えられたのである。

ニュービジョンズ校プログラムを批判する人たちもいる。新しい回路が作りだされることを示す研究が、ほとんど行われていないと言うのだ。しかし、ニュービジョンズ校をはじめとする、こういう方法が不可欠となっているところの話を聞いて最も強く感じるのは、では他にどんな方法があるのか、ということである。たとえば、公立学校は、過去何十年にもわたって読書能力の乏しい子どもたちを多数卒業させてきたし、今も卒業させ続けている。そして、それが改善される見通しはまったくないのだ。今は実験が行われるべき時なのだろう、とデブーアは言っている。研究が先立たなければならないということはない。科学者というのは、誰かが実行可能であることを示すまで、その現象を研究しようとしないことが多いからだ。「まず、好結果を生み出すようなことを見つけて、それから、なぜ、そういう結果が得られるかを研究すればいいのです」と、デブーアは言っているのである。

ニューロフィードバックは、注意欠陥障害（ADD）や、てんかんや嗜癖だけに用いられる道具ではない。この分野に携わっている人たちの多くが、この技術はずっと広範囲に――じつに、想像を絶するほどの広範囲に――適用できると信じている。たとえば、運動選手・舞台人・企業経営者など、元来問題を抱えているわけではないが、その能力をもっと強化したいと思っている人たちにも、広く活用されている。つまり、記憶力や認識力を増大させたり、健康な眠りにおちて溌剌と目を覚ましたり、ゴルフやチェロに上達したり、あるいは、単にもっと活き活きした溌剌とした生活をすることなどを望んで、メンタルフィットネス・トレーニングとかピークパフォーマンスとか呼ばれているニューロセラピーの分野を活用している人たちである。

これまで見てきたように、ニューロフィードバックのこの分野については、それを支持する調査研究がほとんどなされていないという非難を含めて、内部でも外部でも、多大な論争がなされている。ニューロセラピーについての最も慎重な研究者の一人ジョエル・ルーバーは、ニューロフィードバックはADDとてんかんについて効能があるという確証があり、うつ病と軽度の頭蓋内損傷については着実な研究が進められている、と信じている。また、ペニストン・プロトコルは強力な可能性をもった治療法であり、初期の研究は非常に有望な見通しをもたらしているが、もっと大規模な研究がなされる必要がある、と信じている。その他の適応については、確実とは言わないまでもかなりの可能性を信じているが、臨床的にあまり手をひろげ、先に進みすぎると、すでに起こっているうさん臭いという評判がいっそう悪化し、再び非難が先行して研究どころではなくなってしまいかねないと、ルーバーは心配しているのである。「あるケースについて有望そうな結果が得られると、それを報告してきますが、それをフォローアップするデータをとる必要があるのです」と、ルーバーは言う。「それがないと、その人は再発して、それが知らされないということもあり得るわけです。また、プラシボ効果という可能性もあるし、理論モデルも必要なのです。たとえば、月経前症候群（PMS）になぜ効力があるのかということです。私には見当もつかないし、他の人たちも同様です。現象としての結果を得て、それを奇跡だと言い、インターネットで流す。それが、人々を遠ざけ、この分野の努力が受け入れられるのを妨げてしまうのです」。言い換えれば、バイオフィードバックに関して起こったことが、この分野でもまた起こってしまう、ということなのである。

高振動数脳波バイオフィードバックの発見者バリー・スターマンは、ニューロフィードバックをまだ研究されていない分野に広げていくのは、継続的に研究を続けるのならば、素晴らしいことだと思っている。このテクニックは、やがて、すべてのタイプの問題に対する強力な介入方法であることが立証されるだろう、と言っているのである。スターマンは、もうＥＥＧスペクトラムの研究はしていないが、臨床的に患者を扱っている。脳波トレーニングは、驚きの連続だという。「本当は海兵隊員になりたかったという男を扱ったことがあります」と、スターマンは語っている。「その男は、試験に合格できませんでした。合格には五十点が必要なのですが、五回試験を受けて、平均で十二点ぐらいしかとれませんでした。知能・記憶力・注意力の点で問題があったのです。軽度の知能障害だと思われていました。でも、ヘリコプターを操縦することができました。彼のトレーニングを始めてから十八ヵ月後に、試験で六十五点とるようになりました。すべてが変わったのです。記憶力も、集中力も、知的能力も…。本当に驚きましたよ」と、スターマンは言う。「もっと研究が進めば、ニューロフィードバックは、非常に広範に適応できるようになると思います」。

診療活動を最も広範に押し進めてきたオスマー夫妻は、強固な主張を持っている。「実際的な診療活動なしには、なにも達成されなかったでしょう。『研究を待て』と言うのは、研究者たちの傲慢なんですよ」と、シーグフライドは言う。この強力な介入方法に最も必要とされているのは、組織的な資金援助と、世間が気がつくことだという。「効果があるのです。それがわかればいいんですよ」と言うのだ。

この装置を使って、長い間多くの人々を治療し成功をおさめてきたオスマー夫妻は、その成果を疑問視する人たちに、腹立ちを隠さない。モンタナのある病院で開かれた集会に、私が居合わせた時のことである。ある引退した神経科医が立ち上がって、オスマー夫妻に辛辣な質問をして、彼らの成果が根拠のないものだとほのめかした。その結果は、激しい言葉の応酬となった。それが終わった後、シーグフライドは興奮がおさまらず、「あんな奴、くたばってしまえばいいんだ」と言っていた。しかし、既存の医療科学の眼前で、当てつけがましく成果を誇示されたら、だれでも懐疑的になるのではないだろうか？　ある装置があって、それが数々の手に負えない医療問題で苦しむ人々を実質的に救済すると、医療関係者でもない二人の人物が言っているのだから…。しかし、その技法が有効に作用する可能性を考慮しようともしない医療関係者も、謙虚さが足りない。従来の医学とはあまり関係のない、興味ある現象が実際に起こっているのだ。じつは、ニューロフィードバックを受け入れる障害となっているのは、科学的なものではなく、心理的なものなのかもしれない。専門家というのは、研究せずに理解できるものは受け入れることができるが、そうでないものは受け入れられないものなのである。

てんかん・ADD・アルコール依存症以外の問題について行われた研究は、ほとんどないに等しい。しかし、様々な症例に関する逸話的な証拠——さまざまな物語や、世界中で数万人を治療した、訓練を受けた有能な数百人の知性ある専門家によって集められたデータは、瞠目させるものがある。これらの変化を、もしニューロフィードバックがもたらしたのでなかったら、別の知られざるメカニズムが働いたのだろうが、そうであっても、やはり画期的なものだと言わなければならない。厳密な二重盲検対照無作為抽出研究が行われていないこと、あるいは、多くの場合はどんな研究も行われていないこと、また、この技法は非常に実験的なものであることを承知していさえすれば、ニューロフィードバックの広範な適応は、充分報告に値するものである。少なくとも、途方もない可能性を持っていることは間違いない。そして、膨大な量のこれらの証拠は、ニューロフィードバックの研究に早急に資金援助をすべきだという、説得力のある強力な論議を呼び起こすことになるだろう。

大きな疑問は、ニューロフィードバックがどのように脳に作用するのかということである。それには、さまざまなモデルが提唱されている。私が最も妥当だと思っているのはオスマー夫妻のもの（他の人の説から自由に借用している）だが、それはそのモデルが最も視野が広く、最も統合的で、多くの人々に採用されており、彼らも認めているように、自分たちや仲間たちの体験によって絶えず改定されているからである。それが唯一のものではないし、必ずしも最良なものではない。初期のモデルでは、脳波バイオフィードバックは途方もなく数多くの問題を治療できるが、それらが、じつはたった一つの問題、つまり脳の調整不良に起因しているからだというものだった。彼らの説明によると、脳は指令中枢であり、すべてを運行しているので、訓練すると、数多くの問題に、それ以前よりも良好に対応できるようになるという。脳の自己調整が、すべての問題の中でも最も治療しにくいてんかんに劇的な効果を持続的に与え、人体に害を及ぼすような激しい発作を終わらせたり軽減させたりすることができるのだとすれば、脳を強化するその原理は、当然、もっと根本的だったりそうでなかったりする他の症状にも広範に適用できるはずだというのが、論理的な帰結なのだ、とオスマー夫妻は言う。医療の第一原則である害を与えないということに留意していさえすれば、それを試みて悪いという理由は何もない、というのである。

ニューロセラピーの視点から見れば、人間は、うつ病・慢性痛・免疫不全・嗜癖・不安など多くの疾病の流行に苦しむのではない。そうではなく、おそらく出生時に、あるいは乳児期や幼少時に、過労を奨励し地球上で最もストレスに満ちた場所、つまり現代都市を作りだした文化によって与えられた衝撃による神経系の多動、あるいは、疲弊が、流行の原因になっているのだ。オスマー夫妻のモデルによると、診断は三つしかない。一つは、慢性的に過度の緊張状態で、リラックスできないために、たとえば、不安・動揺・衝動性・怒りがもたらされるというもの。二番目は、慢性的に弛緩状態で、そのために、ある種のうつ病・無気力・虚無感に陥るというもの。そして三番目は、脳が不安定になることだという。これは、自動車にたとえると、車輪のネジがゆるんでいて、先端がぐらついているみたいなものである。そのため、うまく運転できることもあるが、突然車輪がそっぽを向いたりして、そうなると、運転者にはどうしようもなくなる。躁うつ病・偏頭痛・PMS・パニック発作・運動および声のチック・めまい・歯ぎしり・てんかん、および、他の多くの症状が、この脳の不安定に起因すると考えられている。

ある意味で、このモデルは、神経科学が分子生物学化する前の、ずっと単純だった時代、心理学がずっと単純だった時代に立ち戻ったと言っていいだろう。（神経系の緊張過多・慢性弛緩という概念は、一九五〇年代に、ウォルター・ルドルフ・ヘスによって最初に提唱された）。オスマー夫妻は、心理学的機能障害の百科全書『精神疾患の分類と診断の手引（ＤＳＭ）』から何百（何千）もの診断の大半を放り出し、わずか三つに置き換えてしまったのである。

このモデルによると、ほとんどの健康問題は、中枢神経系内の緊張過多、慢性弛緩、あるいは、不安定に起因している。この三つの状態があると、ストレスで疲弊した脳や中枢神経系は、身体を適切に管理できるほど健全ではなくなり、その人物を、前からその傾向があったいずれかの状態に影響されやすくするのである。関節が痛みだす、眠れなくなる、あるいは眠りすぎるようになる、頭痛がする、パニック発作が起きる、躁うつ病・うつ病になる、不安になる、神経質になる、恐慌状態になる、集中力がなくなる。こうした人物を、単に、これら三つの状態の中の一つに合わせて治療するだけで、数百もの異なった、一見絶望的と思えるような問題を緩和することができるのだ。これが、同じ二つの部位の間のニューロフィードバック二十セッションほどによって、四つか五つの症状が緩和したり消えたりしたと患者がしばしば報告する理由なのである。従来は何百もに分けて診断されていたものは、単に、ストレスで疲弊した神経系の症状のはるかな下流にすぎなかったのである。

精神疾患に関するこの因習を打破した見解は、最近、科学的に支持された。一九九九年十月、ニューヨーク大学の著名な神経科学者ロドルフ・リナス博士が、一見無関係と思える複数の障害がじつは密接に関連しているという、画期的な新理論を提唱したのである。神経科学学会の会合で、リナス博士は、大脳皮質の中には細胞層が六層あり、それらが特定の機能のための区域に分割されていて、運動・計画・言語、および、感情反応を可能にしていると述べた。その講演を紹介した『The New York Times』の記述によれば、その六番目の細胞層は、知覚情報を受け取ってそれを皮質に渡す役割を持つ視床との結びつきを提供している。しかし、その視床は、たんなる中継ではなく、特別な細胞によって皮質細胞への受け渡しのペースを調整しており、そしてまた皮質細胞から視床に情報がフィードバックされる。この回路が、行動・知覚・運動、さらには意識をも調和させて、脳のシンフォニーを創りだすというのである。

リナス博士は、脳障害のある患者たちを研究した結果、彼らの視床の働きが異様に遅く、まるで休眠しているみたいだということに気がついた。人間の多くの面を支配する皮質の重要な部分が活動しなくなっており、それは、それらの部位の活動ペースを定める視床が指揮をしていないからなのだ。視床による適切なコントロールがないと、皮質内の細胞は、過度に興奮した状態になる。視床には特定の役割を担った区域がたくさんあるので、非常に小さな区域のせいで、すべてがうまく働かなくなる可能性がある。もしも、視床内の小さな区域――おそらくピンの先よりも大きくはないだろう――の一つが、たとえば「不活発」になっていると、それは脳の運動区域に結びついているので、パーキンソン病の振顫《しんせん》の原因となる。皮質の別の区域と密接に結びついている別の小区域が痛みを支配している細胞群を刺激すると、その患者は慢性痛になる。ある種のうつ状態・耳鳴り、それに、強迫観念といった症状も、視床と皮質の連係が崩れているのが原因かもしれないと、リナス博士は言っているのである。

このリナスのモデルはニューロフィードバックのメカニズムに光を投げかけるものだと、オスマー夫妻は信じている。ニューロフィードバックで訓練すれば、視床と皮質の間の回路の一端が鍛えられるのだと信じているのだ。皮質の方の端末に起こった変化が、脳の奥にある視床に投げ返されるというのである。「皮質のリズムを変化させれば、視床のリズムも変化するのです」と、スーは言う。「皮質の活動が鈍くなれば、システム全体の活動が鈍ります。そのシステムと連係しているので、脳の下部も影響されるのです」。

オスマー夫妻の高振動数脳波トレーニング・モデルで最も重要な変化要因は、振動数である。基本的な手法としては、十二〜十五ヘルツ、すなわちSMRで右側をトレーニングし、それによって感情面を静めて強化し身体的緊張をリラックスさせるとともに、左側を十五〜十八ヘルツでトレーニングすることによって、注意の集中と機敏さを増進させる手助けをする。オスマー夫妻とその仲間たちが扱っている患者の七十パーセントに、この手法が適用されている。左側を十五〜十八ヘルツに上げる一方で、右側は十二〜十五ヘルツに静める必要があるのだ。その理由は、左大脳半球は比較的部位の限定された機能を組織するので高振動数が必要なのに対して、右大脳半球はもっと全体的な機能を組織し、それはもっと低い振動数で起こるからだと、スー・オスマーは言う。これが一般的な手法だが、一人一人の脳は異なっているので、その患者の反応に合わせて振動数を調整する。オスマー夫妻の手法で最近変わったのは、頭にセンサーを接着する部位である。長年の間、ニューロセラピストたちは、頭頂と両側の耳の間のC3とC4の部位しか使わなかったし、今でも、信用できるこの部位を使うのが最良だと主張する者もいる。しかし、オスマー夫妻たちは、不安定さに起因する症状に、両耳の二〜三センチ上の側頭葉上の部位を試してみた結果、そこが非常に効果的なことを発見した。そして、脳の中央部のトレーニングと、前頭葉および頭頂葉の部位を組み合わせて、脳のこれらの部分の機能に関して特別な効果をあげていたのだった。つまり、右脳のトレーニングが感情面を高めるのだとすれば、それにFP1の部位のトレーニングを加えれば、感情の安定と思考・計画性を調和させるのを助けることになる。FP1は、こういう面を支配する前頭葉皮質の上部にあるからである。

もう一つの変化要因は、脳のどちらの半球をこれらの振動数でトレーニングするかということである。管理の役割は、脳の二つの半球の間で分担されている。左脳は、言語・話し方・読み書き、それに、スコアをつけたり、計算をしたり、タイプしたり、文章を作ったりというような連続的な情報処理をコントロールする。これに対して右脳は、表情を読み取り、歌や感情のこもった言葉を支配し、音楽・感情・身ぶり手ぶり、それに（鳥の声、蜂の羽音、川のせせらぎというような）環境音を理解し、ボールを投げたりバイクに乗ったりというような視覚・空間に関する作業をコントロールし、洞察し、直観的な推測を行う。左側をトレーニングすれば、その人は、分析力や連続的な学習能力が増強される。右側をトレーニングすると、感情や感覚が育成され直感力さえ増進されると、オスマー夫妻は信じている。また、左あるいは右皮質の最上層をトレーニングすれば、皮質下の構造も強化されると信じている。たとえば、活性化しすぎると恐怖心やパニックをもたらす扁桃核は脳の深部にあるが、それでも、皮質をトレーニングすることによって鎮静させることができる。このトレーニングは、センサーの周辺部分にはあまり影響を及ぼさず、むしろ、脳の情報ネットワークに影響を及ぼす、と彼らは言うのである。

オスマー夫妻に言わせれば、従来の医学的モデルで数多くの異なった診断が行われるのには、多くの理由がある。その一つは、通常、人によって遺伝子的にも環境的にも違いがあるので、脳内の調整不良が人によって異なった影響の仕方をするからである。もう一つの理由は、調整不良は、スペクトルのように連続的に変化していくということである。軽度の調整不良は、ＡＤＤや不安として表れる。重度の調整不良であれば、自閉症になったり胎児性アルコール障害になったりするだろう。「調整不良モデルは、診断の非常に厄介なプロセスを簡潔にすることができるのです」とスーは言うのである。

興奮モデルは、現代社会がなぜ、合法・非合法なものを含めて、脳に影響を及ぼすドラッグ漬けになっているかを説明づける、とオスマー夫妻は言う。アメリカ人は、合法的なドラッグに年間五五〇億ドルも使っているのだ。コーヒー・ニコチン・アルコールと同様、非合法なドラッグにも、さらに数十億ドルを投じている。ニューロフィードバックを臨床実践している者の多くがそう思っているが、これらのドラッグの目的は、だいたい一つ、つまり、興奮の水準を調節することである。興奮の度合いの低い人たちは、自分を興奮させるためにコーヒーを飲む。子どもだったら、隣に座っている子どもを小突いて、何か面白そうな反応が起こることを期待するかもしれない。一方、慢性的に興奮しすぎている人たちは、たとえばアルコールとか、あるいは、バリウムのようなもっと強力な処方薬によって、自分を鎮めようとする。刺激やリラックスを求めるというのは、なによりも強力な衝動かもしれない。脳が要求すれば、それに抵抗できる人はほとんどいないのである。

すべての精神疾患は同じで、その程度が連続的に異なっているにすぎないという考え方は、じつは、古くからあった。精神疾患治療の先駆者の一人、カール・メニンガーは、一九六三年に、こう書いている。「今日、我々は、すべての精神疾患は基本的に同質のもので、その量的な面と外観が異なっているるだけだと考えるようになってきている」。その考え方が変わったのは、自然元素のリチウムが、躁うつ病に卓効があるが、その他の症状にはまったく効果がないことが発見されたからである。このため、特定の症状に効果のある新薬が多数探し求められるようになった。「プロザックは、まったく逆だったんです」と、スーは言う。「適応が、当惑するほど広範なのです」。それで、細かいことにこだわる診断的モデルが適切でないことが明らかになったのだと、スーは強調する。自分たちの調整不良モデルとニューロフィードバックの包括的な手法が、向精神薬や他の薬品の適応例によって支持されたと見ているのだ。たとえばプロザックは、うつ病だけでなく、ＰＭＳ・パニック・不安・摂食障害・強迫性障害・ＡＤＤなどの症状の治療に用いられる。発作障害のために開発されたテグレトール、ジランチン、ノイロンチンなどの抗けいれん剤は、パニック発作から偏頭痛・慢性痛・癇癪に至るあらゆる症状、それに、境界性人格障害にも用いられているのだ。そして、ニューロフィードバックを行った人は、しばしば、興奮や安定を管理するために用いていた六〜七種類の医薬品への依存が軽減された、あるいは、まったくなくなった、と報告するのである。

バイオフィードバック臨床家の多くは、ずっと前から、症状を治療するのに単に薬品を処方したり手術をしたりするだけだというのは、現代医学の最大の欠点だと言い——そして、無視され——続けてきた。最初に医者を訪れる人の七十五〜九十パーセントがストレスに関連した症状のためだとすれば、ストレスを治療しない対症療法的な医療は、まるで役に立たないことになる。うつ病や不安に薬剤を与えるだけで、その奥に潜んでいる問題を治療しないということは、車のダッシュボードに赤ランプが灯ったら、配線を外してそのランプを消すだけで修理したことにするようなものである。

ＥＥＧスペクトラム・モデルは完全で、疾病モデルを書き換えるものだと、電子物理学者と博士号も持ってない神経生理学者（オスマー夫妻のこと）が言うのは、傲慢に思えるかもしれない。彼らはモデルを書き換えたばかりでなく、これまで治療できなかった多くの症状も簡単に治療できると言明している。要するに、医学的世界に対してこう言っているのだ。「何ができないかということについて、医大での歳月、患者を診てきた歳月で学んで知っていると思っていることを、いくつか忘れてしまいなさい。ここにある、あなたたちがこれまで聞いたこともないようなものを見れば、あなたたちがしていることの多くが、まったく時代遅れだということに気がつくはずだから…」と。

「その通りなんだから、仕方がないでしょ」と言うように、スーは肩をすくめた。「身体は、信じられないほどの生来の治癒能力を持っていて、ニューロフィードバックはそれを開拓するだけなのです」と、スーは言う。「脳は、やり方を示されて最良に機能する状態を覚えれば、その状態を維持するのです。神経系がそれ自体の均衡を見つけるだけです。鍼治療も、同じことをしています。脳に機会を与えてやれば、変わっていくように仕向けるだけです。私たちは、それを変えるのではありません。脳はしなければならないことをして、ひとりでに治癒するのです。ニューロフィードバックは、脳をしばらく休ませて、再び機能できるようにしてやるのです。そうすれば、信じられないような結果が得られるのですよ」。アダム・クレインは、ストレスが神経回路を詰まらせてしまうのだと推論している。そういう状態になった脳は、鉄の固まりみたいなもので、脳波トレーニングは、その鉄の固まりを細かく砕いて、力の自然な道筋を回復させてやるのだと言うのである。

ニューロフィードバックで臨床治療をしている人たちの中には、ときどき、信じられないような、とんでもないことを口に出す人がいる。シアトルで行われたEEGスペクトラムの専門家訓練セミナーに出席した時、私はスー・オスマーの言葉を聞いて、自分の耳が信じられなかった。講演の主題がある症状から他のものに、三十分ごとに変わるたびに、彼女が、「強迫観念による過食？　そんなの、私たちが最も得意にしてるわよ」とか「怒りっぽい？　そんなの簡単よ」とか言って、トレーニングする部位を口にするのだ。休憩時間に私たちはホテルのレストランで一緒に昼食をとったが、ウエイトレスは、ベティ・ブープみたいなものすごく高い声だった。すると、スーが、なにげなく言った。「SMRで、あの声を低くできるわ。筋肉をリラックスさせるSMRの効果で、音質を下げられるのよ」。ニューロフィードバックを理解している人たちでも、びっくりするような話だった。

　実際、大口を叩くと批判したくなるようなことが多いのだ。私も、調査をし、数々の証言を聞いたとしても、自分で直接劇的に体験しなかったら、こんなことは放り出して別の仕事をしたかもしれない。『Psychology Today』誌に掲載された話を調べている時、私は、C3の部位でベータ波、C4でSMRのセッションを、十五回ほどやってみた。（じつに簡単だった。EEGスペクトラムが貸し出し用の装置を私のところに送ってきて、電話での説明を聞きながら、私がその装置を立ち上げると、わずか数時間でセッションが始められるようになった）。セッションが十一回目ぐらいになると、私はしだいに、自分のエネルギー・レベルが高まっているのに気がつくようになった。気分はずっと快活だった。ぐっすり眠れるようになった。朝の目覚めは爽快で、それまでのようにぼんやりして、コーヒーの二杯目を飲みたくなることもなかった。疲れずに長時間仕事ができるようになった。劇的な変化だった。しかし、それと同時に、なんとなく冷たい感じで、感情が超然としているような気がして、それが嫌だった。そのことをスーに話すと、すぐに「左側のトレーニングをしすぎなのよ」と、スーは言った。その通りだった。右側をトレーニングすると、彼らの言う「ウォームアップした」状態になり、感情が元に戻り始めた。私は、眠気を払うために、右側の振動数を上げてみた。十二〜十五ヘルツの枠から、一ヘルツずつ上げていったのだ。十四〜十七ヘルツにまで上げると、特に終わった直後、なんとなく猛々しい気分になった。そのセッションの後、車で買い物に出かけたが、私は、心の中で独り言をしゃべり続けていた。そのことを電話で話すと、スーは笑いながら「高すぎるわよ。振動数を元にもどしなさい」と言った。言われた通りにすると、その問題は解決した。

このように、ニューロフィードバックの用いられる範囲はますます広がり、あらゆる状態に用いられてきた。おそらく、ニューロフィードバックが最も劇的な変化をもたらすのは、そして、すでに早急な実施が待たれているのは、犯罪行動を治療する分野であろう。前章で、ＡＤＨＤだった若者が数十回の脳波ニューロフィードバック・セッションによって脳波の振動数を変えることを学び、衝動的で自制できない生活を劇的に変えたことを見てきた。ニューロフィードバックは、その他の方法でも、刑務所や、犯罪を犯しそうな未成年者グループに使われてきて、多くはないがこれまでの研究は、非常に効果があることを示している。

おそらく、脳に関する考え方が変わったためだろう。神経学的な損傷が、少なくとも部分的に犯罪行動の原因となっているケースが一般に思われているよりもずっと多いことを示す証拠が、急速に増えてきている。ドロシー・オトナウ・ルイス博士はニューヨークのベルビュー病院の精神科医でニューヨーク大学医学部の教授だが、何年にもわたって、脳と犯罪の関連を追求してきた。そして、ジョージタウン大学の神経科医ジョナサン・ピンカスと一緒に、薬物濫用や事故による脳への損傷と暴力行動との関連を示す、これまでになかったような研究結果を発表し続けている。二人の協力は、一九七六年に、ルイスがコネチカット州から助成金を得て百件の青少年非行を調査することになった時に始まった。ルイスは、脳の損傷が非行の原因となっていることを強く信じていて、ピンカスに、その少年たちの神経学的検査をしてくれるように頼んだのだ。これは、ピンカスにとって、決定的な転換点となった。当時、神経学と行動の間には何の関連もないと思っていたと、ピンカスは、一九九七年に『The New Yorker』誌に語っている。「その少年たちを自分で直接観察した結果、ピンカスも、少年非行についての一般的な考え方――さらには、それを延長した大人の犯罪者についての考え方――が間違っていて、ルイスが正しいということを確信するようになった。『暴力的な人のほとんどすべてが、脳に損傷があったのです』と、ピンカスは、その時のことを思い出して、頭を振りながら語った」と、記者のマルカム・グラッドウェルは書いている。

前頭葉皮質のような、主要な機能をコントロールしている脳の部分が損傷しているのを本当にニューロフィードバックが治療できるのだとしたら、犯罪者たちがそのテクニックの恩恵を受けるべきだというのが、道理だろう。トロントの近くにあるオンタリオ更生施設の心理学者で数年前に亡くなったダグラス・A・クイーク博士は、まさにそう確信していた。彼は、一九五九年に、精神発汗反応を使ってアルファ波トレーニングをするバイオフィードバックを始め、やがて、スターマンのＳＭＲプロトコルを用いて数百人のてんかん患者を治療した。亡くなるまでの二十年間、クイークは更生センターの収監者を治療し続けたのである。そして、ある種の暴力行動は、衝動中枢と呼ばれる脳の深部に起こった一種のてんかん性の発作が原因だと確信するようになった。「この区域に分散した部位が電気的に刺激されると、その生体は、あたかも激怒・性的興奮・飢え・飽満、あるいは快楽の強化を体験しているかのように反応する」と、クイークは書いている。「この衝動中枢への電気的刺激が、動きまわることのできる人間に起これば、その結果として、危険な、あるいは抑制されない行動が引き起こされることが大いに考えられる。つまり、皮質による意識的な処理の、通常の働きで調整されていない行為が行われるのである。刺激される部位によって、その行動は、常軌を逸した激怒・不穏当な性的行為・原因不明の過食や拒食、あるいは、とめどない暴力・嗜虐的行動などになるのだろう。…自然に、あるいは事故によって、まさにそういう電気的刺激をもたらされた人たちもいる。そういう人たちが、脳深部でのてんかん性の事態に支配されやすいのである」。言うまでもなく、発作は、ニューロフィードバック誕生の契機となったものであり、その効能が、これまで最も喧伝されてきたものである。クイークは、頭部損傷や薬物濫用によるこの種の病理の犠牲者だと思われる受刑者七十七人を選びだした。そして、精神発汗反応とＳＭＲの両方によるトレーニングを、セッション数を〇回から三十四回、あるいはそれ以上に分けて、行ってみた。そして、一年半後、その受刑者たちが出所した後に調べてみると、セッション回数が〇から四までだった人たちの六十五パーセントが暴力行為で再び逮捕されているのに対して、三十四回あるいはそれ以上のセッションを受けた人たちの再犯割合は二十パーセントだったのである。

小規模ながら、再犯を犯しそうな執行猶予中の被告人にペニストン・プロトコルを使った研究は、別な手法が前途有望なことを示している。十人の男たち——こそ泥・小切手偽造・薬物濫用——は、再び犯罪を犯すだけでなく、ドラッグやアルコールを濫用する可能性が高いと考えられていた。彼らがペニストン・プロトコルを用いた充分な治療を受けたところ、一年後、そのうちの七人がなんの犯罪も犯していなかったのだ。「これまで、あんなに印象的な変化は見たことがありません」と、デントンにある北テキサス大学のリハビリテーション・ソーシャルワークおよび嗜癖学部の助教授ユージニア・ボーデンハンマー・デイビス医師は語っている。「これまでいろいろな療法を手掛けてきましたが、再犯を犯しそうなグループにこれほど見事な効果をあげたものは見たことがありません。これまでは、治療のすぐ後で調べて五十パーセントに効果が見られれば良しとしなければならなかったのですから……」。

一方、モンタナ州のマジューラでは、州地方判事のジョン・ラースンが、連邦助成金で青少年裁判所のためにニューロフィードバック装置を一台購入し、少年犯罪者たちに対処しようとしていた。ラースンによると、同じティーンエイジャーたちが、彼の法廷に繰り返し現れるのだという。そして、その多くが、マリファナ、コカイン、それにスピードといった薬物を使用しているというのだ。判事をしていた最後の六年間に、成人犯罪として扱われるケースが八十パーセントも増加したと、ラースンは語っている。「今までのやり方が、何の役にも立っていないのです」と、ラースンは、犯罪者を閉じ込めるというやり方を批判している。「まるで、回転ドアだったんですよ。それで、法廷の強制力を使って、彼らに治療を受けさせることを思いついたんです。全員を監禁する場所がありませんからね」。私が訪問した時、そのプログラムはまだ開始されたばかりだったが、ラースンは、非常に期待できると言っていた。ニューロフィードバックを、カウンセリング、鍼など、数多くの介入方法と組み合わせているのだ。法廷の要請でニューロフィードバック・トレーニングを受けたのは、まだ一人だけだったが、それが劇的な変化をもたらした。「来た時、彼は怒っていて逃げようとしましたが、帰る時にはすっかり変わっていましたよ」と、ラースンは言っている。

暴力犯罪者を治療するために用いられている別の方法に、感情発育モデルというのがある。専門家たちが愛着障害と呼んでいる、生まれてすぐに始まる病理に対処するものである。脳の正常な発育のために、幼児は、専門家たちが体性感覚浴とか愛情とか呼んでいる、抱く・話しかける・揺すってやる・優しい声を聞かせるなど、親あるいは他の保護者との個人的なふれあいを必要とする。こういう情愛は、明らかに、脳の細胞間の強固な結びつきを築き、神経回路、なかでも特に感情を支配する神経回路の基礎を固めるのだ。適切なふれあいが足りなければ、後に、感情面での、さらには身体的な症状さえも起こしかねない。かまわれずに育った子どもたちの脳スキャンを調べたある研究は、前頭葉皮質の二十パーセントが適切に発育をしていなかったことを示している。愛情についての別な研究が、ハーバードで、愛情深く育てられている乳児を対象にして行われた。乳児と母親を同じ室内の離れたところにおき、声を出すなどの母親を呼び寄せようとする行為に反応しないように母親に頼んで、その様子をフィルムに収めたのだ。「三十〜四十秒もたたないうちに、赤ん坊は泣いたり不安になったりして、不安を示すあらゆる古典的な信号を発するようになります」と、マサチューセッツ州ノースハムプトンでニューロフィードバックによる愛着障害の治療を専門に行っているシーバン・フィッシャーは語っている。「赤ん坊は、当然反応があると確信しているからです。このような無視が日常的に起こると想像してみてください。赤ん坊は、どうなると思いますか？　注意を喚起するシステムを起動させ続けているのに、なんの反応もないのです。ある時点で、その機構は、その状態に耐えられなくなります。三〜四ヵ月もたてば、起動しなくなるでしょう。光は消えて、切望する気持ちは姿を消すのです」。

その子どもは、身体的にも感情面でも、自分の生存に関して鈍感になり、それが嵩じると、信じられないようなことが起こる。重度の愛着障害の子どもたちは、身体的に非常に鈍感になるので、骨が折れても気がつかなかったり、満腹になってもわからないので吐くまで食べたり、ひどい寒さの中にコートも着ずに出ていって、凍傷になっても気がつかなかったりするのだ。感情面での症状は、さらに厄介なことになる。サディスティックで暴力的になることが多く、ネコを虐待したり、放火したり、他者に冷血な暴力を振るったりするようになるのだ。攻撃的で反社会的で「良心のない子どもたち」と呼ばれるようになる。そして、その多くが、犯罪者になってゆくのである。

十二年間、重度の神経障害の子どもたちの施設で臨床主任をしているフィッシャーは、ニューロフィードバックがこの病理を調停する強力な方法であると確信している。「愛着障害の場合、右大脳半球の発育が充分ではないのです」と、脳の感情・感覚面について語っている。「検死解剖やＭＲＩによって、正常な人たちは右大脳半球の方がほんの少し大きいのに、反社会的な人は右大脳半球が小さい傾向にあることが明らかになっています。その回路が活動していないのですね。発達したシナプスの数が少なく、血流量も少なくなっています。感情器官が、生後一年以内に（体性感覚浴で）活動に組み込まれていなければ、それを活動に組み入れるような技法は、私の知るかぎり、これ以外にありません」。フィッシャーは、右脳をトレーニングして、感情を調整するネットワークの再編成を促すようにしている。「右側をトレーニングすれば、感情を通わせる反応が得られるようになり始めます。すぐにそうなることもあります。左側をトレーニングしすぎると、冷淡で超然とした人間になり、情愛がなくなってしまいます」。愛着障害を治療したケースは、まだ数少ないが、劇的な変化が起こるらしい。その変化は心理学的であると同時に身体的であり、心と身体の結びつきをはっきりと物語っているのである。

インド生まれで孤児院で育った若い女性が、フィッシャーのもとを訪れた。「精神病院で彼女が私の前に座っていた姿は、忘れられませんよ」とフィッシャーは言う。「座っていたじゃ漠然としすぎてますね。身の置き所もないという感じだったんです。その時彼女は、リチウムと抗不安薬の薬物療法を受けていました。生理学的に、めちゃめちゃだったんです。ＥＥＧスペクトラムで調べると、すべてが調整不良を示してました。すべてがですよ。ＡＤＤ・便秘・失禁・不眠など、全部です。身体的にも感情面でも…。どうしようもないところを綱渡りしているみたいなものでした」。

三十セッションにもならないうちに、大きな変化が起こり始めた。「ウォームアップし始めたんです。視線をあわせるようになり、体内の状況に気がつくようになり始めました。便通も正常になり始めました。何年間も便秘だったのです。リチウムの服用をやめました。すぐに、アルコールも飲まなくなりました」と、フィッシャーは言う。そして、ＳＭＲトレーニングのセッションが百回を超えるようになると「すべてが消えていきました。躁うつ病もＡＤＨＤもＰＳＴＤもアルコール依存症も…。そして、いろんな物事についてどう感じるかも話せるようになったのです。今では、彼女の生い立ちについて、長い間話しますよ。私に親しみを感じてるんですね」。彼女は退院して、アパートでボーイフレンドと一緒に正常に近い生活を営み、カレッジでは平均三・六の成績をとっている。しかし、まだ重要な問題が残っている。「感動することができないのです。それに耐えられないのですね。そして、まだ居座り続けていると私たちが見ているものが、彼女の愛着障害の中核だと思うのです」と、フィッシャーは言う。「それは、まだ残っています。私たちが治療したのは、その中核が周囲に拡散したものなんですね」。

ニューロフィードバックは、うつ病の治療に広く用いられており、関連産業の人たちは、何種類ものプロトコル――ベータ、ＳＭＲ、アルファ・シータ、アルファ――が数多く供給されれば、将来、うつ病の治療に薬品が必要とされる余地はほとんどなくなると確信している。ＥＥＧスペクトラムでは、ベータ波・ＳＭＲトレーニングとアルファ・シータ・プロトコルの両方が、時には別々に、時には一緒に用いられている。重度のトラウマを担当しているビル・スコットによると、軽度あるいは中程度のうつ病を患っている人々にアルファ・シータを行うと、しばしば、彼らの病気の根底に、単純でたわいもないものが見つかるという。「つまらないことが多いんですよ。たとえば三歳の時、公園を歩いていたら父親が手を離したので、父親が自分を愛していないんだと思ったというような…。それに気がつくと、うつ病が解消するんですね」。アルファ・シータが嫌な記憶を引き出す手助けをし、その結果解放されるということもあるが、必ずしもそういう結果が得られるわけではない。そういう時は、ベータ波SMRトレーニングが、非常に役に立つ。脳の回復作用を強めるのだ。

脳波バイオフィードバックを実施している人たちは「キンドリング効果」という言葉を使う。たとえ最初にあった感情面でストレスに満ちた傷因を思い出して、セラピーやアルファ・シータ・セッションで処理しても、その傷が長い間脳の中にあったために、心理学的なものから生理学的なものに転じてしまい、頭蓋内損傷と同じように、注意の持続困難、朦朧状態、それに記憶減退といった問題を生じさせるというのである。マンハッタンの精神科医ダニエル・クーンは、一九七三年のイスラエル戦争で傷ついた退役軍人を専門に治療している。トーク・セラピーの後、ベータ波トレーニングを用いて認知面での後遺症を治療しているのだ。「トーク・セラピーだけでそういう問題を解決しようとしても、無理です。脳波ニューロフィードバックぐらい解決に役立つものは、他にありませんよ」と、クーンは語っている。

自閉症、胎児性アルコール障害（FAS）、および、同じようなタイプの脳障害の話になると、ニューロフィードバックが取り沙汰されることがずっと多い。自閉症では数十例がニューロフィードバックで治療されており、その多くが劇的に症状が好転している。ワシントン州ベルビューの心理学者スティーブ・ロスマンは、家庭用ニューロフィードバック装置をリースして、自閉症六例とFAS十六例を治療した。その結果、FAS患者の八十パーセントがかなり好転し、治療した自閉症六例のうちの五例が、劇的で明らかに継続的な好転を示した、とロスマンは語っている。自閉症の五例のうちの一人が、リーナ・ホッケンベリーの息子のブロック・ハンターである。

ブロックは、ニューロセラピーを始めたとき六年生だったが、学力は三〜四年生程度だった。非常に内気で、日常の事がちょっと変わったり、慣れない状況におかれたりすると、すごく不安になった。欲求不満になったり不安になったりすると、自閉症に典型的な症状、つまり、現在では広汎性発達障害（PDD）と呼ばれている、チック・ふるえ・文字を書くような手の動き・奇妙な唸るような声を発するなどの症状を示した。

ホッケンベリーは友人からニューロフィードバックのことを聞き、自宅のあるスポーカンから州を横断して、シアトル近郊のロスマンのオフィスを訪れたのだった。治療を初めてわずか二セッションで、ブロックの欲求不満が減少するという変化が見え始めたと、彼女は言う。二十セッションを過ぎると、ブロックは母親に、なにか自分のしたことで悩んでいたと言った。「こう言ったんですよ。『ママ、それが、ずっと僕を困らせてたんだ』。それで、私は言いました。『どうして、今まで言わなかったの？』。すると、こう言うんです。『うまく説明できなかったからさ』。ブロックは、チックや妙な手の動きや喉頭音を出すのをやめて、私に、怒っているとか、欲求不満になっているとか言い始めるようになりました。それで、何が起こっているのか、やっとわかったんです。私にはずっと、情報が彼の脳の中に入っていって、彼はそれを処理できるけれども、そこからなにも出てこないんだということがわかっていました。ケーブルがバッテリーから外れてしまって、パワーが足りなくなったみたいなものでした。でも、ニューロフィードバックが彼の脳を充電してくれたんです」。セッションが三十六回になると、劇的な変化が起こった。欲求不満と不安がずっと少なくなり、ブロックは、自分の感情を意識するようになったのだ。現在、数百回のセッションを経て、ブロックは、もう内気でもないし、周囲の見知らぬ人に怯えることもなく、大勢のいる通りで壁にへばりつくこともない。知らない人に出会って挨拶することも多くなったと、ホッケンベリーは言う。他の人が彼の身体に触れても、拒絶的な反応をしなくなった。激しい拒絶反応が、ほとんどなくなってきたのだ。学力も上がった。数学と美術では高成績をとるようになったが、書き取りはまだ四年生のレベルだ。「白と黒に割り切るような考え方をしてたんです」と、リーナは言う。「ユーモアのセンスもありませんでした。でも、今は違います。冗談を言おうとするんですよ。あまり面白くありませんけど……。でも、努力はしてるんです」。

しばらくの間、彼女は、信じられないような成果が消えてしまうのではないかと心配していた。セッションが三十五回をすぎると、チックはとまったが、数週間トレーニングをしないと、また起こり始めた。トレーニングを始めて二年経った現在、もう後戻りはしない。「あの子を、デモリション・

ダービー（自動車破壊競争）に連れて行ったんですよ」と、ホッケンベリーは言う。「一年前には考えられなかったことですね。あんなに刺激が強かったら、ブロックはけいれんを起こしたでしょう」。あるいは、チックやふるえを伴う神経質な反応をしたかもしれない。「でも、冷静に座って見てましたよ。立派なものです」。

一日に二セッションで、セッションごとに八十五ドル払い続けてきたホッケンベリーは言う。「七千ドルぐらいかかって、貯金も相続した遺産も底をついてしまいました」。充分その値打ちはあったが、彼女は、別な手段を考えなければならなかった。そこで、夫のブレットと相談した結果、自宅を抵当に入れて自家用に装置を購入した。今では、ホッケンベリーが自分で息子を治療しているのである。

ブロックは、最初に想像していたよりもずっと成果を得た、とホッケンベリーは言う。今後もブロックのトレーニングを続ければ「もっと良くできる」と信じている。ブロックの話し方はまだ単調だが、彼女は、それを変えたいと思っている。また、テレビ以外のものにも関心を向けさせたいと思っている。ブロックは、面白い冗談を言えるようになるだろうか？「本当に、そう願ってるんです」と、彼女は声をたてて笑った。

もちろん、感謝する人たちがいるからといって科学的になるわけではない。トロントの臨床家マイケル・トムプスンとその妻リンダは、ＰＤＤおよび、自閉症に似ているがそれほど深刻ではないアスペルガー症候群の患者を何人か治療してきた。二人は、現時点で、この手法は非常に実験的なものにすぎない、と警告している。「症状を和らげ、注意を持続させる手助けができることはわかってます。

それが、症状緩和の一部なのです」と、マイケルは言う。「しかし、自閉症は、それよりずっと大きな問題です。私たちは、自閉症について、自分たちで得た結果をもとに推測することしかできません。扱った数が少なすぎます。しかし、なんでもそういうふうに始まるものなのです。成功例を恥じる必要はありませんが、非常に慎重でなければなりません」。「一般化を求める段階ではないのです」と、リンダがつけ加える。「これが万能薬になるだろうなんて思ってはいけません。でも、もしも自分の子どもがこういう症状だったら、私は絶対に試してみるでしょうね」。

ロスマンも、こういう懐疑の声があることは予期している。しかし、ブロックや、その他の自分が治療した人たちに関して得た結果は、完全に予期した通りだったと言う。そして、どうなるかを予測できることが重要なのだ。「リーナが報告していることは、この技法を用いたらどうなるかと私たちが予期していたものと、完全に一致します」と、ロスマンは言う。「よく眠れるようになる。よく話すようになる。あまり恥ずかしがらなくなる。このモデルを用いた場合、当然予測されることで、これは、私に言わせれば、その効能を完全に物語っているものなのです」。

ニューロフィードバックについて、自分の体験や家族の体験も含めて二年近く調べてきた結果、私は、もう、その効能をまったく疑っていない。ただし疑問に思うのは、それが効能を発揮する範囲である。何パーセントの人たちが、劇的に望ましい反応を示すのだろうか？　奇跡のような成功例は素晴らしいが、それは、どのぐらい起こっているのだろうか？　なんらかの好結果は得られても完全に変わったとは言えない人たちは、どのぐらいいるのだろうか？　まったく反応しない人は、どのぐらいいるのだろうか？　その効果は、どのぐらい持続するのだろうか？　ニューロフィードバックが問題を引き起こす可能性はないのだろうか？　効能に疑問があったとしても、ほんの少数の例外を除いて、ほとんど調べられていない。この種の疑問には、あまり触れられてこなかったのだ。現在のところ、あるのは、逸話的なデータばかりである。

自分自身で何千人もの人々を治療し、他の誰よりも臨床経験を持っているマーガレット・アイエーズは、彼女が治療した人たちの九十パーセント以上が、完全、あるいはほぼ完全に、その症状から解放されたと概算している。ジョエル・ルーバーは、彼の患者の九十パーセント以上が、この技法によって実質的な成果を得たと言っている。トムプスン夫妻は、成功率が八十〜九十パーセントと見ている。ロスマンは、彼の診た人たちの七十パーセントがニューロフィードバックで実質的に成果を得たと概算し、胎児性アルコール障害や自閉症の人の場合にはその数字が九十パーセントに上がると言っている。自分の治療所で二千人以上を治療し、数百のＥＥＧスペクトラム会員の所で治療された人たちのデータを集めているスー・オスマーは、彼女が治療した人たちの二十パーセントが奇跡的な結果を得たと概算している。「そういう人たちは、以前とまったく異なった人生を歩んでいます」と彼女は言う。「そして、みんなそれを知っているのです」。その一例として、スーは、溺死しかけて、意固地でヒステリックで、やたらに苦痛を訴えるようになった子どもが、落ち着いて、リラックスし、自分の生活に非常に気を配るようになったことを挙げた。その他に四十五パーセントが実質的な成果を得て、睡眠も注意力も正常化し、気分が良くなって、うつ状態が少なくなり、苦痛が減少したり消えたりして、治療の目的を果たした、とスーは言う。二十五パーセントはトレーニングによってある程度の効果はあがったが、当人たちが望んでいたほどではなかった。そういう患者たちの反応は、アレルギー・不安定な家庭状況・栄養や内分泌の問題によって複雑化しているのだと、スーは信じている。EEGスペクトラムが治療した人たちの中でまったく効果のなかった人は十パーセント以下だが、おそらく、その人たちの脳がどういうわけか特別な固定化をしているのか、あるいは、彼らが変化を恐れたり、抵抗したりしていたためだろう、と彼女は言う。少数の例外を除いてトレーニングの効果は何年も持続するが、ときどき追加セッションが必要な場合もあるかもしれないと、すべての臨床家が言っている。慢性疲労症状とてんかんは他の問題よりも後戻りする可能性が高いので、より多くの追加セッションが必要だろうと言う人もいる。

では、ニューロフィードバックによって引き起こされる問題については、どうなのだろうか？　奇跡のような成功例と違って、臨床家たちから聞き出すのは、ずっと難しい。誰でも、成功例を話すようには、そういう話をしたがらないのだ。だが、話してくれる人もいる。「私の考えでは、危険性は、あれがすごく強力な技法で、たいていの人がまだそれに気がついていないことにあるのだと思います」と、スー・オスマーは言う。「だから、あれで人を傷つけることは絶対にないって言うんです。厳密に言って、傷つけることはありませんが、気分を悪くさせてしまうことはあります。コーヒーやアルコールでなるぐらいの気分の悪さですよ」。しかし、ニューロフィードバックの主要な特長の一つは、オスマー夫妻に言わせると、どんなことが起こっても、それを無効にできることだそうだ。「どんなことが起こっても対応策があります」と、シーグフライドは言う。ニューロフィードバックの効果は徐々に起こるので、たいてい、患者も治療者も何が起こっているのか気づいて、処置を変更できるというのである。

オスマー夫妻は、特殊な問題例をいくつか話してくれた。患者に起こっていることを知る重要な手がかりは当人の申告なので、自分の身体にうまく調子をあわせていない人や、あまり話そうとしない人の場合、施療者の側では非常に困ることになるというのである。ある男が、右脳への外傷でＥＥＧスペクトラムにやってきた。その男は妻に無理やり連れてこられたので、自分がどんな感じかを話そうとしなかった。右側を高振動数脳波でトレーニングしたところ、とスーは言う。「その人は、とてもせっかちになってしまったんです。でも、私たちには、そのことがわかりませんでした。その人がなにも言わなかったからです。その人は、車で家に帰る時かなりの猛スピードを出したので、奥さんは怖くなってしまいました。家に着くと、じつに奇妙なことをやり始めました。ガレージの中のものを、みんな芝生に運び出したんです。奥さんが私に電話してきて、やっとその人を、私たちの所に戻るように説得しました。戻ってくる時も、やはり猛スピードを出しました。それで、私たちは右側にＳＭＲを行って、その人を落ち着かせたのです」。

もう一人は、背中の痛みのために手術を受けることになっていたが、ニューロセラピーでそれを回避できないかと思って、やってきた。「その男を、偏頭痛にしてしまったんですよ」と、シーグフライドは言う。「そんなこと、それまでなかったと言うんですね。その偏頭痛がなくなるようにするのに、しばらくかかりましたよ。偏頭痛は、我々が、たいてい簡単に元に戻せるものなんですけどね」。発作を軽減させることができるのならば、もし、そのプロトコルを不適切に使用した場合、その発作をいっそう強くすることもできるのである。

オハイオ州シャグリンフォールズの心理学者アラン・バカーズは、最初クリーブランド・クリニックのバイオフィードバック・プログラムの主任として、また、その後は十五年以上にわたって個人で開業し、二十五年間バイオフィードバックを使ってきたが、そこで、ある卒中の友人の家族を治療した。その女性は、うつ状態で失語症があり、動揺していて神経質だった。彼女は、それまで不動産会社の幹部社員として、有能な働きをしてきたのだった。数十回のセッションで、彼女は変わり始めた。「言葉に関して、大きな成果をあげました」と、バカーズは言う。「完全な文章で話せるようになりました。社会生活ができるようになりました。うつ状態もずっと軽減しました」。ところが、ある日、彼女は、前よりもひどい状態になってしまったのだ。新たな卒中が起こったのだろうか？　バカーズが、その症状の原因となるようなことをしてしまったのだろうか？　バカーズにはわからなかった。わからないこと自体が、一つの問題だった。プロザックと、さらにトレーニングをすることによって、その女性はまた回復に向かったが、以前の回復状態に戻るまでに、ずっと長い時間がかかったのだった。

シーバン・フィッシャーは、ニューロセラピーを始めてまもないころ、摂食障害の若い娘を治療していた。「彼女が、怒りを暴発させ始めたんです」と、フィッシャーは言う。「そして、いつも金を持ってるようになり始めて、盗みをしてるんだ、と私に言うんです。それまでなかった行動です。また『関係ないわ。あの人たちのことなんか、どうでもいいのよ』というようなことを言い始めました。冷淡で、無関心になったんですね。奥に潜んでいた人格が表出してきたんです」。左側をやり過ぎたのだろうか？「その通りです。私は、右側に集中することにしました。彼女は、前のようにウォームアップしました。盗みを働かなくなりました。盗もうとも思わなくなりました。他の人を、無理にどうこうするということはできないけど、その人の中にあるものを引き出すことはできるのだと思うのです」。

匿名を条件に話してくれたあるニューロセラピストは、事故で補強板が必要なほど頭蓋骨を砕かれ、一ヵ月間昏睡に陥っていた十四歳の少年を治療した。昏睡から回復した時、少年は左半身が不自由だったので、そのセラピストは、身体の左側を支配する脳の右側をトレーニングし始めた。「あるセッションの後、その少年は、私がその子に性的ないたずらをしたと言い、もう、ありとあらゆる馬鹿げたことを言うようになったんです」と、そのセラピストは言う。「右大脳半球は、感情に関したものがある所です。それが前からそこにあって、私たちがその記憶かなにかをかき立てたのかもしれません。とにかく、私はすっかり怯えてしまいました」。告訴されるかもしれないと思ったのだ。「ニューロフィードバックは、海図にない水域みたいなものです。脳は、それぞれ異なっています。損傷も、それぞれ異なっています。脳を扱っていると、どんなことに出会うかわからないんですよ」と、そのセラピストは言う。だいたいにおいて、この種の問題はたいしたものではなく、修正可能なようである。これまでのところ、医療過誤訴訟は一件もない。しかしながら、取り扱い数がまだ比較的少数なので、深刻な問題はこれから現れてくるのかもしれない。

セラピストたちにとって別種の問題もある。人によっては、変化がゆっくりしているので、たとえ劇的な変化を起こしても、彼らが、状態が良くなっているのに気がつかないことがあるのだ。「『あまり違ってないような気がします』なんて言うんですよ」と、スー・オスマーは言う。「それで『頭痛はどうですか？』って私が訊くと、『ああ、そうですね。しなくなりました』なんて言うんです。それで、よく眠れるようになったかって訊くと、『ああ、そんな感じですね』なんて答えるんですからね」。気分が良くなると、悪かった頃のことを忘れてしまうのである。だから、たいていのセラピストは症状のチェックリストを作り、トレーニングの前と後の状態を細かく比較して、気分が悪かった時のことを患者が忘れないようにしているのである。

高振動数脳波トレーニングに関するもう一つの問題は、ピルやドラッグを国が認めるかどうかというような、哲学的なものである。ニューロフィードバック装置を使うことで、自分の過去を検討しなおさなくとも気分良くなれるのであれば、その人は自分について学ぶ機会がなくなるので、人間的に成長する好機を逃してしまうのではないだろうか？　ＡＤＤやうつ病の治療を四十セッション受けさせるために治療所に子どもを送りこんだ両親は、子どもに対するネグレクトなどの誤った養育態度を反省しなければならないのではないだろうか？　いろんなことを過去を問題にせずに修正する方法があるのだとしたら、社会は、犯罪や児童虐待、暴力を阻止するために必要な変化を要求されるのだろうか？　そういうことが関係してくるのだろうか？　それとも、単に気分が良くなるということが最も重要なのだろうか？　他の人たちは、どう思うのだろうか？　ニューロフィードバックは、ある人たちが管理に従順で非暴力的になるためにそれを受けることを強制される『時計じかけのオレンジ』みたいな未来社会をもたらすのだろうか？ それは間違ったことなのだろうか？

バイオフィードバックの分野の人々の一部が大きな関心をよせていることの一つに、バイオフィードバックに適切な規制を行うべきか、その場合、「適切な」をどう定義すべきかという問題がある。オスマー夫妻の五日間のワークショップ、あるいは、他の人のワークショップで充分な訓練を受ければ、誰でも独立した脳波トレーナーと認められるべきなのだろうか？ ニューロフィードバックは非常に強力な介入方法なので、行政機関が当初の不信感を抜けだしてその可能性に気がついたら、この技法は医療化される——つまり、誰でもが扱えるものではなくなり、医学の専門家による使用だけに限定されてしまう——のではないかと、オスマー夫妻は心配している。今のところ、事実上、行政規制はないが、オスマー夫妻は自主的に規制して、この技法を入手できる人を制限してきた。以前はEEGスペクトラムの装置を誰でも購入できたが、今はそうではない。現在、ニューロセラピストになるのには、たとえばカウンセラーや心理学者といった職業の免許を持っている人が、六日間の専門家訓練コースを受講して、医療過誤保険に入らなければならない。自家用としてなら誰でも装置を購入できるが、たとえメンタルフィットネス・トレーニングのためであっても、専門家の支援の下で行わなければならない。ジョエル・ルーバーも、専門家訓練の対象を、免許を持った精神衛生および医学の専門家に限っている。しかし、その他のいくつかの装置製造業者は、装置を売る相手に、なにも要求していないのである。

クリス・キャロルは、有料でバイオフィードバックを提供する者には免許制度が絶対に必要だと主張し、その免許は、バイオフィードバックの種類ごとに与えられるべきだとしている。また、その治療には、医療専門家の参加が必要だと信じている。「誰でもが、身体的症状を訴えている患者に、医師による全面的な医学的診断なしに、バイオフィードバックを行っていいとは思いません」と、キャロルは言う。問題は、バイオフィードバックの効果にあるのではない。たとえば、頭痛のために治療を受けにきた人がいて、その頭痛が腫瘍に起因するものだったら、どうするのか？「そういう人を医者のもとに行かせない危険性を認識してない人がいるかもしれないと思うと、ぞっとしますね」と言うのだ。バイオフィードバックは、物理療法と同じように、医療に附随するものとして行われるべきで、医師や精神科医が、患者をバイオフィードバック・セラピストにまわすようにするべきだというのである。

キャロルは、ニューヨークで、バイオフィードバックを臨床実践する人たちの免許制度を立法化させるための運動に参加している。バイオフィードバックは、これまでずっと比較的軽度な介入方法と見なされてきて、今でも装置は誰にでも買えるし、専門家としての訓練を受けなくとも、誰もが脳波バイオフィードバックを合法的に臨床実践できる。コロラド州ウィートリッジのアメリカ・バイオフィードバック認定協会では、従来のバイオフィードバックと脳波バイオフィードバックの資格認定のための専門家訓練コースと試験を行っている。しかし、これは、完全に自主的なものである。現在のところ、誰がバイオフィードバックを臨床実践できるかという行政規制はない。「免許制度は、明確な倫理的ガイドラインによって、臨床範囲を定めるようになるでしょう」と、キャロルは言う。「バイオフィードバック臨床家になるためには、特定の基準に達しなければならなくなるでしょう」。免許制度は、その基準を強化するような委員会を設立させることにもなるのであろう。

「臨床実践の基準を設定することが絶対に必要です」と、アラン・ストロマイアーは言う。「系統的な研究計画がないので、手に入るのは逸話的なデータばかりです。ところが、その逸話的なデータを送ってくれる人たちを信頼できないとなれば、私たちは、途方に暮れるしかないのです」。

ニューロフィードバックは、かなりの数の症状の治療に用いられているが、特別な症状がなくとも、単に、認識力や創造力を高めたい、もっとエネルギーに満ちて、何かをうまくやりたい、あるいは、熟睡して記憶力を高めたいという人たちにも、広く利用されている。スポーツ選手や舞台人のような高い能力を要求される人たちも、この技法を利用し始めているのである。

レイ・タッテンバウムは、コネチカット州ウェストハートフォードにあるオフィスで、脳波トレーニングを活用したピーク・パフォーマンス・プログラムを行っている。臨床ソーシャルワーカーのタッテンバウムは、ノーザン・テレコム社の教育および健康管理における技術使用の専門家として、十年間働いてきた。だが、ニューロフィードバックに興味を持った彼女は、数年前にその仕事を辞め、興味を持っているもう一つのこと、歌を歌うことと結びつけて、フルタイムでニューロフィードバックに取り組むようになったのである。

タッテンバウムは、写真家・スポーツに熱中している子どもたち・俳優・スピードスケーター・体操選手など、いろいろな人たちが、その能力を最大限に発揮できるように導くが、専門にしているのはオペラ歌手に舞台で最高の力を発揮させることで、コネチカット州ウェストハートフォードのハート学校声楽演劇科のための仕事もしている。タッテンバウムは、何人かの臨床家の経験を借りて、体験者たちが非常に効果があると言う一連の処置を創り上げた。まず最初に、右側に十二〜十五ヘルツ・トレーニングのSMRセッションを行う。それが、集中力を高め、リラックスさせ、その時の能力を高めさせて、舞台に立つことの不安を鎮めさせるのだという。十二〜十五ヘルツのトレーニングは、その振動数の脳波をしっかりと植えつけて、不意にシータ波に移行しないようにするのだ。「シータ波の範囲（潜在意識）に、舞台への恐怖心が潜んでいるのです」と、タッテンバウムは言う。「子どものころの恐怖心も、そこに潜んでいます。それを外へ出さないようにするのです。しっかりと抑制して、シータ波に漂い出さないようにするのですね。そうすれば、その人が現在行っていることに、ずっとよく集中できるのです」。創造力と想像力を支配している右側に再びSMRを行うと、ずっと活き活きと、イメージに導かれやすくなる。タッテンバウムは、精神療法士で作家のナンシー・ネイピアの研究に基づいて、舞台人が安心感を持って舞台に立てるようにする段階式イメージ訓練法を創り出したのである。右脳への働きかけが感情・感覚を高めるので、そのSMRが感情移入をもたらすのだとタッテンバウムは言う。「それによって、その歌の情熱に触れることができるようにするのです」。このトレーニングは、音を識別する能力も高めるという。また、タッテンバウムは、アルファ・シータ・トレーニングもよく行うが、それは、トラウマ的な子どもの頃の記憶を解き放つためなのである。

タッテンバウムは、特に歌手用に、鼠径部・横隔膜、それに、特に喉と表情をリラックスさせるように改訂したレス・フェーミのオープン・フォーカス・テープも使っている。「私が扱ったパフォーマーたちは、みんな顔に緊張があって、それを取り除かなければなりませんでした。ひとたび顔の筋肉と目をリラックスさせることを覚えれば、それにつれて、全生理機能がリラックスするようになるのです」と、タッテンバウムは言う。「そして、自分の居場所を得たような気がしてきます」。SMRの鎮静効果と組み合わせると、オープン・フォーカス・テープは「喉をリラックスした状態にし、横隔膜をうまく刺激するのを助けるようになる」と言うのである。それだけではないらしい。それだけでも充分な成果だと思うけれど、さらに、扱った子どもたちは学業成績も良くなったと、タッテンバウムは言う。一連のトレーニングの費用は、歯列矯正器と同じぐらいの、二千五百ドルから四千ドルである。

ハート学校の声楽演劇科の主任教授ミッチェル・パイパーは、これまで六年間タッテンバウムと一緒に仕事をしてきて、この技法が、トレーニングを受けた二十四人以上の生徒たちに素晴らしい成果をもたらしたことを確信している。「私がレイの所に送った生徒たちは、間違いなく大成功をおさめました」と、パイパーは言う。「声域が広くなるのも確認しました。メロディーを歌う能力が向上するんです。歌詞を伝える能力も上がります。声が色彩豊かになります。そういうことすべてを、私たちは追い求めてきたのですよ。効果のあがらなかった生徒は、私の知るかぎり、一人もいません」

ハート校の教員でもあるロビン・ブロウアーズも、この技法の恩恵に浴した歌手の一人である。三十五歳の彼女は、八歳の時から歌を歌ってきた。「舞台人として、私にはもう現役は勤まらないことに気がついたのです」と、彼女は言う。「自分が自分の外にいて、私を見て審査してるみたいな気がするようになってました。完全に舞台の上にいることができなくなってたんです。車を運転してるみたいなものですよ。ちゃんと目的地には到着するのだけれど、自動操縦みたいで、どうやって運転してきたのか覚えてないっていうような感じですね」。一年間のトレーニングで、それが変わったのだという。「この前の六月にリサイタルを開いたんですけど、あんなに自分を楽しめたのは、その時が初めてでした。その瞬間に没入できたからです。あのトレーニングが、歌っている時も仕事をしている時も含めて、それまで体験したこともなかったような、総体的な満足感をもたらしてくれたんですよ。ちょっと身を引いて深呼吸をすると、いろんなことに、ずっと良く集中できるようになるんです」。彼女はまだトレーニングを続けていて、それが大好きなのだと言う。「一時間トレーニングすると、十二時間ぐっすり眠ったみたいな感じになるんですよ」ということだった。

ニューロフィードバックで行うことができると言われていることの中に、運動選手がその能力を高めるために長い間探し求めていたものも、たくさんある。「運動選手が力を発揮するのに最も大切なのは、競技中の生理機能をコントロールすることなのです」と、ビエッタ・スー・ウィルソン博士は言う。彼女は、トロントのヨーク大学の運動科学と健康科学の教授として、二十八年間、アーチェリー・バスケットボール・トラック競技やフィールド競技・レスリングなどの、国体級あるいはオリンピック級の選手を主体に、多数の運動選手の育成にあたってきた。

その期間の大半、彼女は、従来のバイオフィードバックを利用してきた。たとえば、スケート選手に携帯式の心臓バイオフィードバック・モニターを持たせる。心臓モニターは、それまで競走馬の訓練に際して、その馬にいつ全力を奮わせるのが最も有利かということが騎手にわかるように使われてきたのだった。スポーツ中、ソフトな音が、その運動選手に、能力を最高に発揮できる心臓の状態にあることを知らせ、その状態にある時の感覚を教え込むのである。

ウィルソンは、競技中の選手の状態を研究するために以前からQEEGを使っていたが、やっと最近、選手たちのトレーニングにニューロフィードバックを使い始めた。そして、最高に力を発揮させるためのいくつかの方法を発見した。不安は、運動選手にとっての大敵の一つである。たとえばスキー選手は、否定的な考えが次々と襲ってきて、腰の引けたスタートをしてしまう。自分が勝てないのではないかという不安がどうしても襲ってきて、その結果心拍数が高まって、アドレナリンが噴出し、それがさらに不安を高めて、試合をだめにしてしまうのだ。「競技中の脳内化学物質の変化が、思考の速度を変化させてしまうのです」と、ウィルソンは言う。「それが意思決定を変化させます。そして、慌てすぎたり、失敗したり、『こうなってしまったら、こうなってしまったら…』なんてことばかり考えたりしてしまうのです。結果ばかりを考えて筋肉をこわばらせてしまう人もいます。集中できないのですね。その結果、慌ててしまい、意思決定がうまくできなくなるのです」。バスケットボールの選手なら、オーバーシュートしたり、下手な送球をしたりしてしまう。ウィルソンは、一流のライフル射撃選手たちを扱っていて、あることに気がついた。ピーク・パフォーマンスを上げるための精髄は「撃つ直前に、自己対話を支配している左脳を平静にさせることです」と確信していると、彼女は言う。「それが、カギなのです。心を鎮めて、内心のおしゃべりをやめるようにしなければなりません」。ニューロフィードバックは、見事にそうさせるというのだ。「競技中にリラックスすべきだなんて、私は思いません。誰だって興奮するし、そうなるべきなのです。でも、それが、適切な方法でなければならないというだけのことです」。

プロ・ゴルファーのエド・ガルバンは、ニューロフィードバックが劇的に彼のゴルフを変えたと言っている。カリフォルニア州アルハンブラに住む四十歳のガルバンは、ゴルフ中毒を自認するゴルファーで、一九八七年から競技をするようになり、今は定期的に、アジア・オーストラリア・南カリフォルニアでのトーナメントでプレイしているが、ビル・スコットのところでのEEGスペクトラムによるトレーニングを激賞している。それによって、一ゲームのストロークが三つ少なくなり、おかげでアメリカPGAの南カリフォルニア地区で二十位以内にランクされるようになったと、ガルバンは言う。それによって、一九九八年には二万六千ドルだったゴルフからの収入が増えたわけではないが、そんなことは問題ではない。「ヘッドトリップがなくなって、私のゲームのレベルが一段上がったのです」と、言うのだ。「私がずっとリラックスできるようになったことは、間違いありません。ゴルフをする時には、自分の技能に対する疑念とか、どこが難しいとか、池や禁止区域のこととか、やたらに多くのことが頭に入り込んでくるのです。でも、脳波トレーニングによって、脳が、長期的な考え方を維持できるようになりました。そこにボールを打ちたいという目標ラインに意識を集中できるようになりました。他のことはまったく考えないで、そのラインのことだけを考えられるようになったのです。これは、集中力のまったく新しいレベルです。誰でも集中していると言いますけど、たいていの人は、本当の集中力がどういうものか、わかってないんだと思いますね」。

ビル・スコットは、運動選手のためのニューロフィードバック・プロトコルは、その選手の抱えている問題によって違ってくると言う。「それが主に焦点の絞り方と集中力に関連していれば、ベータ波とSMRを二十セッション行います。テクニックや自信というような心理的な問題であれば、主に、アルファ・シータを行います」と言うのだ。時には、その両方を混合して行うこともある。

ピーク・パフォーマンスを上げる行為について多くの人が訊きたがることの一つは、アブラハム・マスローが「フロー」と呼んでいる快心の体験の感覚を、ニューロフィードバックが促進できるかどうかということである。多くの運動選手が、それを「ゾーン」と言っていて、マイケル・ジョーダンのような選手が絶対にショットをミスしない時のような状態を指している。「それを促進するような状態にトレーニングすることができると、私は信じてますよ」と、ウィルソンは言う。「ずっとそうなっていられるかと言うんですか？　違います。でも、ずっとそうなりやすい状態だということです」。

メンタルフィットネス・トレーニングは、企業幹部たちの中にも活動の場を見いだそうとしている。リチャード・シュロスは『Fortune』誌が選んだ五百人のマネージメント・コンサルタント・アンド・フューチャリストの一人で、世界中を渡り歩いて、大会社の経営者たちに情報技術の話をしている。

彼の妻ロビン・ムーアがカウンセラーで、ニューロフィードバックのことを耳にし、トレーニング・セッションに何回か参加して、そのことをリチャードに話した。専門家訓練セミナーを一回受講した後、シュロス夫妻はEEGスペクトラムのシステムを二台購入し、家族全員を、注意の集中に関してトレーニングした。結果は、非常に好ましいものだった。家族じゅうのこの体験は、企業の場におけるストレス管理と、ピーク・パフォーマンスを上げるのために応用すれば驚異的な成果をあげられるものであることを示したと、リチャードは語っている。

私が会った時、シュロスは、彼のセミナーに脳波トレーニングを導入する準備をしており、それを、今後急速に必要とされると思われるストレス管理にどう組み込むかを思案している最中であった。電子的手段による取引が仕事の仕方を劇的にスピードアップさせたと、彼は言う。誰かがウェブサイトをクリックすれば、ただちに注文が処理され、必要な計算が行われて、出荷されるのだ。「そのために、管理要素に沿ってすべてのシステムを統合しなければなりません」と言う。そういう過酷な環境においては、ストレスが、これまでよりずっと大きな問題になるというのである。

シュロスは、バリー・スターマンが行った軍の調査の話をした。空軍の依頼により、スターマンはB2のテスト・パイロットたちの調査をし、爆撃機を飛ばす複雑な操作を行う時の彼らの脳波をモニターしたのだ。その操作を最も巧みに、あまりストレスを感じずに行うのは、脳波が最も柔軟な人たち——つまり、高振動数のベータ波の同期しない状態に達することができ、操作が完了すると素早く同期性アルファ波のリラックスした状態に戻れる人たちなのである。アルファ波にならない人たちは、不安が強く、ストレスも多い。ＳＭＲベータ波トレーニングは集中力を高め、操作に即座に参加できるようにする、つまり、ある状態から他の状態へ移行する能力を高めるのだと、シュロスは言うのである。将来、複雑な作業に従事する被雇用者たちはつねにバイオフィードバック装置を身につけていて、必要な時には高振動数の脳波に切り換え、作業の合間は、疲労が蓄積されないように完全に休息するようになるかもしれない。「企業幹部たちがその下に置かれている膨大なストレスを、私は体験してきました」とシュロスは言う。「だから、その問題を考える組織を発足させるべきだと思うのです」。

脳波トレーニングという技法は、まだすごく若くて非常に将来性に富んでいると、シュロスは言う。「一九六〇年代の後期や一九七〇年代の初期には、研究者たちは、じつに粗末な装置で、こうしたことの多くを行わなければなりませんでしたが、それでも成果をあげていました。技術が改良されたので、結果も良くなってきています。モアの法則というのがあるんですよ。ゴードン・モアはインテルの会長だった人ですが、彼の法則というのは、十八ヵ月ごとに、技術が生産する量は二倍になり値段は半分になる、というものです。この分野は、もっともっと変化すると思いますね」。

そのうちに、養護施設もニューロフィードバック装置を持つようになるかもしれない、と専門家たちは言っている。一九六〇年代の脳波トレーニングの先駆者たちの一人だったトーマス・ブジンスキーは、現在、シアトルのワシントン大学にいる。彼は、以前、フロリダ州タンパでポンセ・デ・レオン計画と呼ばれるものを主導し、高齢者の「脳の活性化」を行っていた。「みんな、記憶が良くなり、あまり忘れっぽくなくなったことに気がつきます」と、ブジンスキーは言う。「高齢者の生活を充実させてくれるんですよ」。

ニューロフィードバックは、症状を変え、行動能力を高めるだけでなく、ときには、新しい認識のようなものを引き起こし、その人の世界観やその中での自分の位置を変えさせることもある、という観察結果を語る人もいる。「私は、それを、その人の現状への覚醒と呼んでいます」。そういう人の一人、アラン・バカーズは言う。酒をよく飲み、やめたいとは思ってないが、量を減らしたいと思っている男が、彼のところへ来た。SMRベータ波トレーニング六セッションの後、その男は、友人たちとバーへ行った。「それで、飲むことを忘れたんですよ」と、バカーズは言う。「みんなが酔っぱらっていて、彼は、そこにいたくないと思ったんですね。稲妻のように閃いたと言うんです。『おれは、飲むことを忘れた』って…。それで、飲むことがどんどん少なくなり、飲み仲間に会うことも、どんどん少なくなっていったのです」。過食・飲酒・ギャンブル、それにショッピングというような衝動的な行動が——常にとは言えないが——ときどき、ニューロフィードバック・トレーニングで消えてしまい、それに未練も感じなくなる、とバカーズは言う。「その人の真の姿を求める代償として、そういう行動に陥ることがあるんです。それを変えるには、ほんのちょっとした習慣から外れた行動があればいいんですね」と言うのだ。喫煙は、最もニューロフィードバックで対処しにくいものの一つであり、ニコチンの力の強さを示している。その習慣が、ベータ波トレーニングでなくなってしまうこともあるし、なくならないこともある。「だいたい五十パーセントの人が、『もう、こんなものはいらない』と言いだしますよ。ところが、残りの五十パーセントは、もっと典型的な嗜癖になってるんですね。

ニコチンという物質は、抗うつ薬の一つで、なかなかやめられないんです」と、バカーズは語っている。

ジム・ハートやアダム・クレインのような昔のアルファ波一筋の男たちの中には、初期に言われた、アルファ波トレーニングが超越や悟りを達成するための近道だという考えを、非常に現実的に主張している者もいる。「脳波トレーニング——特にアルファ波トレーニング——が、ドラッグやアルコールから抜け出させたり、うつ病を悲しみや喜びに置き換えたり、愛に心を開かせたりできるというのは、興味深いことです」と、ハートは言う。「しかし、私が、三十年以上にもわたってこれに取り組んでいる唯一の理由は、これが、超越を体験させるからです。初期のころは、深遠な精神的な体験をする人は、十人か二十人に一人ぐらいの割合でした。ときどき、そういう素質を持った人が、深遠な体験をすることができたのです。それでも充分に興味深かったのですが、私としては満足できませんでした。なぜなら、誰にでもそういう体験ができるようにするのが、私の使命だと思っていたからです。その後、私が装置やプロトコルを改良してきたので、今では、五人のうちの三人ぐらいが、そういう体験をするようになっています」。その体験というのは、天使などの霊的存在が直接訪れてくるというようなものから、強烈な幸福感や喜びがもたらされるというようなものまで様々だが、なかでも最も重要なのは、許す能力が高まることだと、ハートは言う。

ニューロフィードバックの発展に伴い、将来最も有望な側面として浮かび上がってきたことの一つが、他の手法との統合、つまり、ニュービジョンズ校でブースト・アップ・プログラムと併用されているというようなことである。食事療法からトーク・セラピー・鍼療法・催眠療法など、主流的なものであろうと、そうでないものであろうと、あらゆるものと組み合わせることによって、ニューロフィードバックはいっそう力を発揮するようになると、臨床家たちは言っている。「とても興味深いんです」と、元ハーバード大学医学部およびオタワ大学の教授で、今はブリティッシュ・コロンビア州バンクーバーに住むセラピストのポール・スウィングルは言う。「それに、今はまだ、ほんの初歩的な段階なのです」。患者の症状に応じて、スウィングルは、シータ脳波を抑制する特定の音（ヘッドホンを通して聞かせる）から、鍼療法、脳への圧迫を取り除くと信じられている頭蓋仙骨療法まで、あらゆることを併用してみている。「でも、その組み合わせの中で本当に力を発揮するのは、ニューロセラピーなのですよ」と、スウィングルは言うのである。

補助的な療法の一つに、光による刺激がある。ニュービジョンズ校では、ヘッドホンとゴーグルのついた光と音の装置を使っているが、そのゴーグルの内部には小さな光源が並んでいて、それが、その人の脳波よりも低い、あるいは高い振動数で点滅し、それに合った状態になるように導くようになっている。たとえば、低い振動数にすれば、その装置は、興奮を鎮めることができる。この技法には異論も多く、脳波を強制するという考え方を嫌がり、この技法を使う前にもっと研究が必要だと言う関係者もいる。また、ニューロフィードバックだけでは変化の起こりにくい人たちに特に有効だと言って、支持する人たちもいる。

ＡＤＤには、多くの統合技法が適用されている。ニューロフィードバックを注意集中の問題に使用する方法のモデルとも言うべきものが、トロントに隣接する、ガラスと石の高層ビルの並ぶ都市ミシソーガの、あるクリニックで行われている。ＡＤＤセンターという、マイケルおよびリンダ・トムプスンの――自閉症に関することで、この章で前にも紹介した――精神科医と心理士の夫妻が経営しているクリニックである。トムプスン夫妻は、学習障害の治療に長年取り組んできた、注意の集中に関する専門家である。六十歳のマイケルは、これまで三十年間ＡＤＤの治療にあたっており、五十一歳のリンダは、リタリンで治療した多動児の自尊心に関する論文で、一九七九年に博士号を取得している。彼女は、小児科医のウィリアム・シーアズと共著で『The A.D.D. Book』を著している。ある暖かい夏の日、トムプスン夫妻は、心地良い木々に囲まれたオフィス街の、英国の農村を思わせるようなレンガ造りの建物群と玉石の歩道で構成されたシャーウッドタウンセンターにあるクリニックで仕事をしていた。中には、バスケットボールや水鉄砲などの玩具が並んでいる棚が、いくつもあった。脳波バイオフィードバックでは、すべての利用者に、視覚信号――パックマンがよく利用されている――やビープ音が報酬の役割を果たしている。しかし、それだけでは、子どもたち、特にＡＤＨＤの子どもたちが、脳波バイオフィードバックを続けたがらないことが多い。そこで、別種の報酬を用いるのだ。一セッションおとなしく続けた子どもには、プラスチックの代用硬貨を一つ与え、それをいくつか集めると、その棚に並べてある玩具と交換できるようにしているのである。

トムプスン夫妻は、治療室を五つ持ち、異なったタイプのバイオフィードバック装置を揃えて、使用している。彼らは、一九九二年にニューロフィードバックに出会い、それが彼らの臨床実践を変えたのだった。「これこそが、我々の最も効果的な道具です」と、リンダは言う。百人以上の患者について治療結果を追跡調査した彼らの研究――二重盲検ではなく、単なる調査研究にすぎない――によると、ＡＤＤの症状と学習面に大きな改善が見られたということである。そのグループの二十五パーセントにはリタリンを投与していたが、四十セッション後、それまでリタリンを投与されていた人たちの八十パーセントは、症状が改善して投薬の必要がなくなったという。

トムプスン夫妻と、リンダと『The A.D.D. Book』を共著したウィリアム・シアーズは、ＡＤＤとＡＤＨＤの急速な増加に対して、注意深い統合的な手法を用いるように警告している。『The A.D.D. Book』の序言に、シアーズは、最初の臨床段階は診断だと述べている。彼の見解によると、ＡＤＤと診断される子どもたちは、三つに分類される。まず、彼が状況的ＡＤＤと呼んでいる子どもたちである。「彼らの環境、おそらくは学校に問題があって、それが、彼らに普通でない行動をとらせる」と、シアーズはその本に書いている。次は、じつはＡＤＤではない子どもたちである。「彼らは、聡明で、エネルギーに満ち、創造力のある子どもたちで、行動と学び方が異なっているにすぎない。彼らは、両親にとっては無気力な、教師にとっては反抗的な、社会、特に同一性を評価して違いを評価しない学校システムにとっては都合の悪い子どもたちというにすぎない。こうした子どもたちは、単に『違うことができる子』なのであって、『できない子』ではない。彼らには欠陥があるわけでも障害があるわけでもない。彼らには、別なタイプの接し方、別なタイプの学習の仕方が必要なのである。彼らにラベルを貼る必要はない」と、シアーズは書いている。三番目のグループが、ある種の神経生物学的問題をもっていて、薬もその一部分となるかもしれない種々の介入方法を必要としている子どもたちなのである。

この最後のグループの子どもたちを、トムプスン夫妻はトロントで扱っている。子どもたちは、治療の前に慎重にテストされ、どういう人物でどんな問題を抱えているのかが検討される。その結果に基づいて、方針がたてられる。トムプスン夫妻は、食事療法も考慮に入れている。栄養不良が、その問題に影響していることもあり得るのだ。朝の一杯のコーク、あるいはハム・サンドイッチでさえ、それが眠気を誘うのであれば、シータ波を増大させる原因になりかねない。彼らが扱ったある少年は、典型的なシータ波過多だったが、ただ睡眠を変えるだけで、シータ波は脳波の六十五パーセントから二十三パーセントになり、ベータ波が十六パーセントから三十三パーセントに増大した。不安も、ＡＤＤ症状の原因となることがある。ある少女は、従来のリラックス技法の手の温度のバイオフィードバックで治療された。冷たい手は、不安のはっきりした指標であり、心地よい覚醒状態になるにはリラックスする必要がある。彼女の手の温度は二十五・五度だったが、リラックス・トレーニングを行った結果、正常な三十五度になり、ＡＤＤの症状も大幅に改善したのだった。

私は、マイケルがＡＤＤの少年を治療する様子を見せてもらった。マイケルは、少年に、リラックス訓練の一種である呼吸法を指導していた。「深く、お腹で呼吸するんだ」と言っている。リラックス訓練は、ニューロフィードバックを、より効果的にするのだそうだ。マイケルは、その少年に接続されて少年の呼吸の様子を示す、Ｆ１０００という簡単なコンピュータ式の装置を使っていた。少年が深く呼吸すると、円が大きくなりＵＦＯのような音をたてるという報酬が得られる。つぎにマイケルは、少年をニューロフィードバックでトレーニングした。「さあ、これだぞ」と、低い声で優しく説明する。「君は、ぼんやりさせる脳波を減らしたいわけだ。それが、これなんだよ」と、スクリーン上のシータ波を示す線を指さす。「そして、君の頭をはっきりさせる脳波が上がるようにするんだ」と、今度はベータ波を指さす。

トムプスン夫妻は、薬に反対しているわけではない。(私がインタビューしたニューロセラピストのほぼ全員が、処方薬に、主流医学で一般的に考えられているよりも小さな役割しか認めず、ときには、ニューロフィードバック・セッションで変化が表れるまでの一時的な措置にすぎないとしていたが、それでも、統合的な手法の一部と位置づけていた)。興奮剤は一定の役割を果たすが、その役割は、広く信じられているほど大きくはないと、トムプスン夫妻は言う。「薬は、ある種の症状の短期的改善には役に立ちます」と、リンダは言う。「けれども、長期にわたって効くとは、ぜんぜん言えません。ニューロフィードバックは、私がこれまでに見た、最も効果的な介入方法です。リタリンは、効かなくなればそれまでですが、自己調整を覚えれば、子どもは、その状態を維持することができるのです。これは万能薬ではないし、どんな問題にでも効くわけではありません。しかし、注意に関する問題であれば、効果があります。それに、これは、まったく害のない介入なのです」。大きな違いは、当然のことながら、ニューロフィードバックは時間がかかるということだろう。治療所に、二十回から四十回足を運ばなければならないのである。

ニューロフィードバックに統合できる簡単な技法は、たくさんある。たとえば、一九九九年四月に、ハーバードで行われた四十四人の躁うつ病患者に関する、優れた計画に基づく研究結果が公表された。通常の薬の他に、魚から抽出されたオイルのオメガ三脂肪酸が与えられたのだ。オメガ三脂肪酸は、細胞膜を適切に機能させるのに欠かすことができない。『Washington Post』の報道によると、実験グループは対照グループよりもずっと好結果を示したので、四ヵ月後、この実験は中断され、すべての当該患者に魚オイルが与えられるようになったということである。特定のタイプのオイルが脳に及ぼす効果についての研究で、非常に好結果を示すものがいくつか報告されているが、これは、その最新のものである。したがって、躁うつ病、あるいは、他の精神不安定症状のためにニューロフィードバック・トレーニングを行っている患者に、どこの健康食品店でも手に入るオメガ三が与えられたりするようになった。セラピストの中には、患者にどのミネラルが不足しているかを調べるために、毛髪分析を行う者もいる。たとえば、亜鉛の不足は発作を起こしやすくすることを示す研究もいくつかあるので、その患者に、それを補う食事をさせるのである。

脳波バイオフィードバックも、他の種類のバイオフィードバックと組み合わせると多大な成果をあげられそうである。ダグラス・クイークは、精神発汗反応とニューロセラピーを、暴力犯罪者をリラックスさせるために使っている。レス・フェーミによると、注意欠陥障害（ADD）の最大の要因は不安であり、リラックス・トレーニングをアルファ波同期トレーニングと並行して行えば、患者によっては症状が劇的に改善されることもあるという。バーナード・S・ブルッカー博士は、マイアミ大学医学部のジャクソン医療センターの心理学者で、この三十年間、四肢麻痺、対麻痺、および植物状態に、筋肉バイオフィードバックを使った治療を行ってきた。その間にだいたい五千人を治療し、非常にしっかりとした効果をあげた。原理は単純だった。従来の物理療法では、たとえば、右腕が卒中で麻痺した患者に、指を一本動かすことを要求する。それができれば、つぎには隣の指というように、少しずつ少しずつ動かす部分を多くするように要求するのだ。その人が最初からまったく動かすことができなければ、従来の療法では手のつけようがない。ブルッカーは、大きな動きではなく、かすかな筋肉の信号でそれを行った。たとえば、その患者の腕に、センサーを取り付ける。その患者は、腕どころか、指一本動かすことができなくとも、その筋肉へのかすかな電気的信号を、当人は気づかなくとも、コントロールできるかもしれない。それが、脳内の神経細胞を強化し、損傷した区域を補ってゆく。(この手法は、一つの運動神経細胞をコントロールすることを教えるジョン・バスマヤンの手法に学んだものである)。そして、やがては、脳の中の古いネットワークの周りに新しいネットワークが築かれ、それが、損傷した組織に取って代わってゆくのである。ブルッカーによると、これは治癒ではないが、これまでに扱ってきた人たちはすべて、いくらか動かせるようになったし、その多くは劇的な結果を得たという。麻痺した四肢がふたたび使えるようになった人もかなり多く、それも、四〜五セッションでそうなることが多いと言うのである。私がブルッカーに会った時、彼は、ロブ・カルが主催したウインター・ブレイン・ミーティングで、脳波ニューロフィードバック関係者と、それをいっそう強力にするために二種類の異なった手法をどう組み合わせるべきかを話し合っていた。

現在治療所で使われている脳波バイオフィードバック技法は、まだ揺籃期にある、とブルッカーは言う。「我々は、非常に複雑な現象を大雑把に理解しているにすぎない」と言うのだ。脳波バイオフィードバックに使われているセンサーは、何十万もの細胞の電気的活動を、分厚い頭骨の壁越しに計測する。しかし、技術が進んでもっと精密に読み取れるようになれば、どの細胞群が損傷しているかがわかり、それに応じて、解明された神経ネットワークのどの部分を、さらには、どの細胞群をコントロールすれば良いのかがわかるようになるだろうと、ブルッカーは言う。「学習、すべての学習は、中枢神経系の該当細胞群を見つけて、それを有用に使用することなのです」と言うのだ。ボーリングをする、ピアノを弾くなど、あらゆることによって、脳の異なった区域間のネットワークが形成される。これらのネットワークは、非常に精密ではなく、実際にはかなり大まかに形成されている。たとえば卒中の後に何が起こるかといえば、これらのネットワークが損傷するのである。新しい、あるいは、これから開発される読み取り技術を使えば、損傷した区域の近くのネットワーク——さらには細胞群——を特定して、それを活性化、あるいは教育して、損傷した区域に取って代わらせることができるようになる。非常に正確に…。実際、元の学習よりもはるかに正確に…と、ブルッカーは言う。「読み取り技術がもっと発達すれば、運動能力を支配している大きな脳波信号が脳のどこから来るのかわかるようになり、それらの区域をどうトレーニングすれば良いのか、それらのネットワークをどうやって活性化すれば良いのかを、その運動をさせながら指導することができるようになるでしょう」。それは、すでに四〇年代に、バスマヤンによって証明されている、と言うのである。

これは、すべての病理に適用されるばかりでなく、機能を強化する——おそらく、非常に強化する技法なのだ。脳の、我々がまったく使っていない部分が、機能を変化させるのに使われるかもしれない。薬品ではなく、オペラント条件づけが、理想的な脳を創り出すことになるかもしれない。

新しい診断法が、すでに、ニューロフィードバックの適用方法を進歩させ始めている。たとえば、QEEGによる研究が、ADHDには少なくとも三つか四つの異なったサブタイプがあって、それぞれ脳の異なった部分に起因していることを明らかにしているのである。「これは、すべてのADHDを同じ方法でトレーニングするべきではないことを意味しています」と、スターマンは言う。「みんなを同じようにトレーニングするのではなく、もっとずっと特殊化された方法をとるようになるでしょう」。また、ルーバーは、LORETAと呼ばれている低解析電磁断層撮影の実験に取り組んでいる。これは、非常に高速なコンピュータを使ってQEEGに脳の深部皮質と皮質下の区域を読めるようにし、それらの区域を、皮質を通して間接的にではなく、直接トレーニングできるようにしようとするもので、そうなれば、このプロトコルはずっと強力になるであろう。

ニューロフィードバックに異なった種類の技法を統合するのも、効率を高めることになるだろう。特に子どもの多動を治療する場合、振動するクッションやぬいぐるみの動物を患者の膝に置くなど、触覚的要素を利用するセラピストもいる。その子どもが適切な生理学的変化を示せば、ビープ音と画面の変化という聴覚と視覚の刺激に触覚の刺激も加わって、それぞれの通路から情報が脳に伝わるのである。

ニューロフィードバック・システムが稼働しているのを患者に見せて、トレーニングへの積極性を促すことも重要である。ウェーブ・ライダーは、心臓・脳、および、筋肉バイオフィードバックのための、音響主導型のシステムである。カリフォルニア州セベスタプールにあるマインドピーク社で製品開発の仕事を監督しているジョナサン・パーセルは、音響がフィードバックの最も主要な報酬要素だろうと言っている。「私は、あるブルースの一節を奏でるようにセットしてるんです。自分の筋肉フィードバックで目標値に達するたびに、それを聴けるわけです。目標値を越えれば、その音も大きくなります。好きな言葉を録音して、それを入れ、フィードバックに応じて聞くようにすることもできますよ」。その患者の声でもかまわないわけだ。

ソート・テクノロジー社のフレックスコンプは、市場に出ている統合脳波バイオフィードバック装置の中で最も洗練されており、おそらく、この分野で最も進んだものだと言っていいだろう。八チャンネルの装置で、脳からの脳波・筋肉からのＥＭＧ・心臓からのＥＫＧに対応し、それらを混合できるようにもなっている。また、音響と画像によるフィードバックを、自由に取り替えられるようになっている。フィードバックが従来のような棒グラフと波形の画面で供給されるようにすることもできるし、数字による表示を選んで、マイクロボルトの増減の数字を見守ることもできる。このシステムには、コンピュータ・グラフィックスや、音楽などの音響の、気のきいたプログラムもついていて、操作者がそれを変えられるようになっている。患者の脳波が適切な振動数になれば花が開いていくというような画像や、ぼやけていた帆船の写真がはっきりしたりするという形で報酬が得られて、範囲の外に脳波がさまよい出ると、その花が萎んだり、帆船の写真がぼやけたりするようにもできる。それと同時に、オカリナやクラリネットの音という報酬も与えられ、良好な状態かそうでない状態かで音のピッチが変わるようにもできるのである。

この分野では、この数年の間に、数多くの変革が起こり始めている。アラン・T・ポープ博士は、NASAのラングレー研究センターの心理学研究者として三十年間働き、特にコクピット内でのパイロットの注意の払い方を調べてきた。その研究に、オスマー夫妻、アイエーズなどが設計した装置を使ってきたが、その経験が、彼に、エクステンディッド・アテンション・スパン・トレーニング・システムと呼ばれる、新種のニューロフィードバック・システムを創り上げさせる結果となった。これは、どこででも買えるようなカーレース・ゲームである。操作レバーがついていて、それで車のハンドル操作ができる。しかし、アクセルは、たいていのビデオゲームとはかなり異なっている。車のスピードは、親指でボタンを押すのではなく、脳によって駆動されるのだ。「最高速度を出せるかどうかは、脳波比率をうまく作りだせるかどうかにかかっています」。それがADHDを治療するのだと、ポープは言う。「『スター・ウォーズ』の理力《フォース》みたいなものですよ。脳波をどれだけうまくコントロールできるかが、ゲームの能力にかかわってくるのです」。治療に飽きさせないということも期待されている。市場に出ているどのニューロフィードバック・システムよりも面白いからである。

このシステムについては、一九九九年の末に、東バージニア医大で対照実験が行われた。そして、NASAは、このシステムを市場に出すために、イースト3という民間会社と協定の覚え書きを交わしたのである。

この分野でもう一つ開発が始まっているのが、バーチャルリアリティー（ＶＲ）の利用である。バーチャルリアリティーは、コンピュータ・モニターのついたゴーグルやヘルメットで使用者に提示される、非常に現実的な、コンピュータでシュミレートされる三次元世界だが、それが、この数年間に、医療や心理学の分野に取り入れられるようになったのだ。

たとえば、カリフォルニア心理学専門科養成学校の高等マルチメディア精神療法センターの主任で心理学者のブレンダ・ウィーダーホルドは、飛行恐怖症を含めた数種のパニック・恐怖障害の治療に、ＶＲシステムを使っている。患者たちは、航空機内のように作られた小部屋で、実際の航空機のシートに座る。エンジン音が聞こえるとシートが振動する。パニックに伴う掌の汗ばみと心拍数の増大が激しくなり始めると、患者は深いゆっくりとした呼吸で心拍数と汗ばみを抑え、不安を減少させてパニックをコントロールする方法を教えられる。この感覚体験が非常に直接的で強力であれば、そうした生理学的変化を作りだすことは簡単なのである。

バーチャルリアリティーは、いくつかの面でニューロフィードバックを強化すると期待されている。フィードバックが全体的で完全に没入できるものなら、その患者は、気を散らすことなく自分の生理機能に完全に集中できるので、脳波や他の生理機能をコントロールする能力が、ずっと早く身につくからである。また、患者が面白く思い積極的に参加する気になれば、治療を途中で止めてしまうこともなくなる。

この市場には、近い将来、間違いなく、臨床家に指導された家庭での使用が登場するであろう。すでに、スティーブ・ロスマンは、彼の治療所の近くに住んでいない人たちのために、家庭用プログラムを用意している。技術が発達すれば、一般のユーザーが自分でセンサーを装着してコンピュータに接続すると、その脳波が、EEGスペクトラムのオフィスやジョエル・ルーバーの治療所にあるメインフレームにインターネットで送られるようになるかもしれない。そうなれば、余分なコンピュータが必要でなく、ソフトウェアの操作を覚える必要もないので、ずっと安価に、手軽に利用できるようになるだろう。「ある面で、これは、ステレオ装置のようになってゆくでしょう」と、デニス・キャンベルは言っている。「どの家庭にも置かれるようになる。健康保険会社が、そう要求するのです」。センサーを介してコンピュータに接続すると「脈拍数・呼吸数・体温などがモニターされ、分析されて、その人の生理学的機能の基準と比較されます。そして、どこかが具合が悪いということになれば、これこれこうしろという指図が返ってくるのです。トランポリンで難しい体操をする時に、監視人を置くみたいなものですよ。これは不当な干渉でもないし、薬も使わない。それに、危惧される兆候が表れたら、すぐにわかります」。技術予測家のリチャード・シュロスは、さらに一歩進めて、みんなが、GSR、EEG、EMGをモニターする小型コンピュータをいつも身に着けていて、ストレス徴候を引き下げるための調整が必要になった時には、それが教えてくれるようになるだろうと言う。

すでに、特に家庭用に設計された装置が、いくつか作られている。ブレインマスターは、てんかんの診断に使うための脳機能分布研究システムを開発しているクリーブランド・クリニックで八年間仕事をしてきた生体臨床医学技手のトーマス・コルラ博士が、家庭で使うために設計したものである。

彼の作った二チャンネル・ブレインマスターは、誰でもが使えるニューロフィードバック装置だと、コルラは言う。「アップル2みたいなものですよ。大型機でできることは、なんでもできるんです」と言うのだ。それも、ほんのわずかな費用で…。このソフトウェアは、インターネットで無料で利用でき、このシステムは家庭のコンピュータで使える。値札の九五〇ドルは、ニューロアンプリファイアー——ユーザーの脳波を読み取り、増幅してコンピュータ用に変換する、小さな箱——の値段である。

こんなことがあり得るだろうか？　忘れ去られていた、なんとなく常軌を逸したバイオフィードバックの狂信者たちが、我々の鼻先で、最も手に負えない、人類の社会的な、個人的な、そして経済的な問題を治癒する強力な方法を開発し続けていたなんて…。我々は、人間の心の信じられないような力を活用しなければならないのだろうか？　脳は、これまでの科学が証明したよりも、はるかに、はるかに可塑性のあるものなのだろうか？　我々は、自分の意思で自分の生物学的状態を変え、人格を作り替えることができるのだろうか？　こんなに簡単に、こんなに機械的に人間の脳を変えて、まるで黒板に書いた字を消すように不安や恐怖やストレスを消してしまうことができるのだろうか？　脳波トレーニングは、半ば死んだような状態から、我々がどのような存在で、どのように生き、どのような存在になるべきかというこれまでの考えをまったく変えてしまうような、心と脳の真の変革をもたらす火花にまでなったのだろうか？

私には、わからない。私にわかっているのは、ただ、私の場合、慢性的な疲労症状がなくなり、従来の医療が治療できなかった私の生活の一部分を、脳波トレーニングが取り戻してくれたということだけである。同じようなことを、他の人たちも言っている。しかし、脳波トレーニングの真価は、いまだに答えを得られていない大きな疑問となっている。「研究が進めば、どんな人にどんな条件のときに効果があるのか、はっきりしてくるでしょう」と、クリス・キャロルは言う。「これが、どんな適応にも好結果が出続けるような万能薬だとは、私は思っていません」。

しかしながら、この仕事に携わっている多くの人たちは、ニューロフィードバックが医療の未来図に劇的な変化をもたらすと信じている。「刑務所にいる人の多くは、嗜癖のせいで、そうなったのです」と、スー・オスマーは言う。「その人たちを救うことができます。また、衝動を抑えられなかったことが原因で刑務所に入っている人も、たくさんいます。その人たちも救うことができます。ＡＤＨＤが特徴となっている人もたくさんいますが、その人たちも救えます。トラウマと愛着障害。彼らも救えます。我々の社会の深刻な精神衛生的な問題の大半——暴力・学習障害・嗜癖——は、このトレーニングによって、かなりの影響を受けることになるでしょう」。「自分の手で運転できるようになるんですよ。ただ、車に乗せてもらうだけではなくて…」と、その変化を体験したある男は語っている。

さらに、シーグフライド・オスマーによると、拘禁されていた右脳が、左側の拘束から脱することができるようになるだろうというのだ。「この百年間は、左大脳半球の世紀だったのです」と、その分析的で合理的な性質に言及して、彼は言う。「それが科学を主役の座につけて、みんなが科学を畏怖するようにし、『知的体験の頂点』だと思わせるようにしたのです。その結果、他の人間的体験（感覚と感情）が相対的に低い地位に置かれるようになりました。それが、右脳を犠牲にし、主要な場にもつかせないようにしてしまったのです。右脳が人間を人間らしくしているのに、発言権さえ与えられませんでした。ニューロフィードバックは右大脳半球が地位を高める手助けをし、均衡を取り戻させることになるでしょう。世界じゅうで、この転換が行われるようになります。この転換によって、右大脳半球の地位が意識的に高められます。そして、この二つの大脳半球間の良好な内部交流が、外の世界での、二つの文化間の友好関係の樹立と符合することになるでしょう」。

かつて、一九七〇年代に、バイオフィードバックは、裏舞台で空想的な奇跡を公言する存在であった。今回違っているのは、それを臨床実践する人がずっと増えていること、ずっと洗練された装置を使っていること、それに、他の人が試してみても同じ結果が得られるようになり、変化が予測できるようになっていることである。少なくとも、それらの結果は、行動医療全般に対する、特にバイオフィードバックに対するアカデミックな偏見が的外れであることを、強く示唆している。バイオフィードバックが一九七〇年代に得た悪評をきっぱりと忘れ去って、この技法を正当に評価する必要がある。たしかに、研究報告は少ないが、臨床的な成果は認めざるを得ないし、このモデルの予測能力や逸話的な情報を併せて考えると、これらに関する数多くの評価に、どうしても注目せずにはいられない。ニューロフィードバックで治療できると言われている広範な問題を効果的に治療できるものは、他にはほとんどないのだ。バイオフィードバックを、改めて見直す必要がある。その研究のための資金が、絶対に必要とされている。それがてんかんとＡＤＤにも効果があることを、疑いの余地なく明確にするためだけではなく、保険会社・学校・医師が支持するような形でそれを最も効果的に適用し、必要とするすべての人たちに利用できるようにするためにも…。

とりわけ興味深いのは、この分野がまだ揺籃期にあるという事実である。臨床家や研究者たちは、自分たちの場所で、乏しい財源と多大の想像力と決意を活用し、自分たちの発見したことが最良だと信じて、この分野の他の人たちともあまり話し合わずに、ひたすら苦心を重ねてきた。ニューロフィードバックの話は、今のところ、盲人たちと象の話に似ている。それぞれの盲人が、象の一部分に触れ、それによって象がどんな動物かを理解したと思ったという話である。それぞれにとっての現実は、真実のほんの一部分にすぎない。ニューロフィードバックの先駆者たちは、自分なりの方法で、脳に曲の一部を演奏することを教えてきた。しかし、すべての楽器と演奏者を揃え一緒に曲を演奏させた者は、一人もいないのだ。壮大で複雑で美しい曲は、まだ演奏されていないのである。

文　献

Abarbanel, Andrew, and James R. Evans, eds., *Quantitative EEG and Neurofeedback* (New York: Academic Press, 1999).

Brown, Barbara B., *New Mind. New Body: Biofeedback: New Directions for the Mind* (New York: Harper and Row, 1974).

Brown, Barbara B., *Stress and the Art of Biofeedback* (New York: Harper and Row, 1977).

Carter, Rita, *Mapping the Mind* (Berkeley: University of California Press, 1998).

Damasio, Antonio R., *Descartes' Error* (New York: Putnam, 1994).

Diamond, Marion, *Magic Trees of the Mind: How to Nurture Your Child's Intelligence, Creativity and Healthy Emotions from Birth Through Adolescence* (New York: Dutton, 1998).

Finger, Stanley, *The Origins of Neuroscience: A History of Explorations into Brain Function* (New York: Oxford University Press, 1994).

Green, Elmer and Alyce, *Beyond Biofeedback* (Ft. Wayne, In.: Knoll Publishing, 1977).

Hooper, Judith, and Dick Teresi, *The Three-Pound Universe: Revolutionary Discoveries About the Brain* (New York: Macmillan, 1986).

Hutchinson, Michael, *Megabrain* (New York: Beech Tree Books, 1986).

LeDoux, Joseph, *The Emotional Brain: The Mysterious Underpinnings of Emotional Life* (New York: Simon & Schuster, 1998).

Lubar, Joel F., and William M. Deering, *Behavioral Approaches to Neurology* (New York: Academic Press, 1981).

Restak, Richard, *Brainscapes: An Introduction to What Neuroscience Has Learned About the Structures and Function and Abilities of the Brain* (Winnipeg: Hyperion, 1995).

Rossi, Ernest Lawrence, *The Psychobiology of Mind-Body Healing: New Concepts of Therapeutic Hypnosis* (New York: Norton, 1988).

Sears, William, and Lynda Thompson. *The A.D.D. Book: New Understandings, New Approaches to Parenting Your Child* (Boston: Little, Brown, 1998).

Stein, Donald G., Simon Brailowsky, and Bruno Will, *Brain Repair* (New York: Oxford University Press, 1995).

Stevens, Leonard A., *Explorers of the Brain* (New York: Knopf, 1971).

訳者あとがき

――日本におけるニューロフィードバック――

日本において、ニューロフィードバックはまだ始まったばかりの新しい治療である。ADHDについて書かれた訳書の中には、数ページ紹介されていることがある程度であり、臨床家も僕を含めてまだおそらく十人にも満たない。

僕が最初にニューロフィードバックに出会ったのは、二〇〇二年の初夏であった。その年の二月まで、僕は国立小児病院の心療内科・精神科に勤務しており、そこの医長であり、まさに師であった崎尾英子先生が、その前年の秋に、この *A Symphony in the Brain* を読んでいたことをとてもよく覚えている。崎尾先生はおそらくこの治療の中に、彼女の中にあった治療のもととなるものと一致し、さらにその可能性を伸ばしうる何かを見いだしたに違いない。この本はそのころに日本での版権が得られ、もともとは崎尾先生が監修するはずのものであった。崎尾先生はその冬に本書に登場するEEGスペクトラムで講習を受け、春にもう一度渡米し、ニューロサイバネティクス社のニューロフィードバック装置を購入。自身のクリニックを始めようというときに、この治療をそこで行うことを決めたのだった。僕もそこで働く予定であり、崎尾先生に教えを受ける形でこの治療を知ることとなったのである。

本書にあるとおり、ニューロフィードバックは様々な使い方、様々な「人間の精神の理解のされ方」の中で使われている。スティーブン・ギリガン著『愛と勇気』によれば、それらはすべてのセラピーにあり、明示されずに幾重にも織り込まれながら治療をかたち作っているものである。

僕自身、EEGスペクトラムでの講習を受け、そこで受けた臨床家たちの集まりにも参加したが、その中でもニューロフィードバックの使われるもととなる理解のされ方はかなり多様であった。

薬物治療と同様、どのような理解のされ方をもとにして使われたとしても、ある程度の効果は発揮するし、実際にニューロフィードバックの効果の大きさには驚かされる。しかし、それだけの強い作用をもった治療法であるからこそ、患者となる人をいかに見、どの部分に対してその治療法を使っていくかということは重大な問題である。

グレゴリー・ベイトソンによれば、すべての学習は回避的だとされる。ある行動をとらないでいることによる結果が、別の行動をとることによるものよりも不快であるため、ある行動を選択するというわけである。

「症状」にも同様のことが言える。患者となる人が、ある一定の症状を続けるのはそれをしないほうが不快な何かがあると考える必要がある。

このとき、ニューロフィードバックによって仮に何かの症状を無くすことができた場合、その症状を続けるほうが「まし」であった何らかの不快な状況が訪れるのであれば、その症状をもつ本人にとって何の解決にもならないし、より不快な状況が訪れる中で苦しみは増すことになる。そのような状況の中では症状は改善していこうとしないだろうし、仮にするにしても、同じような価値を持つほかの症状を出さざるを得なくなるだろう。

治療者は、そのような事態が訪れることをまずわかっていなければならないし、そこで出てくるものを改めて扱っていくことが必須となる。

統計上では、ひとつの症状が減ったことは大きな成果かもしれないが、代わりに別な苦痛が現れたのでは、当人にとっては意味のないことになってしまう。特に日本は、東洋的な全身、全体を考えようとする習慣があり、また、欧米との言語習慣の違いもあり、「語られないこと」が誰の中にもあることとは共通の認識としてもっている。その分いくつもの身体症状が、その根っこではつながっているということは理解しやすく、それが解決されることが、治療というものに要求されてくる。

そのため日本においては、本書に紹介されたような劇的な改善はおそらく少ないだろうし、電極の位置、振動数を変えながら、より多くの回数を必要とするとも考えられる。さらにそれを進めるために、いくつもの症状の関連をとらえながらニューロフィードバックと結び付けていくための、もととなる理解と、それを体感する治療者側のバックグラウンドが必要となり、その上で、患者との密接なコミュニケーション、すなわち精神療法が、充分に組み合わされることが特に必要になってくるだろう。
ニューロフィードバックが、これからの人間と人間理解に大きな恩恵をもたらすことを祈って。

二〇〇五年　夏

竹内　伸

〈監訳者略歴〉

竹内　伸（たけうち しん）

1971年，東京都生まれ
群馬大学医学部卒業
崎尾英子に師事，国立小児病院心療内科・精神科に勤務
EMDR Level II トレーニング終了
2002年9月より「さきお英子子ども心のクリニック」にて臨床に従事
http://www.kodomo-kokoro.jp

〈訳者略歴〉

竹内　泰之（たけうち やすゆき）

1938年，大連生まれ
東京大学教育学部教育心理学卒業
出版社勤務の後，フリーの編集者，放送作家等を経て，主に翻訳に従事
主な訳書に，ジャンモリス『苦悩―ある性転換者の告白』，
ハモンド・イネス『報復の海』，リチャード・レイン『伝記画集・北斎』
（以上，河出書房）などがある。

ニューロフィードバック―シンフォニー イン ザ ブレイン―

2005年10月5日　初版第1刷発行

著　者　ジム・ロビンス
訳　者　竹内　伸，竹内　泰之
発行者　石澤　雄司
発行所　株式会社星和書店
〒168-0074　東京都杉並区上高井戸1-2-5
電話　03(3329)0031（営業部）／(3329)0033（編集部）
FAX　03(5374)7186

　Printed in Japan　ISBN4-7911-0585-0